O toque na psicoterapia
Massagem Biodinâmica

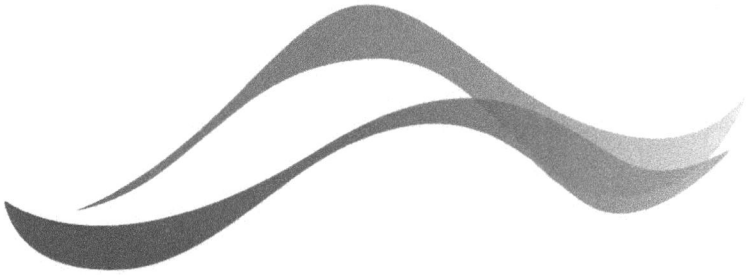

Ricardo "Guará" Amaral Rego
Dinorah Poletto Porto
Dulce C. Amabis
Maria Forlani
Sandra Ferreira Martins
(Organizadores)

O TOQUE NA PSICOTERAPIA
MASSAGEM BIODINÂMICA

1ª Edição
POD

KBR
Petrópolis
2014

Coordenação editorial **Noga Sklar**
Revisão de texto **Noga Sklar**
Editoração **KBR**
Capa **KBR**

ISBN 978-85-8180-291-6

KBR Editora Digital Ltda.
www.kbrdigital.com.br
www.facebook.com/kbrdigital
atendimento@kbrdigital.com.br
55|24|2222.3491

Publicado com apoio do
Instituto Brasileiro de Psicologia Biodinâmica
www.ibpb.com.br
contato@ibpb.com.br

MED003090 - Psicoterapia, Massagem terapêutica

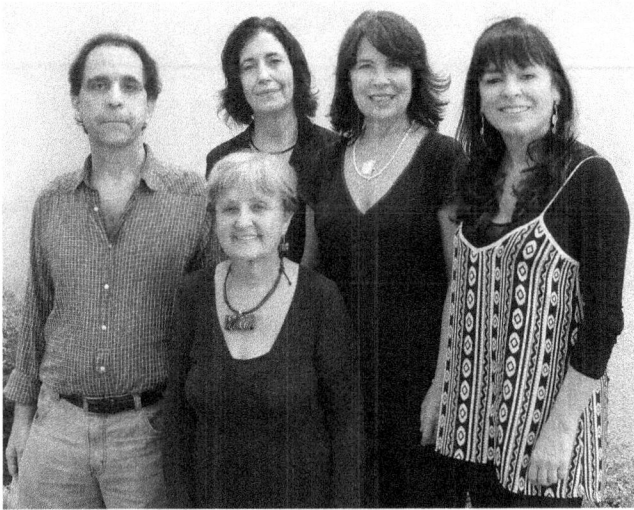

Da esquerda para a direita: Ricardo "Guará" Rego, Maria Forlani, Dulce Amabis, Sandra Martins. Na frente, Dinorah Polleto Porto.

Dinorah Poletto Porto - Formação em Psicologia e Biologia. Professora do Instituto Brasileiro de Psicologia Biodinâmica, analista biodinâmica e terapeuta Crânio Sacral.

Dulce Amabis - Bióloga, mestre e doutora em Genética pela USP. Analista biodinâmica, professora do Instituto Brasileiro de Psicologia Biodinâmica e do Instituto Brasileiro de Psicologia Perinatal.

Maria Forlani - Analista biodinâmica, com especialização em Clínica Reichiana e em Psicossomática Psicanalítica pelo Instituto Sedes Sapientiae. Coordenadora e professora do Instituto Brasileiro de Psicologia Biodinâmica.

Ricardo "Guará" Amaral Rego - Médico e analista biodinâmico. Fundador e diretor do Instituto Brasileiro de Psicologia Biodinâmica. Doutor em Psicologia pela USP e responsável pela revisão técnica da tradução de Análise do Caráter e quatro outros livros de Wilhelm Reich.

Sandra R. Ferreira Martins - Psicóloga clínica, terapeuta psicorporal e analista biodinâmica. Coordenadora e professora do Instituto Brasileiro de Psicologia Biodinâmica.

Dedicado a André Samson, inspiração presente e marcante em nossos primeiros passos nos caminhos da Biodinâmica.

AGRADECIMENTOS

Por compartilharem nosso sonho e nossa proposta de viver a Psicologia Biodinâmica como uma forma de existência e de convivência solidária, lúdica e intensa, agradecemos

— aos demais autores: Andrea de Arruda Botelho-Borges, Glória Cintra, Dilu Aldrighi, Eliana Pommé, Helen Guaresi, Rocilda Schenkman e Sandra Milessi;

— e aos colaboradores do IBPB: Adriana Dal-Ri, Adriana Marques, Ana Cristina Teixeira, Bruna Morais, Denise Rocha Azevedo, Christiana Casseli Penna, Cláudio Mello Wagner, Ebba Boyesen, Eliane Faria, Keico Fujita, Evelyse Reis Teluski, Fabiane Sakai, Heloísa Chester Suarez, Lana Rita Mayer, Liana Lyrio, Liliam Motta, Márcia Coelho, Marcos Vinicius Portela, Maria Auxiliadora Souza, Maria Cláudia Teixeira de Angelis, Regina Tamplin, Rosiris Figueiredo, Sabrina Lourenço, Taís Fernanda Azevedo, Tatiana Lessa, Teresa Neves, Thelma Bueno, Valéria Hafliger e Walfram Falcão de Lima.

Sumário

Sumário

Prefácio

Este livro foi escrito tendo em vista a sistematização do conhecimento existente sobre a prática da Massagem Biodinâmica, utilizada há décadas no âmbito da Psicologia Biodinâmica.

São poucas as fontes escritas que detalham as diversas técnicas e as concepções que embasam seu uso na clínica, e a ideia foi surgindo aos poucos, quando nós, professores do Instituto Brasileiro de Psicologia Biodinâmica e membros de um grupo informal de estudos, percebemos que havia variações quanto à compreensão de diversas técnicas de massagem que ensinávamos no Curso de Formação.

Resolvemos então produzir um *Manual de Massagens Biodinâmicas*, com base nos ensinamentos recebidos de Gerda Boyesen e demais professores biodinâmicos e enriquecidos com a nossa prática de muitos anos.

Foram anos de um trabalho colaborativo e paciente, em encontros que nos proporcionaram, além de muito prazer, uma frutífera troca de conhecimentos e práticas que nos levou a um consenso sobre o tema, o que foi feito não com o espírito de engessar o conhecimento, mas sim de proporcionar uma base comum, de modo que todos os membros do Instituto pudessem falar a mesma linguagem.

Como resultado desse processo, apresentamos aqui um material que não somente é útil para os alunos e praticantes da Biodinâmica, mas que também proporciona uma visão abrangente, que pode interessar a massoterapeutas, terapeutas corporais, psicoterapeutas de diversas abordagens e outros profissionais da área de saúde e educação, além de leigos interessados em trabalhos corporais.

No desenvolvimento do nosso trabalho, constatamos que o manual ficaria muito incompleto se fosse apresentado isoladamente, sem que o leitor tivesse acesso à compreensão do que fundamenta a aplicação das técnicas e a postura do terapeuta. Assim, o que seria um "Manual de Massagens" passou a ser a Parte 4 deste livro, em que houve a inclusão de uma variada gama de contribuições. Textos já utilizados nos Cursos de Formação do Instituto Brasileiro de Psicologia Biodinâmica, basicamente escritos por Ricardo Rego, foram aprofundados e incorporados ao projeto.

Outros temas foram desenvolvidos por nós e por colegas biodinâmicos, contribuindo para o enriquecimento da obra ao fornecer um amplo panorama de aspectos específicos, que mostram a importância e o potencial desse tipo de intervenção.

Como não existe uma metodologia padronizada das técnicas biodinâmicas, e nem uma entidade mundial que congregue os praticantes desta abordagem, vemos que cada grupo desenvolveu sua própria versão sobre a teoria e a técnica. Portanto, o que agora apresentamos é a visão do Instituto Brasileiro de Psicologia Biodinâmica sobre esses temas, sem a pretensão de falarmos em nome de todos os biodinâmicos.

Esperamos com esta publicação facilitar o aprendizado de nossos alunos, fornecendo a eles um recurso didático que os oriente em sua prática, e também disponibilizar aos demais profissionais interessados no assunto um material que lhes possa ser útil.

Ricardo "Guará" Amaral Rego
Dinorah Poletto Porto
Dulce C. Amabis
Maria Forlani
Sandra Ferreira Martins

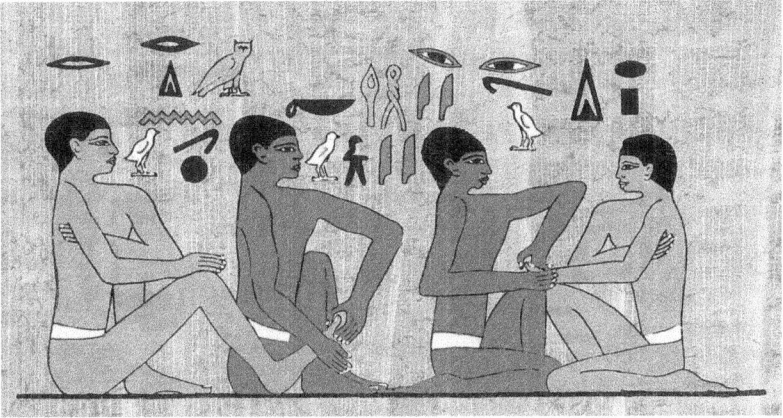

PARTE 1
ESCOPO HISTÓRICO

O USO DA MASSAGEM NO DECORRER DA HISTÓRIA

Maria Forlani

Os gestos que estão por trás da massagem são tão antigos quanto a própria humanidade — é o que podemos constatar quando pensamos em atos instintivamente humanos, como friccionar o corpo em um local machucado, quando damos uma batidinha no ombro do amigo para reconfortá-lo ou passamos a mão na cabeça de alguém demonstrando carinho. E, para pensar a história da massagem, teremos que relacionar esta técnica às artes curativas e à medicina, nos diferentes períodos da nossa História.

Em seus primórdios, a relação do homem com a natureza era mais estreita, e o indivíduo indissociável do mundo/ natureza que o circundava. Assim, conforme Le Breton, seu corpo era um "campo de força em ressonância com os processos de vida que o envolvem. Nas tradições populares, o corpo mora em ação sobre o mundo, é uma parcela não separada do universo que lhe confere energia. Ele é um condensado do cosmo" (Le Breton, *apud* Barreto, 2007, p. 28).

Podemos acreditar, então, que a manipulação dos locais doloridos ou afetados era frequente através do uso de bandagens, compressas, unguentos ou talas, como atestam os papiros egípcios. No Antigo Egito, como nas outras sociedades da época, ideias relacionadas às doenças, à morte e aos métodos de cura estavam impregnadas de sentimentos religiosos e mágicos. Médicos e sacerdotes invocavam

| 19 |

os vários deuses para eliminar os espíritos malignos que faziam mal àqueles que não os honravam devidamente. Os templos eram centros de cura espiritual. Induzia-se o sono do paciente com o uso de substâncias, e os sonhos que ocorriam nessas situações, acreditava-se, falavam sobre a conexão com os deuses e poderiam indicar cura ou predizer o futuro.

Além desses rituais, os egípcios utilizavam plantas medicinais, minerais e substâncias animais. O conhecimento médico era sagrado, transmitido oralmente. Podemos inferir que esse povo se utilizasse do toque dessa mesma forma, centrado no suprassensível, na espiritualidade, apesar de não haver documentos que o comprovem.

Nos desenhos encontrados nas tumbas dos sacerdotes egípcios que se encarregavam dos cuidados aos doentes, há indícios de algo como a imposição de mãos, usado, talvez, com o intuito de medicar os pacientes — semelhante ao que hoje conhecemos como Reiki, a técnica tibetana.

Também sabemos que na antiguidade os egípcios desenvolveram uma técnica avançada para produzir cosméticos, e podemos deduzir que alguns de seus produtos, usados para hidratar a pele dos moradores da região extremamente seca, fossem passados no corpo com gestos pensados, o que hoje poderia nos remeter a deslizamentos e fricções.

Temos documentação escrita de um outro povo da Antiguidade que fez uso do toque de forma sistemática. O imperador Shen--nung, que governou a China por volta do ano 3.200 a.C., registrou de forma rudimentar tudo que era considerado importante para a vida na época. Ali encontramos elementos de uma medicina primitiva, com indicações de uso do que viria a constituir a acupuntura e a moxabustão. Aparecem também referências à Anma, uma massagem rudimentar que consistia em deslizar ou colocar a mão sobre determinada parte do corpo e comprimi-la.

O que se visava na terapia chinesa, através dessas três abordagens (acupuntura, moxabustão e Anma), era restituir o chamado equilíbrio energético entre as energias *Yin* e *Yang*, que, vindas de um absoluto, dariam a toda a natureza o seu equilíbrio perfeito. Se no homem, representante direto da natureza, houvesse um distúrbio nesse equilíbrio, poderiam ocorrer os mais diversos tipos de doenças. O indivíduo era, portanto, tratado em sua totalidade, como até hoje acontece na milenar medicina chinesa. A Anma primitiva foi sendo modificada e aprimorada em determinados pontos, em seus conceitos e técnicas. O seu princípio filosófico de equilíbrio da energia *ki*, entretanto, permaneceu.

No Ayurveda, arte curativa dos hindus, combinavam-se à massagem poções preparadas à base de ervas, compressas e dieta, além de práticas associadas ao Yoga. Referências encontradas nos manuscritos sagrados descrevem tais práticas utilizadas tanto como profilaxia quanto nos tratamentos e cirurgias.

Podemos então concluir que, para esses povos da antiguidade, não havia separação entre corpo, mente, espírito, homem e natureza. O tratamento consistia na busca de um equilíbrio que, ao ser rompido, resultava em sintoma ou doença. É interessante observar que, para os orientais, essa forma de pensar o homem ainda se mantém na atualidade.

A medicina chinesa propagou-se desde muito cedo no Japão, onde ainda hoje convive com a medicina ocidental. O uso da massagem — no caso o Shiatsu, em suas várias modalidades —, é ainda prática corrente, utilizada como profilaxia ou tratamento. É comum também o uso de uma massagem mais improvisada entre os familiares, feita de toques espontâneos, principalmente nas pessoas de mais idade. E nos chama atenção o fato dessa prática ocorrer no meio de um povo avesso a demonstrações afetivas em público.

Na Índia, berço da massagem que Leboyer denominou "Shantala", ainda é hábito massagear os bebês diariamente.

No ocidente, a forma holística de pensar o adoecimento e as terapias para a cura chegou até a Antiguidade Clássica, sofrendo algumas transformações. Hipócrates foi o grande marco na medicina ocidental. Antes dele, a filosofia da cura era bem parecida com a dos antigos egípcios. A medicina grega não era concebida como uma técnica de intervenção, mas como um corpo de saberes e regras que definiam um modo de viver. Os mistérios de Asclépio marcam a transição de um método puramente espiritual para uma terapia mais ligada ao corpo.

Asclépio era considerado filho de Apolo, e dele dizia-se que proporcionava alívio aos que padeciam sob o peso de fadiga e de sofrimentos. Em sua gruta sagrada, os enfermos eram colocados para dormir sobre uma pele de carneiro, e o médico-sacerdote observava seus sonhos. Acreditava-se que o sono libertava a alma do corpo, e assim ela poderia se expandir no cosmos e encontrar os meios de cura — sonhando. Pensava-se que se a alma adormecida olhasse para o corpo doente, nela se avivaria o desejo de curá-lo, e o sacerdote, por meio do sonho, receberia indicações do medicamento natural adequado para aquele transtorno. Foi dessas fontes que Hipócrates tirou sua sabedoria: refletindo a respeito dos processos pelos quais a alma se insere nos processos somáticos.

Em aproximadamente 400 a.C. Hipócrates escreveu que o mais importante para um médico era "saber amassar", pois eram os médicos que faziam massagens, na época consideradas um dos mais finos tratamentos. Ele mencionava como resultados da massagem (sendo sinônimo o termo "fricção"): "a fricção enérgica consolida, a fricção leve relaxa, muita fricção faz partes desaparecerem, a fricção moderada faz as partes crescerem" (Hauschka, 1985, p. 18). A massagem era utilizada como dinâmica auxiliar na interação entre a alma e os processos somáticos.

Por essas referências, podemos constatar o conhecimento da dinâmica corpo-mente que os gregos da época clássica possuíam, e todos sabemos da importância que atribuíam às práticas esportivas, principalmente nas famosas Olimpíadas. Sabe-se que por ocasião desses eventos, que tinham como objetivo o congraçamento das cidades-Estado, eram suspensas as disputas e rivalidades entre elas. Todos se irmanavam na competição esportiva.

Na Grécia Clássica propagaram-se a ginástica e a massagem, utilizadas com o fim de influenciar o equilíbrio corpo-alma, tanto no sentido de tornar o corpo um instrumento saudável para a tarefa cultural, quanto como prática terapêutico-pedagógica da elite das cidades. Inicialmente eram realizadas nos templos, passando depois a ser feitas em ginásios.

Como observadores da dinâmica corpo/ mente, podemos perceber a utilização pedagógica de práticas que diferenciavam as

ideologias dominantes nas diversas cidades-Estado: entre os esparta-
nos, movidos por valores bélicos, as crianças eram sujeitas às intem-
péries e massageadas com materiais granulados, para que sua pele
adquirisse a resistência de que o guerreiro necessitava; o indivíduo
era de natureza lacônica, dura. Já os atenienses, que nos deixaram um
precioso legado artístico-cultural, educavam seus jovens ao ar livre,
enfatizando o diálogo e a discussão em longas caminhadas realizadas
pelo mestre e seus discípulos.

No Império Romano a massagem era muito valorizada, sendo
praticada por profissionais que possuíam formação médica. A técnica foi desenvolvida, chegando a um alto grau de aperfeiçoamento,
abrangendo tratamentos dos mais variados tipos. É amplamente conhecida a sua máxima *"mens sana in corpore sano"* — mente sã em
um corpo são. Entre 50 e 25 a.C., a massagem era considerada necessária para um bom desempenho corporal na ginástica e no atletismo,
além de ser a forma mais importante de tratamento de dores e lesões
relacionadas à musculatura.

Plínio, naturalista romano, era regularmente submetido a
fricções para aliviar sua asma, e Júlio César, que sofria de epilepsia,
tinha seu corpo submetido diariamente à massagem para aliviar a ne-
vralgia e as dores de cabeça. Também são conhecidas as práticas de
massagem que ocorriam nos banhos ou termas romanas, com objetivos relaxantes e algumas vezes eróticos.

Na Idade Média, o corpo humano adquiriu um estatuto ambivalente, oscilando entre valores positivos e negativos: por um lado,
enquanto doutrina de salvação, o cristianismo pressupõe a pureza do
corpo, que renascerá no juízo final; por outro, transforma o pecado
original em pecado sexual, marcando um retrocesso em relação ao
mundo antigo, onde o corpo era objeto de culto. A Igreja impôs seu
ideal ascético como modelo, proibindo as termas, os jogos físicos e o
teatro. Pouco a pouco, desapareceram os antigos conhecimentos sobre a higiene corporal.

Nos séculos VIII e IX a ciência ocidental passou a sofrer influências do mundo árabe, cuja medicina era orientada para a pesquisa empírica. Avicena, filósofo e médico árabe que viveu no século XI,
descreve a fricção em sua obra *O cânone da medicina* como uma "con-

tinuação do exercício". Segundo ele, o objeto da fricção restauradora é "dispersar a matéria estéril formada nos músculos e não expelida pelo exercício".

Ainda na Idade Média, substituindo o homem impulsionado pelos fluídos vitais descrito por Hipócrates, o cadáver tornou-se a base dos estudos de anatomia. A visão de mundo da arte de cura vai se distanciando do suprassensível e da natureza e apoiando-se cada vez mais na razão. A passagem da Idade Média para a Idade Moderna trouxe a ruptura dessa ligação homem-natureza, dissociando o homem-carne da natureza-cosmos.

O olhar do cientista no Renascimento desvia-se do texto filosófico e religioso para ater-se à materialidade do corpo. A dissecação anatômica introduz a distinção entre o homem e seu corpo: de *ser* um corpo, o homem passa a *ter* um corpo, que torna-se um objeto de conhecimento. Descartes, com seu racionalismo filosófico, coroa a ideia da independência do corpo em relação à alma. O corpo passa a ser visto como uma engrenagem especializada, passível de ser decomposta em suas múltiplas partes independentes, em tese, substituíveis e, portanto, manipulável. Esse modelo mecanicista do corpo humano e dualista da humanidade chegou até nossos tempos, embasando todo o saber da medicina moderna.

A partir do século XIX, a relação com a saúde muda, e a medicina passa a ser regulada mais pela normalidade, definindo-se pelo homem-modelo. Essa ciência normativa marca a desqualificação dos saberes populares, das práticas mágicas, da bruxaria ao xamanismo, que mantinham uma relação orgânica com a natureza e o cosmo e nas quais o corpo possuía um estatuto diferenciado.

No decorrer da Idade Moderna, as menções que temos sobre a massagem, por escrito, são esparsas, constando ora como coadjuvante nas terapias médicas, ora recomendadas nas práticas esportivas e de ginastas. Com a adesão ao positivismo cartesiano, que separa definitivamente corpo e mente, no Ocidente vemos alargar-se a distância da visão oriental, que mantém a tradição de tratar o homem em sua totalidade. Se no Oriente as práticas curativas conservaram seu cunho naturalista, no Ocidente veremos acentuar-se a divisão corpo-mente.

A Massagem Sueca

No século XIX, o desenvolvimento da indústria provocou grande procura pelos centros urbanos. Juntamente com a acentuada divisão de trabalho, podemos perceber um novo olhar sobre o corpo do trabalhador. O movimento repetitivo para o labor, a falta de ar fresco nos locais de trabalho, e a expansão de uma classe média ligada a empregos de escritório e seu consequente sedentarismo fazem surgir nos principais centros urbanos europeus um interesse cada vez maior pelo atletismo amador e pela ginástica. O corpo atlético passa a simbolizar prestígio social.

É nesse contexto que se desenvolve um tratamento que combina massagem e exercícios, precursor dos vários tipos de massagem que atualmente são utilizados nos países ocidentais.

O sueco Per Henrik Ling (1776-1839), baseando-se na prática das antigas culturas, tanto do Oriente quanto do Ocidente, criou um sistema de massagem que aperfeiçoou os movimentos e manobras já conhecidos. Acreditava que a massagem não só tratava músculos tensos e melhorava o desempenho atlético, como também tratava problemas dos órgãos, entre eles o estômago, os intestinos, os pulmões e o coração, e ainda problemas psicológicos. Em 1813 foi fundada em Estocolmo a primeira escola que oferecia massagem como parte do currículo, e desde então multiplicaram-se por todo o continente europeu os institutos e estações de banho que incluíam a massagem como recurso terapêutico.

A Massagem Sueca atual é uma combinação de elementos do método de Ling com os trabalhos do médico holandês Joseph Mezger (1831-1901), que exerceu suas atividades na segunda metade do século XIX em Amsterdã. Seu estilo ficou conhecido em toda a Europa; estudantes de vários países aprenderam sua técnica e a disseminaram no Ocidente. Atualmente, a massagem, ou massoterapia sueca é um conceito de qualidade mundialmente conhecido e a forma alternativa de tratamento mais usada no Ocidente. É conhecida também como Massagem Clássica ou Massagem Ocidental. As manobras essenciais da massagem sueca, utilizadas pela maior parte das massagens conhecidas atualmente no ocidente — como a Fisioterapia, as massagens desportivas, a drenagem linfática e as massagens estéticas —, são descritas mais adiante neste livro.

A partir da sistematização da Massagem Sueca, durante todo o século XIX e metade do século XX, a massagem tem suas finalidades terapêuticas enfatizadas, sendo praticada por médicos e fazendo parte dos tratamentos hospitalares. Quando essa prática era introduzida em novos países, ou no relato de novas descobertas, havia sempre um médico por trás das iniciativas.

Se as concepções dualistas cartesianas deixaram marcas indeléveis no pensamento ocidental, traduzindo-se, na medicina, no pensamento mecanicista que propiciou o surgimento das especialidades e a separação entre corpo e mente, houve também movimentos que, sem pretender um retrocesso, procuraram conservar uma visão mais holística da sociedade e do homem. Este é o caso da corrente de pensamento conhecida como a dos *Ideólogos*, tendo sido seu maior expoente o fisiologista francês Georges Cabanis. Seu objetivo, com base na filosofia, era criar uma ciência humana capaz de estabelecer uma sociedade harmoniosa. A medicina deveria ser o pivô dessa nova ciência, pois seus criadores, orientados pelo pensamento organicista, acreditavam que o corpo social funcionava como o corpo humano: quem conhece e cuida deste, poderia compreender e curar aquele. Querendo conhecer o homem em sua totalidade, a medicina, segundo esses pensadores, foi levada a refletir as relações entre o físico e o mental.

Embora muito especulativo, o pensamento dos Ideólogos foi a primeira reflexão a respeito do funcionamento psíquico e de seus efeitos sobre o organismo, resgatando a noção da unidade do indivíduo e se distanciando do dualismo entre alma e corpo. Esta visão foi muito atuante entre os psiquiatras, especialmente Pinel e Charcot, com quem Sigmund Freud fez estágio em seus primeiros anos de clínica.

Ao relatar o tratamento que aplicou a uma de suas famosas histéricas, o caso Emmy von N., iniciado em 1888, Freud declara massagear essa senhora duas vezes por dia, na clínica onde estava internada. Naquela época ele ainda fazia uso da hipnose, e antes de induzir a paciente ao sono hipnótico, lhe aplicava uma massagem no corpo todo:

(...) todas as vezes, portanto, mesmo enquanto a massageio, minha influência já começa a afetá-la: a paciente fica mais tranquila e mais lúcida, e mesmo sem que haja perguntas sob hipnose consegue descobrir a causa de seu mau humor daquele dia. Tampouco sua conversa durante a massagem é tão sem objetivo como poderia parecer. Pelo contrário, encerra uma reprodução razoavelmente completa das lembranças e das novas impressões que a afetaram desde nossa última conversa e, muitas vezes, de maneira inesperada, progride até as reminiscências patogênicas, que ela vai desabafando sem ser solicitada (Freud,1893-1895, p. 82).

Por trás dessa ideia de que o corpo guarda os registros da nossa história individual e através dele podemos acessá-la, Wilhelm Reich, que foi discípulo de Freud no início de sua carreira como psicanalista, elaborou estratégias que incluíam o corpo no tratamento psicanalítico. Reich não chegou a se utilizar de formas sistematizadas de massagem com o intuito de tornar conscientes as memórias recalcadas, apenas se valia de toques, em locais apropriados, para dissolver as tensões musculares.

Quem passou a fazer esse uso da massagem de forma sistemática na psicoterapia foi Gerda Boyesen, psicóloga e fisioterapeuta norueguesa, que nos anos 1960 criou a Psicologia Biodinâmica. Nos capítulos seguintes descreveremos os objetivos e estratégias de sua abordagem.

Referências bibliográficas

BARRETO, A. V. *A luta encarnada: corpo, poder e resistência nas obras de Foucault e Reich*. Tese de Doutorado em Psicologia Clínica. São Paulo: PUC-SP, 2007.

CASSAR, M.-P. *Manual de massagem terapêutica*. São Paulo: Manole, 2001.

CORBIN, A.; COURTINE, J.; VIGARELLO, G. (Org.). *História do corpo*. Petrópolis: Vozes, 2008.

FREUD, S. Caso Emmy von N. In: *Estudos sobre a histeria*. Edição Standard Brasileira das Obras Psicológicas Completas de Sigmund Freud. Rio de Janeiro: Imago, 1996.

HAUSCHKA, M. *Massagem Rítmica*. São Paulo: Associação Beneficente Tobias, 1985.

OLIVEIRA, F. B. *A cura pela massagem*. Porto Alegre: Mercado Aberto, 1994.

ORSI, R. M. *Massagem – a terapia dos deuses: elementos de massoterapia*. São Paulo: Ágora, 1985.

O que diferencia a Massagem Biodinâmica de outras massagens?

Ricardo "Guará" Amaral Rego

A massagem habitual que as pessoas conhecem está mais ligada à ortopedia e à fisioterapia, e trata de entorses, torcicolos, luxações, dores musculares, problemas articulares e outros distúrbios do aparelho locomotor. Já a Massagem Biodinâmica (MB) vincula-se basicamente à psicologia, e por isso apresenta algumas particularidades que a diferenciam. Sua teoria se fundamenta em concepções que enfatizam a conexão entre corpo e mente e o entendimento de que o organismo humano é composto por diversas dimensões que interagem entre si.

Eis algumas das questões psicológicas abarcadas por esse tipo de trabalho:

Ansiedade - a MB pode proporcionar relaxamento, harmonização e tranquilidade às pessoas ansiosas, que em geral estão excessivamente aceleradas e agitadas; sendo útil também no caso de sintomas psicossomáticos ligados a esse tipo de problema, como taquicardia, sudorese excessiva, nervosismo, dor de cabeça, insônia e outros.

Depressão e desvitalização - pessoas sem ânimo, com pouca disposição e com anedonia (perda do prazer de viver) podem se beneficiar de técnicas de MB voltadas especificamente para esse tipo de problema. Quadros de fadiga crônica

| 29 |

e fibromialgia e estados de irritabilidade e insatisfação crônica também têm mostrado melhora com esse tipo de tratamento.

Autoconhecimento - a MB pode ser direcionada para que o paciente perceba seu próprio corpo, e com isso aumente a consciência de suas necessidades, desejos, sentimentos e emoções. Pessoas que estão "fora do eixo" ou "fora do prumo" podem recuperar um contato saudável consigo mesmas, que as ajudará a se posicionar de maneira mais efetiva e satisfatória frente aos conflitos que as afligem. Em outras palavras, a consciência de si é um fator essencial para a autorregulação física e psíquica, e daí decorre muitas vezes um efeito positivo sobre a autoconfiança e a autoestima.

Inibições - existem casos em que os sentimentos e a livre expressão de si mesmo estão bloqueados, e as pessoas se sentem presas, entaladas ou mesmo encarceradas, casos em que a MB pode ser muito útil, contribuindo para dissolver esses bloqueios e permitir que o organismo recupere seu movimento e sua circulação energética.

Desenvolvimento emocional primitivo - experiências de maternagem no início da vida desempenham um papel fundamental na estruturação do psiquismo; a MB pode constituir um importante recurso terapêutico no tratamento de distúrbios oriundos de falhas ambientais precoces.[1]

Comunicação não verbal - a grande importância dada aos elementos simbólicos e linguísticos envolvidos na comunicação humana muitas vezes faz com que as pessoas desconsiderem a imensa quantidade de informações veiculadas por outras vias; a MB pode ser um recurso terapêutico que auxilia a (re)fazer contato com os sinais emitidos e recebidos pelo organismo, e que estão para além das palavras.

A MB é um recurso utilizado tanto como parte de um tratamento psicoterápico ou analítico quanto como um tratamento inde-

---

1 Ver texto "Tocar o corpo para ouvir a alma", especialmente os itens sobre as ideias de Winnicott e Anzieu

pendente, voltado para uma ou algumas das finalidades listadas acima. É, muitas vezes, indicada por psicoterapeutas aos seus pacientes que estão num momento meio improdutivo do processo terapêutico, quando não há muito material a ser trabalhado. O resultado é que a massagem ajuda a liberar o que estava preso, e a psicoterapia volta a correr bem e de forma produtiva. A fala do paciente torna-se mais profunda e com mais conteúdo emocional, os sonhos ficam vívidos e reveladores, as associações e recordações fluem com mais naturalidade.

Tanto as massagens biodinâmicas específicas como qualquer outra forma de toque têm seu efeito alterado por diversos fatores. Assim, não basta dominar a técnica corretamente, sendo fundamental o cuidado com diversos aspectos que fazem toda a diferença no resultado. Além da intenção aplicada ao toque, do ritmo adotado e da camada trabalhada (itens comentados na descrição do Toque Básico no Manual de Massagens), destacam-se os seguintes pontos:

Cada um é cada um: existem técnicas mais ou menos padronizadas de tratamento que apresentam um valor prático inegável; entretanto, as regras gerais muitas vezes não se aplicam, dada a enorme diversidade que caracteriza o ser humano. Portanto, nada substitui a sintonia e o diálogo verbal e não verbal com cada pessoa atendida, pois ela pode, muito bem, ser uma exceção à regra geral. Um tratamento biodinâmico sempre é mais parecido com a roupa feita sob medida pelo alfaiate ou costureira do que com aquela roupa pronta, que fica boa na cintura e falta no comprimento, ou vice-versa. A atenção à singularidade de cada um é uma marca fundamental da clínica biodinâmica.

A presença terapêutica: um dos fatores mais marcantes de uma massagem biodinâmica é que ela não é a pura aplicação de uma técnica a uma massa corporal, mas sim uma relação entre duas pessoas; é como uma conversa, diferente apenas por realizar-se por via não verbal. É decisivo que o terapeuta esteja presente, em contato e em sintonia com o paciente.

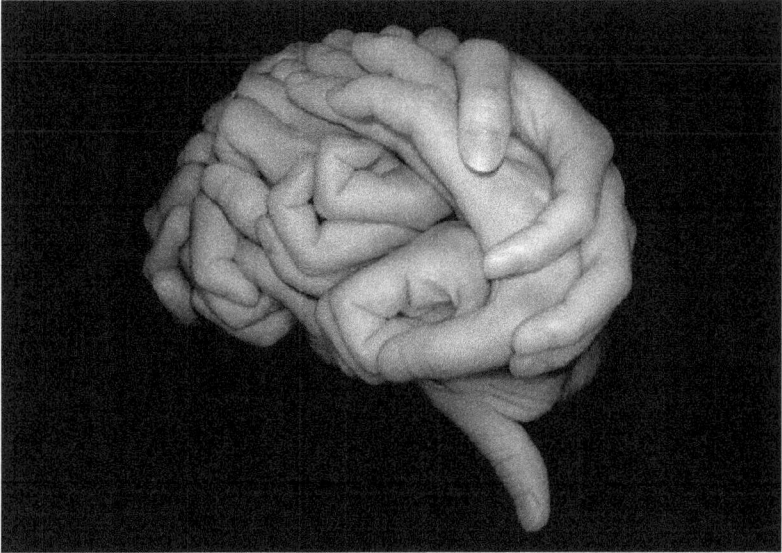

PARTE 2
FUNDAMENTOS DA MASSAGEM
BIODINÂMICA

Massagem Biodinâmica: uma forma de tocar que respeita a singularidade de cada um

Glória Cintra

Frequentemente, na prática clínica, deparamo-nos com pacientes cujo trauma fundamental ocorreu em fases muito precoces de seu desenvolvimento emocional, em um estágio pré-verbal. Em tais casos, muitas vezes, as interpretações baseadas num modelo psicanalítico clássico mostraram-se ineficazes para seu tratamento.

O pediatra e psicanalista D.W. Winnicott demonstrou, através de suas pesquisas e observações clínicas, que a psique do bebê ao nascer não está habitando completamente o corpo. Essa integração psicossomática se dá ao longo do tempo e do espaço, por meio de um manejo suficientemente bom da mãe e de um ambiente de *holding*.

Por manejo, entende-se os cuidados maternos, o atendimento da mãe às necessidades do bebê de uma forma adaptativa, respeitando os ritmos dele, como por exemplo os ritmos de alimentação e de sono. Por ambiente de *holding*,[2] entende-se a criação (por parte das pessoas que cuidam do bebê) de um ambiente emocionalmente estável e protegido do excesso de estímulos sensoriais (luz, som, temperatura, mo-

---

2 As palavras e expressões grafadas em itálico referem-se a termos em língua estrangeira ou conceitos específicos dos autores citados. A fonte de referência encontra-se citada ao lado de cada expressão, exceto para os conceitos winnicottianos, cuja definição pode ser encontrada no livro de Abram (1996).

vimentação etc.), evitando choques ou os reflexos de sobressalto que poderiam perturbar a experiência de *continuar a ser* do bebê.[3]

Para Winnicott, o que traumatiza é a repetição da falha materna, tanto da *mãe-pessoa* quanto da *mãe-ambiente*. O excesso de interferência gera rupturas nos estados tranquilos do bebê, provocando respostas de submissão ou reatividade ao ambiente e acarretando no indivíduo a formação de um falso *self*.

Assim, ao atender pacientes regredidos, Winnicott formulou um modelo de atendimento às necessidades do ser humano em que o terapeuta, à semelhança da *mãe suficientemente boa*, cuida do paciente — mais atento às questões do *holding* e do manejo no *setting* do que às interpretações dos desejos do sujeito.

A *mãe suficientemente boa*, para Winnicott, é aquela que se adapta ativamente aos ritmos e às necessidades do bebê — conceito que gerou uma nova forma de atuação clínica e influenciou a nossa visão da Psicologia Biodinâmica.

A Psicologia Biodinâmica, com suas técnicas corporais, vem contribuindo para a reparação de falhas na constituição do sujeito e para a retomada do desenvolvimento emocional do paciente em processo de análise; além disso, propicia maior integração psicossomática, alivia sintomas e promove a *elaboração imaginativa das funções corpóreas* para que o verdadeiro *self* do indivíduo possa florescer.

A Massagem Biodinâmica pode ser vista como um processo que busca a reparação das falhas no manejo materno; já o *setting* é um lugar seguro e confiável, no qual o paciente pode reviver traumas antigos e diminuir reações defensivas que perturbam o seu viver. Assim, poderá retomar o desenvolvimento emocional, experimentar maior integração psicossomática e o bem-estar de ser ele mesmo, resgatando sua espontaneidade e usufruindo de seu potencial criativo e de sua realização no mundo. É um instrumento terapêutico importante, que

---

3 Winnicott utilizou o termo *holding* nas mais diversas acepções e contextos: *holding* no sentido de segurar o bebê física e psicologicamente; o *ambiente de holding*, citado acima; e *holding* fornecido pela família e pela sociedade. Ver mais sobre o assunto em: *A Linguagem de Winnicott*, de Jan Abram, páginas 135 a 140. Também, *holding* no sentido de *sustentação do processo analítico*, ver em *Holding e Interpretação* (Winnicott, 1991).

permite ao paciente experimentar diversas sensações: ser ninado, embalado, protegido, nutrido, contido, acolhido e vinculado, permitindo o descongelamento do trauma, a retomada do processo maturacional, o fortalecimento do ego, o desenvolvimento da identidade, a autonomia, a autoafirmação e a autorrealização.

Neste livro é descrita uma série de técnicas de massagem desenvolvidas especialmente, instrumentos valiosos para que o cuidado terapêutico resulte em bem-estar, autorregulação e expressão da *personalidade primária* (Boyesen, 1983, 1986) do paciente. Para que isso aconteça, o terapeuta deve escolher uma técnica específica, uma maneira especial de tocar cada um, uma vez que cada pessoa é única. O paciente, com sua constituição física e psíquica e sua história, é que irá guiar as mãos do cuidador e o processo terapêutico.

Quando um paciente chega para uma sessão, o terapeuta escuta e acolhe seu estado de ser naquele momento. Faz um diagnóstico situacional e existencial, propondo, se necessário, uma forma de intervenção por meio de uma técnica específica de massagem, sempre respeitando o momento transferencial e contratransferencial da relação.

Alguns exemplos:

— se o paciente relata estar se sentindo anestesiado, sem contato com suas emoções e com graves tensões musculares, o terapeuta pode fazer uma massagem para restabelecer o equilíbrio do tônus muscular, a flexibilidade, bem-estar e contato com suas sensações;

— se o paciente sente-se sem limites, e com a sensação de estar vivendo apenas em sua mente, o terapeuta pode propor uma Massagem de Contorno, que tem como intenção fortalecer os limites corporais, o *eu-pele*, que diferencia o eu e o outro em direção à construção de identidade psicossomática (Anzieu, 2000);

— outro exemplo é a utilização da Massagem Colônica, feita sobre a região abdominal do paciente, que pode colocá-lo em contato com suas vísceras e suas emoções, para que estas sejam mobilizadas e expressas ou harmonizadas.

A partir de sua experiência clínica, Gerda Boyesen observou que os afetos patogênicos poderiam ser expressos, ab-reagidos de forma intensa; ou poderiam ser liberados e integrados à psique através de uma descarga suave, que ela denominou de *psicoperistalse*. Com base nisso, desenvolveu um método de Massagem Biodinâmica, cujo objetivo é abrir o peristaltismo e promover a autorregulação do Sistema Nervoso Autônomo, responsável pelo ritmo das funções vegetativas. Estas, quando em equilíbrio, promovem sensações de bem-estar, e de mal-estar quando em desequilíbrio. Um paciente que sofre de Síndrome do Pânico, por exemplo, desenvolve graves fobias em consequência dessa desorganização do Sistema Vegetativo; quando seu coração bate de forma descompassada, pode interpretar esse sintoma como a chegada de um ataque fulminante, e, portanto, da morte. Para ele, o ambiente interno do corpo torna-se pouco confiável e ameaçador (o que pode ser entendido como falta de *holding ambiental*). Vive em estado de estresse e constante sobressalto. O terapeuta biodinâmico, por meio do trabalho verbal e do uso de massagem, ajuda no restabelecimento do equilíbrio dessas funções corporais (o que pode ser entendido como manejo suficientemente bom), permitindo que essa pessoa, esse psiquismo, habite em um soma harmonioso, estável e confiável, que é a base para se experimentar o bem-estar independente, o prazer de ser quem se é.

As técnicas de massagem padronizadas, aplicadas de forma mecânica, sem levar em conta a pessoa do paciente e sua experiência de vida, podem provocar as defesas, romper abruptamente as resistências e promover seu recrudescimento, trazendo mal-estar e sofrimento, ao invés de satisfação, relaxamento, prazer e tranquilidade. A Massagem Biodinâmica constitui-se em um processo no qual o terapeuta está presente como pessoa, não apenas como técnico. Ele não se confronta com as resistências e defesas do paciente: a intenção é dissolvê-las de forma gradual e contínua, com calor e respeito ao seu momento de vida. A proposta é fazer amizade com a resistência, pois ela tem uma função protetora, no sentido de manter a integridade da pessoa, cuja quebra abrupta pode funcionar como uma invasão, que vai reforçar o sistema de defesa — a *couraça secundária* (Boyesen, 1986; Samson, 1994), mais complexa, menos aparente, e, portanto, mais difícil de ser trabalhada.

O paciente pode experimentar transformações intensas num processo terapêutico de massagem. Certa vez, uma paciente me disse: "Sinto que você faz massagem na minha alma, toca o mais profundo do meu ser".

No processo de Massagem Biodinâmica, com esse enfoque winnicottiano, as emoções são acolhidas, não interpretadas. Ele visa harmonizar, restabelecer, restaurar as forças vitais, a circulação libidinal, o fortalecimento do *ego-motor corporal* (ver Boysen, 1986), para que a *personalidade primária* — *self* verdadeiro — possa manifestar-se e se expressar com maior plenitude no mundo. Assim, a Massagem Biodinâmica propõe-se a ser uma interação criativa, um diálogo, uma comunicação que vai além do verbal, buscando um lugar de ressonância e de contato entre o *self* do terapeuta e o *self* do paciente.

Referências bibliográficas

ABRAM, Jan. *A linguagem de Winnicott*. Rio de Janeiro: Revinter, 1996.

SAMSON, André. A Couraça Secundária. In: *Revista Reichiana 3*. São Paulo: *Instituto Sedes Sapientiae*, 1994.

ANZIEU, Didier. *O Eu-Pele*. 2a. ed. São Paulo: Casa do Psicólogo, 2000.

BOYESEN, Gerda. A Personalidade Primária. In: *Cadernos de Psicologia Biodinâmica 3*. São Paulo: Summus, 1983.

_____. *Entre psiquê e soma: introdução à Psicologia Biodinâmica*. 2ª ed. São Paulo: Summus, 1986.

CINTRA, Glória. Rematernagem: uma experiência de simbiose construtiva. In: Revista Reichiana 7. São Paulo: *Instituto Sedes Sapientiae*, 1998.

_____. Gerda Boyesen, a mãe suficientemente boa descrita por Winnicott. In: *Revista Reichiana 11*. São Paulo: *Instituto Sedes Sapientiae*, 2002.

WINNICOTT, D.W. *Holding e interpretação*. São Paulo: Martins Fontes, 1991.

_____. *Natureza humana*. Rio de Janeiro: Imago, 1990.

_____. *O ambiente e os processos de maturação*. 3ª ed. Porto Alegre: Artes Médicas, 1979.

_____. *Os bebês e suas mães*. São Paulo: Martins Fontes, 1988.

_____. O desenvolvimento emocional primitivo (1945). In: *Textos selecionados da Pediatria à Psicanálise*. Rio de Janeiro: Francisco Alves, 1988.

Psicofisiologia da massagem

Rocilda Schenkman

A arte e a ciência da massagem

Apenas com o uso das mãos, os praticantes de massagem, uma terapia tão antiga e aparentemente tão pouco sofisticada, acrescentam uma nova dimensão de cura que está em falta na medicina atual, cujas práticas enfatizam tecnologias e equipamentos muito sofisticados.

Desde a antiga escola hipocrática já se acreditava e se reconhecia a capacidade inata e natural de cura dos organismos. Dentro desse paradigma, o trabalho do curador é promover um ambiente que conduza e aumente os processos naturais de cura. A massagem, por si só, talvez não cure problemas específicos, mas certamente desencadeia os próprios mecanismos naturais de recuperação. Através da massagem, a percepção de si próprio torna-se cada vez mais aguçada, e qualquer alteração é percebida mais prontamente. O cuidado consigo mesmo, com o próprio corpo e com as próprias sensações torna-se mais presente, principalmente se acompanhado da consciência do próprio processo de desenvolvimento, que pode ser auxiliado por terapia verbal.

A massagem biodinâmica é mais do que uma técnica. Em sua prática, a arte e a ciência da massagem envolvem terapeuta e paciente. O terapeuta escolhe a técnica e a forma como será aplicada, e o paciente entra com sua receptividade. A relação terapeuta-paciente deve ser de confiança, de escuta, de empatia, de respeito e harmonia. A receptividade do paciente e a intenção do terapeuta, sua firmeza, sua tranquilidade e sua "força calma" influenciam na pressão do toque, no ritmo da massagem, afetam a resposta fisiológica e psicológica do tratamento e determinam seu efeito — são fatores importantes no transcorrer do tratamento, para que o objetivo terapêutico seja atingido.

No "encouraçamento", em resposta a traumas passados, os músculos permanecem em estado crônico de hipertonicidade, como se estivessem prontos para proteger o corpo de insultos que estão por vir. Portanto, se não é compreendido e tratado, o encouraçamento promove uma tensão muscular intensa, que pode causar isquemia, dor e ansiedade e ativar o sistema nervoso simpático, causando estresse crônico. Músculos muito tensos impedem a circulação local, comprimindo o sangue e a linfa para fora dos tecidos e dificultando uma circulação de líquidos adequada, o que não apenas inibe a cura, mas também causa dor e contribui para o desconforto. A ação mecânica de comprimir, esticar, amassar e deslizar ao longo dos tecidos promove o movimento de fluidos e auxilia o músculo a voltar a um tônus saudável, melhorando, consequentemente, a circulação.

Ser humano: uma unidade integrada

Nós, humanos, somos formados por um grande número de células, que funcionam no organismo de maneira integrada. Sabe-se que o corpo humano opera como uma unidade funcional, e a comunicação entre os diversos órgãos e células ocorre graças a eficientes sistemas de integração corporal: o sistema nervoso, sensorial e endócrino. Durante a massagem são estimulados ossos, músculos, fáscia, pele e, consequentemente, os sistemas que regem a integração corporal.

A pele possui terminações nervosas livres capazes de perceber estímulos mecânicos, térmicos e dolorosos. Possui receptores que percebem variações de pressão: há estruturas especializadas na detecção de toques leves, chamadas corpúsculos de Meissner e discos de Merkel; e outras, localizadas em regiões mais profundas da pele, que detectam pressões fortes e vibrações, chamadas de corpúsculos de Paccini. A pele possui também terminações nervosas ramificadas para a percepção do calor, chamadas terminais de Ruffini, terminações nervosas livres especializadas na detecção da dor e estruturas próprias para a percepção do frio, como os bulbos terminais de Krause, situados predominantemente nas regiões de transição entre a pele e as mucosas, como por exemplo, ao redor dos lábios e dos órgãos genitais.

O sistema nervoso como integrador

Devido à complexidade dos estímulos internos e externos que recebemos, para que o organismo funcione como uma unidade necessitamos de um sistema que funcione como coordenador e integrador das funções das células, tecidos, órgãos, aparelhos e sistemas. O sistema nervoso é o nosso principal sistema de integração, o mais complexo de todos os sistemas do corpo de um animal. Suas unidades básicas são células que processam informações, organizadas em redes e circuitos, nos quais reside não apenas a capacidade de gerar respostas imediatas a estímulos, mas também a capacidade de recordar esses estímulos, relacioná-los a experiências passadas e aprender com elas. As células do tecido nervoso são capazes de transmitir, de forma rápida e eficiente, "informações" entre células distantes no corpo, fazendo a integração entre elas e permitindo que nosso organismo funcione de modo harmônico.

O sistema nervoso pode ser comparado a uma rede telefônica, onde as mensagens são pulsos elétricos que viajam rapidamente por cabos transmissores — os nervos —, estabelecendo a comunicação entre as partes do corpo e uma "estação central" — o encéfalo e a medula espinhal. Estes dois órgãos compõem o sistema nervoso central, cuja função é interpretar as informações obtidas e elaborar respostas adequadas, enviando-as aos músculos ou aos órgãos efetores. Nervos e gânglios nervosos constituem o sistema nervoso periférico, cuja função é levar informações das diversas partes do corpo até o sistema nervoso central e vice-versa.

Para efeitos didáticos, nosso sistema nervoso pode ser dividido em duas grandes seções:

1- **sistema nervoso central (SNC)** - constituído pelo encéfalo e medula espinhal, e cuja função é o processamento e integração de informações.

2- **sistema nervoso periférico (SNP)** - constituído pelos nervos e gânglios nervosos, cuja função é a condução de informações entre os órgãos receptores de estímulo, o SNC e os órgãos efetores. Por sua vez, o SNP pode ser subdividido em:

2.1 - sistema nervoso periférico voluntário (SNPV) - também conhecido como músculo-esquelético, no qual as células nervosas vão diretamente do SNC para os alvos musculares. A transmissão deste sinal é do tipo "ou tudo ou nada", e na junção neuromuscular o neurotransmissor é a acetilcolina.

2.2 - sistema nervoso periférico autônomo (SNPA) - no qual as células nervosas vão do SNC para um gânglio nervoso e destes para o órgão efetor, como vasos sanguíneos, a musculatura lisa dos órgãos, glândulas etc. No gânglio nervoso, o neurotransmissor é a acetilcolina, e no alvo final é ou acetilcolina ou adrenalina. A transmissão destes sinais pode ser ampliada, enfraquecida ou modulada. A ativação das células efetoras autônomas é muito mais sutil do que a dos músculos esqueléticos, e essa sutileza atinge seu máximo no intestino. Com base em sua anatomia e com base em pesquisas realizadas a partir de 1981 por Michael Gershon, apresentadas em seu livro *O Segundo Cérebro*, o SNPA pode ser subdividido em 3 partes:

2.2.1- SNPA simpático - nesse sistema os nervos pré-ganglionares rápidos (mielinizados) são curtos e os nervos pós-ganglionares lentos (não mielinizados) são longos. Sendo assim, as *respostas que envolvem o organismo como um todo*, isto é, as *reações vegetativas* tais como a rápida pulsação cardíaca e a elevação de pressão arterial associadas ao estresse, a dilatação da pupila, a inibição da salivação (boca seca), a inibição das atividades do estômago, intestino, pâncreas e vesícula biliar, o relaxamento da bexiga e as contrações vaginais ou a ejaculação, são especialidades do SNPA simpático. O neurotransmissor nas sinapses junto ao órgão efetor é a adrenalina, também conhecida como epinefrina.

2.2.2 - SNPA parassimpático - nesse sistema, os nervos pré-ganglionares rápidos (mielinizados) são longos e os nervos pós-ganglionares lentos (não mielinizados) são curtos. As respostas parassimpáticas tendem a ser mais rápidas no início e mais precisas no final, porque, com seu nervo pós-ganglionar curto e lento, têm maior probabilidade de se restringir a um único órgão do que as respostas do SNPA simpático. As respostas, isto é, as reações vegetativas do SNPA parassimpático, são a desaceleração do ritmo cardíaco e da pressão associada ao estado de relaxamento do organismo, a contração da pupila, o aumento da salivação, a estimulação do estômago, intestino, pâncreas e vesícula biliar, a contração da bexiga, a estimulação dos órgãos genitais e a ereção.

2.2.3 - SNPA entérico - esse sistema é caracterizado por células nervosas presentes no intestino, um grande número, quando comparado com um número menor de fibras nervosas que saem do SNC e vão até o intestino. Hoje, sabe-se que há cerca de *duas mil* fibras nervosas pré-ganglionares no nervo vago, par de nervos que conectam o cérebro ao intestino. Por outro lado, existem mais de *cem milhões* de células nervosas no intestino delgado humano. Isso mostra que o intestino tem um sistema nervoso próprio, intrínseco. A maioria das células nervosas entéricas não recebe conexão direta do cérebro ou da medula espinhal; portanto, é impossível chamá-las de simpáticas ou parassimpáticas. O sistema nervoso entérico é um local independente de integração e processamento neural, e é isso que o torna o segundo cérebro. O sistema nervoso central é necessário para a deglutição e para a defecação, mas a partir do momento em que o alimento é deglutido, o intestino, com seu sistema nervoso próprio, é capaz de regular os eventos por conta própria. As células nervosas presentes no sistema nervoso entérico são os interneurônios, pequenos neurônios que funcionam como conectores entre dois neurônios num circuito local.

O segundo cérebro

Antes das pesquisas de Gershon, acreditava-se que os interneurônios estivessem presentes apenas no SNC; hoje, sabe-se que estão presentes também no SNPA entérico. Os interneurônios incrementam os níveis de complexidade e sofisticação que distinguem o sistema nervoso entérico e o sistema nervoso central dos gânglios periféricos encontrados fora do intestino. Devido a seus interneurônios, o SNPA entérico pode modular e processar as informações que recebe e transmitir sinais aos diversos tecidos intestinais, como os músculos lisos, glândulas ou vasos sanguíneos. O neurotransmissor do SNPA entérico é a serotonina, secretada pela estimulação da mucosa intestinal e importante não só para sinalizar ao intestino que está na hora de iniciar os reflexos peristálticos e secretores, mas também para enviar mensagens do intestino para o cérebro. A secreção de serotonina dentro do intestino ativa fibras nervosas sensoriais no nervo vago através da estimulação de um determinado grupo de receptores. Há dois tipos de receptores de serotonina: um para registrar as mensagens destinadas ao meio entérico interno, e outro as mensagens destinadas ao cérebro.

Conforme foi dito anteriormente, essa divisão do sistema nervoso é utilizada apenas para fins didáticos, porque na realidade trata-se de um sistema de integração muito complexo que rege o organismo como um todo, como um ser único e integrado.

Para quem trabalha com massagem, é de grande interesse o sistema nervoso periférico autônomo, com suas três subdivisões. É importante para escolher um tratamento adequado que o terapeuta saiba reconhecer as reações vegetativas do paciente. No mundo agitado de hoje, estamos na maioria das vezes sob uma maior influência do SNPA simpático, que nos deixa prontos para a luta ou para a fuga. Muitas vezes estamos "encharcados" de adrenalina, o neurotransmissor do SNPA simpático. É muito importante que em determinadas situações o SNPA simpático esteja atuante, mas é igualmente importante que haja momentos de relaxamento e repouso, e para isso é necessário que haja um equilíbrio com o SNPA parassimpático.

O uso do estetoscópio e a massagem

Na grande maioria das vezes, a massagem biodinâmica auxilia o organismo a entrar em repouso: toques escolhidos pelo terapeuta podem ser um convite para que o corpo se entregue. Lentamente, os sinais enviados do corpo para o SNC e deste de volta para o corpo vão sendo modulados, alguns enfraquecidos e outros ampliados, para que o organismo se harmonize. Na medida em que a pessoa vai saindo do estado de estresse e começa a relaxar, podemos ouvir o som produzido pelos movimentos intestinais (peristaltismo ou peristalse).

Durante a massagem biodinâmica, trabalha-se com o estetoscópio no abdômen e busca-se o som do peristaltismo. Este som, que se pode chamar de "música do intestino", é de grande interesse para o terapeuta biodinâmico, porque significa que a pessoa que está recebendo a massagem está, aos poucos, modulando seu SNPA e entrando em estado de repouso, sob influência do SNPA parassimpático.

Quando o terapeuta biodinâmico escolhe trabalhar com a massagem de escoamento, e uma tensão é liberada, é possível ouvirmos com o estetoscópio um som semelhante ao de água corrente. Gerda Boyesen (1986, p. 146-147) chama a atenção para os diversos tipos de som do peristaltismo, como "rugido de leão, portas se abrindo ou 'os sons do riacho encantado'", que ocorrem quando aplicamos certos tipos de massagem. Isto se deve à harmonização, modulação e equilíbrio entre os SNPA simpático, parassimpático e entérico.

Muitas vezes o cliente chega para a massagem em estado de estresse, com predomínio do SNPA simpático, que tem como transmissor a adrenalina. Cabe ao terapeuta perceber e realizar a massagem de forma a convidar o organismo a modular sua resposta, saindo do estado de muita adrenalina para um estado de relaxamento, com o predomínio do sistema nervoso parassimpático. Quando isso acontece, é possível observar alguns efeitos fisiológicos da massagem responsáveis por seus benefícios terapêuticos, tais como: mudança do ritmo da respiração, que passa a ficar mais lenta à medida que a pessoa relaxa; e vasodilatação, com consequente melhora da circulação de fluidos, principalmente da microcirculação, favorecendo a nutrição de determinadas regiões do corpo e a retirada de substâncias indesejáveis.

Em consequência da vasodilatação, é comum a sensação de entupimento do nariz e o excesso de salivação da pessoa que está sendo massageada, reações vegetativas típicas do SNPA parassimpático, já mencionadas anteriormente. Outros efeitos fisiológicos que podem ocorrer são a modulação do sistema imunológico, melhora do tônus muscular, diminuição ou mesmo supressão de sintomas em pacientes com artrite, asma, problemas circulatórios, problemas cardíacos, dores de cabeça, insônia, problemas digestivos e problemas osteomusculares, inclusive faciais e temporo-mandibulares.

Em pacientes cardíacos com *holter*, há evidências de que, durante a massagem, a frequência cardíaca e a pressão arterial se harmonizam. Em indivíduos com artrite reumatoide nos joelhos, após algumas sessões de massagem consegue-se, muitas vezes, uma melhora no caminhar. Em pacientes com TOC (transtorno obsessivo compulsivo), pode ocorrer após algumas sessões uma diminuição do estresse e da ansiedade, com melhora no quadro clínico.

Outros efeitos benéficos podem ser obtidos no aspecto psíquico e emocional. Quando tratados com a massagem biodinâmica, tem sido observada melhora no quadro clínico de pacientes com alguns problemas cardíacos, ou artrose, ou transtorno obsessivo compulsivo, merecendo estudos científicos detalhados sobre o efeito da massagem biodinâmica e o alívio dos sintomas.

O terapeuta é um artífice?

Até o momento, falamos do efeito da massagem sobre a pessoa que está recebendo, mas é importante ressaltar que durante a massagem há dois indivíduos, dois corpos, dois sistemas nervosos e psíquicos interagindo. As várias estruturas sensoriais da pele apresentadas no início deste artigo também estão presentes no corpo e nas mãos do terapeuta: a mão é a janela que dá para a mente; é dotada de uma variedade de movimentos, que podem ser controlados como bem queremos. Através das mãos, sentimos a textura da pele, a temperatura, a umidade, os pequenos pontos de tensão; e há até mesmo terapeutas que conseguem perceber a energia e a aura. E não apenas a mão é perfeita, mas também os mecanismos neurológicos que inspiram, coordenam e controlam os seus movimentos.

As mãos do terapeuta podem ser consideradas como mãos de artífice. Em seu livro *O Artífice* (2009), Richard Sennett menciona que explorou os vínculos entre a mão e o cérebro em três tipos de artífices que apresentam alto grau de capacitação nas mãos: os músicos, os cozinheiros e os insufladores. Os psicoterapeutas biodinâmicos, que trabalham com massagem, parecem estar muito próximos a esses artífices quanto ao grau de capacitação de suas mãos.

Às vezes somos como os músicos, aprendendo a exercitar nossas mãos para "tirar o som da peristalse". Nossos dedos — em especial o dedo anular e o mínimo, que são mais fracos — precisam ser fortalecidos, para aprenderem a trabalhar em conjunto — com o polegar e o indicador, que são mais fortes. Precisamos saber quando utilizar um ou outro dedo, dependendo da massagem e do toque desejado. A coordenação de nossas mãos, sob alguns aspectos, é semelhante à do pianista, e nos deparamos com o problema da harmonização de desigualdades. Para alguns tipos de massagem, a mão mais forte — a direita para os destros ou a esquerda para os canhotos — precisa recalibrar sua força para permitir o desenvolvimento da destreza na mão mais fraca. Além disso, numa massagem de amassamento realizamos a movimentação da mão-punho-antebraço, relacionados à preensão, ao controle da força mínima necessária e à liberação. As mãos do terapeuta aprendem a coordenar a desigualdade entre elas, a aplicar a força mínima e a liberação. E assim vão acumulando um repertório de gestos necessários a cada momento, a cada situação de massagem, aliviando as tensões ou, ao contrário, nutrindo e tonificando regiões do corpo onde falta tônus e as "acordando" para que se tornem mais vivas e presentes.

Referências bibliográficas

BOYESEN, Gerda. *Entre psiquê e soma: introdução à Psicologia Biodinâmica*. São Paulo: Summus, 1986.

GERSHON, Michael. *O Segundo Cérebro*. Rio de Janeiro: Campus, 2000.

SENNETT, Richard. *O Artífice*. Rio de Janeiro: Record, 2009.

Fundamentos reichianos da massagem biodinâmica

Helen Guaresi

Ancorada no princípio de que não é apenas a consciência que determina nossas ações, a psicanálise freudiana, com uma nova teoria da sexualidade infantil,[4] despertou o interesse de Wilhelm Reich. Freud chamou de "inconsciente" uma instância psíquica capaz de manter vivas memórias muito antigas, que atuam em nosso comportamento sem que estejam representadas conscientemente.

Profundo conhecedor dos conceitos psicanalíticos e indo além do que se enfatizava na época — a exploração do conteúdo das comunicações —, Reich dedicou-se a pesquisar a forma ou maneira pela qual os pacientes, habitualmente, resistem ao trabalho analítico.

Reich chama de "caráter" a forma de defender o organismo da angústia que perturba o aparelho psíquico: assumem-se modos formais de comportamento que funcionam como verdadeiros amortecedores, modos crônicos de se pensar, sentir e agir que, assim como defendem, também aprisionam. Pode-se constatar com frequência que a mesma forma que impede um determinado indivíduo de sentir medo, raiva ou dor também o impede de sentir prazer.

Anos de experiência clínica com a análise do caráter condu-

---

4 Um dos principais elementos da teoria de Freud. Ao teorizar sobre a sexualidade infantil, Freud modifica a tradicional definição de sexualidade, introduzindo o conceito de pulsão. Ver *Obras Completas*, Três ensaios para uma teoria sexual (1905).

ziram Reich a uma de suas descobertas mais originais e extraordinárias: a "couraça muscular". Esta descoberta mostra claramente que a dissolução de um espasmo muscular libera a energia vegetativa e reproduz a lembrança da situação da infância onde ocorreu a inibição do impulso, e isso desvenda o processo fisiológico do recalque, a rigidez muscular crônica, ou couraça muscular. Reich descreveu como a estrutura caracterial neurótica e as emoções reprimidas estão fisiologicamente enraizadas em espasmos musculares crônicos.

A tristeza, por exemplo, é um sentimento que contém uma expressão física, o impulso de chorar, ao qual corresponde um tipo de respiração, expressões faciais, vocalizações. Se o intento de chorar precisa por alguma razão ser suprimido, todos esses impulsos musculares espontâneos necessitarão de um esforço voluntário de contenção e tensão. Caso essa estratégia de tensão e contenção se torne habitual e repetitiva, acabará se transformando em automática e inconsciente, não podendo mais ser relaxada voluntariamente: a supressão converte-se em recalque; os sentimentos e outros elementos esquecidos permanecem adormecidos, sob a forma de tensões ou frouxidões de grupos musculares, capazes desta forma de defender o organismo de estímulos externos e de impulsos internos.

Como conclusão, constata-se que o tônus muscular de uma pessoa está intimamente ligado à forma como ela se defende psiquicamente.

No intuito de restabelecer a saúde mental e a autorregulação em seus pacientes — que inclui a capacidade de pulsação, contração e expansão livre de quaisquer inibições —, Reich encontra um mecanismo utilizado na primeira infância, quando as crianças lutam contra os estados de angústia, e percebe que isso se faz através da inibição respiratória, sendo este um dos primeiros e mais importantes atos utilizados na supressão de sensações. Em suas palavras:

> Na respiração reduzida, absorve-se menos oxigênio; de fato apenas o suficiente para a preservação da vida. Com menos energia no organismo, as excitações vegetativas são menos intensas e pois, mais fáceis de controlar. Vista biologicamente, a inibição da respiração nos neuróticos tem a função de reduzir a produção de energia

no organismo e de reduzir assim a produção de angústia (Reich, 1975, p. 262).

Reich cria o conceito de "Unidade Funcional", ou seja, a energia governa tanto a dinâmica psíquica quanto o funcionamento somático: ambas partem da mesma fonte biológica. O pensamento reichiano mostra como na vida adulta a sexualidade tem uma função fundamental na manutenção da autorregulação. Entretanto, o caráter e a couraça muscular impedem o equilíbrio entre o acúmulo e a descarga da energia vegetativa, criando um excesso de energia represada ou estase. Esta dinâmica constitui o alimento dos sintomas neuróticos. Confiram abaixo os diagramas demonstrativos da curva orgástica.

Diagramas demonstrativos da curva orgástica

Em equilíbrio

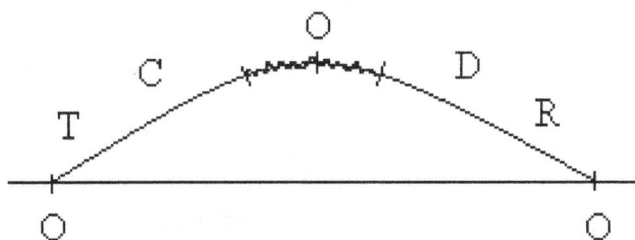

T= tensão
C= carga
⟿ = possibilidade de movimentos livres e involuntários do corpo
O= orgasmo
D= descarga
R= relaxamento
⟿ = equilíbrio entre o acúmulo e a descarga

Com acúmulo de energia entre a carga e a descarga

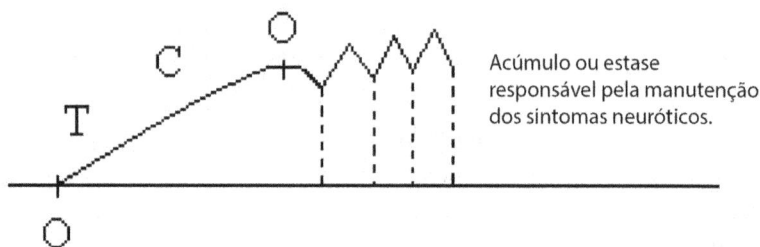

Acúmulo ou estase responsável pela manutenção dos sintomas neuróticos.

Essa curva orgástica pode ser vista tanto em relação à sexualidade quanto em relação a qualquer emoção vivida, ou seja, sempre deveria existir a possibilidade expressiva total, sem o resíduo entre os movimentos de carga e descarga que decorre de inibições psíquicas e somáticas, e constitui o que chamamos de estase.

Como vimos, Reich deu passos importantes e decisivos para desvendar a dinâmica psíquica vinculada ao somático, e através de trabalhos com a respiração e movimentos expressivos passou a intervir nesta dinâmica. Com isso, afastou-se definitivamente da psicanálise e criou o que hoje chamamos de "psicoterapia corporal". Através do trabalho com as couraças de caráter e muscular, buscou incentivar o organismo encouraçado a voltar a pulsar, a se expressar, dando ênfase à vitalidade e à espontaneidade encerradas sob o encouraçamento.

O referencial reichiano é utilizado como ponto de apoio para muitas formas de perceber e trabalhar o ser humano, e nesse contexto, Gerda Boyesen foi uma das pessoas que desenvolveu e aprofundou os conceitos reichianos de maneira respeitosa e dinâmica, trazendo contribuições originais e fundamentais ao campo das psicoterapias corporais. Precursora do uso da massagem como forma de intervir sobre a couraça muscular, Gerda enfatizou o trabalho a partir do estímulo interno, ressaltando o papel das vísceras e propondo o uso de um estetoscópio sobre o abdômen durante a massagem, com o intuito de utilizar os ruídos peristálticos como guia no processo clínico.

Fundadora da Psicologia Biodinâmica, Gerda propôs dissolver as inibições orgânicas, indo além de intervir somente na couraça muscular. Segundo Rego e Albertini (2010), visou também a intervenção na couraça visceral (referente ao tubo gastrointestinal) e na couraça tissular (relativa ao tecido subcutâneo), convidando assim o organismo à pulsação natural. Inovadora no trabalho da amizade com a resistência, afirmou a importância de se respeitar e acolher o tempo de cada paciente; caso esse tempo não seja respeitado, teremos um terreno fértil para o surgimento da couraça secundária, com vistas a defender o indivíduo contra a nova invasão.

Referências bibliográficas

BOYESEN, Gerda. *Entre psiquê e soma: introdução à Psicologia Biodinâmica*. São Paulo: Summus, 1986.

FREUD, Sigmund. Três ensaios para uma teoria sexual (1905). In: *Edição Standard Brasileira das Obras Psicológicas Completas de Sigmund Freud*. Vol. 7. Rio de Janeiro: Imago, 1977.

REICH, Wilhelm. *A função do orgasmo*. São Paulo: Brasiliense, 1975.

REGO, Ricardo A.; ALBERTINI, Paulo. Psicoterapias Corporais. *Revista Mente e Cérebro: Edição Especial Psicoterapias*. Vol. 1. São Paulo: Duetto, 2010.

O CONCEITO DE BIOENERGIA E A PRÁTICA CLÍNICA BIODINÂMICA

Ricardo "Guará" Amaral Rego

O tema da bioenergia é bastante complexo. Já o abordei mais extensamente em trabalho anterior, e farei aqui apenas alguns comentários breves, visando especialmente o uso deste conceito na prática biodinâmica.

Aspectos teóricos

Há muita discussão quanto ao que seja bioenergia. As opiniões variam bastante, existindo desde aqueles que afirmam que não passa de uma crença sem valor científico, até os que lhe atribuem um papel fundamental em qualquer trabalho de cura.

Os críticos se apoiam na ciência estabelecida, e descartam o valor de teorias que propõem a existência de uma força vital. Este é, a meu ver, o principal obstáculo quando se busca o reconhecimento social das psicoterapias corporais de inspiração reichiana, como é o caso da Biodinâmica.

Entre os que acreditam na existência de alguma forma de bioenergia, estão muitas formas tradicionais de tratamento, como a homeopatia, a acupuntura e outros. Ou seja, não apenas os reichianos dão valor à visão energética sobre o adoecer humano.

Diversas religiões e tradições espirituais também incorporam a noção de alguma forma de força vital, especialmente as vertentes orientais, como o hinduísmo, taoísmo e outras, que em suas concepções atribuem grande importância a um princípio energético fundamental.

Entretanto, mesmo para os que acreditam em algo desse tipo, não é fácil definir o que seja essa bioenergia, pois as definições e conceitos são muito diferentes entre si, mesmo no campo reichiano.

Aspectos práticos

Na prática diária de tratamentos, acontecem fenômenos que são costumeiramente descritos como manifestações de uma energia que flui e produz efeitos visíveis. Na psicoterapia, na massagem e na terapia corporal, é comum se dizer "aumentou a carga de energia", "ela estava com pouca energia", "realizei um toque com a intenção de mobilizar a energia dele", "a energia estava vazando", "depois de desbloquear a tensão, a energia fluiu", "a sala estava com uma energia pesada". Não tenho dúvidas de que estes termos comportam um grande valor descritivo, e por isso continuam sendo usados. Mas, fica a questão: será que existe mesmo uma bioenergia, algo que pode ser medido e quantificado e que possui uma realidade concreta? Ou será esta apenas uma forma de descrever coisas que acontecem na clínica, mas que na verdade não fala de algo que existe realmente?

O que fazer?

Em termos científicos, esta é uma boa discussão, e me sinto sem condições de dar um veredicto conclusivo, até porque isto exigiria um entendimento complexo de Fisiologia, Fisiopatologia, Física, Meteorologia, Cosmologia e outras disciplinas abrangidas pela Orgonomia reichiana. Reproduzo aqui um trecho do texto citado acima:

O que eu acho é que existem ótimas razões (práticas) para acreditar que existe mesmo uma bioenergia. E que existem excelentes razões (teóricas) para crer que esse conceito não passa de uma bobagem mal sistematizada e mal fundamentada. Minha solução pessoal neste momento é encarar a bioenergia como uma metáfora útil no trabalho clínico de psicoterapia. Ou seja, apesar de ter muitas dúvidas sobre se existe ou não uma bioenergia, e, existindo, o que seja ela exatamente, sinto que o conceito é bastante útil para entender e descrever muitos procedimentos técnicos, muitas reações somáticas e psíquicas em mim e nos demais, e para me comunicar com colegas e alunos. É obrigatoriamente uma postura provisória, pois acredito que o aprofundamento da questão levará a que a balança penda para um dos lados. Entretanto, o que eu sei atualmente sobre o assunto não me permite jogar fora o conceito de bioenergia, e nem aceitá-lo inteiramente.[5]

Creio que, com as ressalvas acima, é possível utilizar este conceito. Alguns o farão acreditando, como Reich e Gerda, que ele descreve uma realidade física. Outros o utilizarão julgando que não existe na verdade uma bioenergia, mas enquanto a teoria não avança a ponto de explicar como e por que de fato as intervenções funcionam, o conceito tem sua utilidade para o manejo clínico. No Instituto Brasileiro de Psicologia Biodinâmica existem professores de um tipo e de outro, e temos convivido pacificamente com essa diversidade.

Na prática, não há muita diferença, pois os procedimentos continuam sendo os mesmos, e os resultados acontecem igualmente, independentemente do grau de crença na teoria da energia. Aliás, os efeitos e resultados são o ponto forte dessa postura: meu testemunho é que eles surgem, e ajudam muito no processo terapêutico, e este é o principal motivo de ainda falarmos em bioenergia, apesar de tantos questionamentos teóricos.

---

5 Conceitos de bioenergia (1992). O texto pode ser acessado no site do Instituto Brasileiro de Psicologia Biodinâmica (http://www.ibpb.com.br).

Massagem e Memória: onde Boyesen e Bergson se encontram

Dilu Aldrighi

Se me perguntassem qual sugestão eu daria aos que trabalham ou pretendem trabalhar com massagem, eu responderia, sem titubear: "Leiam as obras do filósofo francês Henri Bergson e aproximem-se da Psicologia Biodinâmica, através das práticas de Gerda Boyesen".

Fenômenos observados em sessões de massagem e relatos frequentemente narrados a partir destas experiências que, muitas vezes, provocam certa estranheza aos olhos da lógica e da inteligência, passam a ser, paulatinamente, elucidados.

Com Bergson, aprendemos a perceber a estreita relação entre corpo e mente, sendo, contudo, alertados a jamais reduzirmos os fenômenos mentais aos fenômenos cerebrais.

A consciência (*espírito*[6]) é concebida como "uma força, capaz de tirar de si mais do que possui" (Bergson, 1972, p. 937), um sopro criador denominado élan vital; o corpo, como "instrumento, estímulo e obstáculo a este élan" (Bergson, 1993, p. 90); e o organismo, como o lugar de passagem dessa *corrente de vida*.

Todas as nossas experiências vividas vão nos construindo. Nossa existência é essa nossa *duração*, esse nosso deslizar no tempo. No limite, somos o *registro do tempo*, somos tempo e memória, cor-

---

6 Termo utilizado por Henri Bergson, e grifarei da mesma forma quando o conceito fizer parte da terminologia específica do filósofo ou de outros autores citados.

pos constantemente transformados pelas experiências vividas. Nossa história subjetiva e o modo como a vivemos é que vão tecendo nossos corpos, neste nosso durar no tempo, tempo experimentado pela nossa consciência.

Neste sentido, nossos corpos são a história de nossa existência. Tocar o corpo do outro significa tocar toda sua história de vida, todos os seus afetos. Ora, é exatamente esta a razão pela qual, durante um trabalho de massagem, assistimos ao afloramento das emoções. Não somos apenas memória psicológica, somos *memória orgânica*. Em seu livro *A evolução criadora* Bergson afirma que "a evolução do ser vivo, como a do embrião, implica num registro ininterrupto da duração, uma persistência do passado no presente, e por conseguinte uma aparência pelo menos de memória orgânica" (Bergson, 1991, p. 510). Mais adiante, acrescenta: "(...) quanto à criação orgânica, ela pode também exprimir que o momento atual de um corpo vivo não encontra sua razão de ser no momento imediatamente anterior; se deve juntar a ele todo o passado do organismo, sua hereditariedade, enfim, o conjunto de sua longuíssima história" (idem, p. 511).

O termo *longuíssima história* é utilizado não apenas para compreendermos a situação do corpo, mas, também, da nossa consciência. Nossas memórias não se limitariam à nossa historicidade. Para além da memória psicológica, Bergson fala de uma *memória ontológica*, registro do ser.[7]

Para explicar melhor, Bergson compara a consciência à imagem de um cone, cuja base cresceria constantemente através das experiências vividas. O vértice representaria nosso momento presente, nosso permanente esforço de inserção na *atenção à vida*. É como se a consciência transitasse entre dois "eus": o *superficial* (automatizado, repetitivo, determinado, preso às necessidades da vida e às regras sociais) e o *profundo* (registro ontológico de nossas memórias, livre, criador, em constante evolução).

Para saber quem somos, para nos percebermos como *registro do tempo*, não há outra via senão a *observação interior* (ou *visão in-*

---

7 Bergson (1979a, p. 16) esclarece: "mas é com nosso passado integral, inclusive, nosso perfil de alma original, que desejamos, queremos, agimos. Nosso passado manifesta-se, pois, integralmente."

terior), mesmo que ela nos traga, de nós mesmos, apenas uma *vaga intuição*. Nesse caso, o conhecimento intuitivo seria preferível ao conhecimento científico, posto que a Ciência trabalha sempre com o relativo, sobre conceitos preexistentes, fixos e rígidos, incapazes de traduzirem o real, "jorro contínuo de novidade e mudança" (Bergson, 1979a, p. 105).

Tal tarefa caberia à intuição por ser a única a se instalar "no movente e adotar a própria vida das coisas" (idem, p. 33). Nosso eu "só pode nos ser apresentado diretamente na intuição, sugerido indiretamente por imagens, mas jamais ser encerrado numa representação conceitual" (ibidem, p. 19).

Essa *incompetência da inteligência* para lidar com o vivo é uma das ideias centrais da filosofia bergsoniana. Equivocamo-nos ao pretender conhecer a vida empregando os mesmos meios que utilizamos para compreender as coisas, os objetos. A habilidade da inteligência estaria restrita à manipulação do inerte, da matéria inorgânica, não sendo útil para o que é vivo.

> Quer se trate da vida do corpo ou do espírito, ela [a inteligência] age com todo o rigor e a rusticidade de um instrumento que não havia sido destinado a semelhante uso. (...) A grosseria e a persistência dos erros de uma prática médica ou pedagógica teriam a origem (...) em nossa obstinação em tratar o ser vivo como se trata o inerte e em pensar a realidade, por mais fluida que seja, sob forma de sólido definitivamente parado (Bergson, 1979b, p. 149).

Bergson radicaliza sua crítica pontuando que a inteligência se caracteriza por uma *incompreensão natural da vida*. Seu questionamento começa pela própria linguagem, que é sempre "tradução" do real, das coisas, e não as próprias coisas. Os conceitos com os quais trabalhamos deveriam ser sempre provisórios, por serem apenas tentativas de representação da realidade.

Com relação à Psicologia, em particular, Bergson defenderá a ideia da impossibilidade de se conhecer a interioridade, o "eu", via análise.

Quanto mais tento apreender-me a mim mesmo pela consciência, tanto mais me apercebo como a totalização ou o *Inbergriff* (resumo) de meu passado, este passado contraído em vista da ação. "A unidade do eu" de que falam os filósofos me aparece como a unidade de uma ponta ou de um cume, nos quais me concentro a mim mesmo por um esforço de atenção, esforço que se prolonga durante a vida inteira e ao que parece, é a própria essência da vida. Mas para passar desta ponta de consciência ou deste cume para a base, para um estado em que todas as lembranças de todos os momentos do passado estariam espalhadas e distintas, *sinto* que teria de passar do estado normal de concentração a um estado de dispersão como o de certos sonhos; não haveria, pois, nada de positivo a fazer, mas simplesmente algo a desfazer, nada a ganhar, nada a acrescentar, mas antes algo a perder... (Bergson, 1979a, p. 5) (grifo meu).

Apesar de dedicar grande parte dos seus estudos à compreensão da relação consciência-corpo, e de ter abraçado a tarefa de apreender o *espírito* humano como *pura energia criadora*, participando de experiências importantes do Groupe d'études des phénomènes psychiques (relatadas pelos boletins do Instituto Geral Psicológico) sobre radiações, hipnose e estados alterados de consciência, Bergson jamais clinicou. Mesmo assim, seu legado foi fonte de inspiração e esteio epistemológico para Wilhelm Reich, considerado, em sua época, um "bergsoniano maluco". À luz dessa filosofia, Reich erigiu sua "Análise do caráter" e a própria Orgonomia, que trabalham, fundamentalmente, sobre a noção do conceito de energia como desencadeadora da vida.

Perseguido pelos nazistas, Reich chegou à Noruega, onde passou a compartilhar seus conhecimentos com um grupo de pessoas interessadas em seu trabalho. Formou-se um pequeno clã reichiano do qual emergiria Ola Raknes, futuro terapeuta de Gerda Boyesen.

Tendo como primeiros alicerces as ideias de Reich e a terapia com Raknes, Boyesen viria a construir as bases da Psicologia Biodinâmica, que faz da massagem, do *relaxamento dinâmico* e da escuta do *impulso interior* seus principais recursos terapêuticos. Através do seu trabalho clínico, Gerda pôde constatar o que Bergson afirmara sobre a *memória orgânica*: nosso corpo é a inscrição viva de nosso percurso existencial.

Boyesen se maravilhou com suas descobertas através da prática da massagem. Ela mesma afirma:

> (...) que seja possível influenciar pela massagem o inconsciente e as emoções recalcadas me foi uma grande revelação. Que o organismo seja capaz de recalcar as emoções e conflitos por tensões musculares e por uma contração crônica foi uma outra revelação essencial (...). O corpo encapsula as emoções, deixando os músculos tão rígidos que a contração subsiste de maneira crônica (...) A energia emocional é escondida nas profundezas (...). Mas, da mesma forma que na tuberculose, onde esta capsulação pode dissolver-se por si e os bacilos tornarem-se ativos então, também a capsulação de conflitos e emoções pode cessar e as lembranças, os afetos e os movimentos reprimidos podem emergir das profundezas do corpo (...). Assim que a contração muscular relaxa e que cessa a capsulação da energia emocional, então o processo é análogo ao descrito por Freud: assim que diminui o recalque e que tombam as defesas, a neurose ou a psicose aparecem. Eu desenvolvi estas teorias, que são os fundamentos da Psicologia Biodinâmica, trabalhando como massagista no Instituto Bullow-Hansen (Boyesen, 1992, p. 35).

É importante ressaltar que o termo "energia" aparece em Bergson na própria definição do que vem a ser a consciência, e, coextensivamente, a própria vida, uma vez que esta, a vida, apenas será compreendida a partir da experiência interna do meu existir, enquanto memória, enquanto tempo.

> (...) a consciência nos aparece como uma força que se inseriria na matéria para apoderar-se dela e utilizá-la em seu proveito. Ela opera através de dois métodos complementares: de um lado, por uma ação explosiva que libera instantânea-mente, na direção escolhida, uma energia que a matéria já acumulou durante longo tempo; de outro, por um trabalho de contração que concentra neste instan-

te único o número incalculável de pequenos eventos que a matéria realiza, e que resume numa palavra a imensidade de sua história (Bergson, 1979a, p. 77).

Em outros termos, o élan vital, esta *consciência criadora,* atravessa a matéria para fazer dela um *instrumento de liberdade.* No entanto, nos corpos aprisionados, *encouraçados,* este trabalho do élan, desta corrente de vida, se apresenta interrompido, impossibilitado de fazer circular sua potência criadora. Ao flexibilizar os corpos, ao redirecionar os fluxos que atravessam os organismos, a massagem lhes devolve a vida, promovendo, num primeiro momento, a varredura daquilo que os aprisiona, daí as transformações violentas vividas pelos pacientes de Gerda e por ela própria, ao se submeterem aos toques liberadores e libertadores das massagens.

No entanto, em algumas dessas vivências podem aparecer lembranças muito remotas, outras, incompreensíveis, tal como tive a chance de observar pessoalmente em Londres, vendo Gerda trabalhar. Aqui, somos auxiliados pela compreensão de Bergson sobre a *memória ontológica.* Somos o registro de um tempo, que pode ser maior do que nossa historicidade imediata. Grof, através da *respiração holotrópica,* e Jean Paul Resseguier, através de seu Método Resseguier,[8] citam relatos próximos aos narrados por aqueles que tiveram experiências semelhantes nas massagens biodinâmicas.

Assim, o silenciar do *eu superficial* e o mergulho no *eu profundo,* o *passar do estado normal de concentração a um estado de dispersão* proposto por Bergson, como via direta para nos conhecer, encontram eco nas práticas utilizadas pela Psicologia Biodinâmica. Por meio das massagens e do *relaxamento dinâmico,* pode-se calar o *eu superficial,* repetitivo e automatizado, dando lugar aos conteúdos do *eu profundo,* potente, livre, criador.

Boyesen e Bergson não se contentam em introduzir-nos apenas no reino do conforto, do prazer, da saúde. Delegam esta tarefa à

---

8 Método de reabilitação criado pelo fisioterapeuta e pesquisador francês Jean Paul Resseguier, que trabalha sobre as noções de "corpo sensível" e "agir consciente".

Ciência. Semelhantes ao élan, mostram-se mais ambiciosos: convidam-nos a experimentar a *alegria divina*, a imanência do nosso ser. Tal como Bergson afirma, na Introdução da edição francesa, de *Matéria e Memória*:

> Enquanto a Psicologia tem por objeto o estudo do espírito humano, como funcionamento útil à prática, a Metafísica representa o esforço deste mesmo espírito para se libertar das condições que o limitam à ação útil, para se reaprender enquanto pura energia criadora (Bergson, 1965, p. 8).

Neste sentido, poder-se-ia afirmar que Bergson e Boyesen se encontram quando transgridem os limites da razão na compreensão do humano, legitimando a intuição como uma importante via epistemológica da complexa e instigante relação consciência-corpo, nos devolvendo ao que somos por direito, a saber: *pura energia criadora*.

Referências bibliográficas

BERGSON, Henri. La conscience et la vie. In *Mélanges*. Paris: PUF, 1972.

_____. *Matière et Mémoire*. Paris: PUF, 1965.

_____. A alma e o corpo. *Coleção Os Pensadores*. São Paulo: Abril Cultural, 1979a.

_____. Introdução à Metafísica. *Coleção Os Pensadores*. São Paulo: Abril Cultural, 1979a.

_____. Carta de Bergson a William James. *Coleção Os Pensadores*. São Paulo: Abril Cultural, 1979a.

_____. O pensamento e o movente. *Coleção Os Pensadores*. São Paulo: Abril Cultural, 1979a.

_____. A consciência e a vida. *Coleção Os Pensadores*. São Paulo: Abril Cultural, 1979a.

_____. *A evolução criadora*. Rio de Janeiro: Zahar, 1979b.

_____. *L'évolution créatrice*. Paris: PUF, 1991.

_____. La conscience et la vie. In: CHOMIENNE, Gerard. *Collection Texte et Contextes*. Paris: Magnard, 1993.

BOYESEN, Gerda. *Entre psiquê e soma: introdução à Psicologia Biodinâmica*. São Paulo: Summus, 1992.

GROF, Stanislaw; BENNETT, Alzina. *A mente holotrópica*. São Paulo: Rocco, 1974.

ÉTICA E MASSAGEM

Sandra Ferreira Martins

> *Saber o que é a excelência moral e a intelectual não é o*
> *bastante; devemos esforçar-nos por possuí-las e praticá-las,*
> *ou experimentar qualquer outro meio existente para nos*
> *tornarmos bons.*
>
> Aristóteles, *Ética a Nicômaco*, livro 10

Considerações iniciais

O presente texto pretende discutir aspectos morais e éticos em tratamentos que utilizam a massagem biodinâmica. As considerações a seguir serão breves, mas necessárias para uma reflexão sobre esta prática.

Antes de começar a discussão propriamente dita, é importante definir o que é ética. De acordo com o dicionário Houaiss: "Ética é a parte da filosofia responsável pela investigação dos princípios que motivam, distorcem, disciplinam ou orientam o comportamento humano".

A parte que mais nos interessa diz respeito aos temas inerentes às diversas formas de cuidado do ser humano. Neste sentido, temos, por exemplo, ainda conforme Houaiss, a ética médica, que "é o conjunto de regras de conduta moral, deontológica[9] e científica dos profissionais de saúde com relação aos pacientes".

---

9 Teoria moral, tendência humana de perseguir o prazer e fugir da dor (Houaiss).

Convido o leitor a pensar nessas definições, que podem nortear nossa prática. Antes, gostaria de fazer algumas considerações a respeito da distinção entre ética e moral no âmbito etimológico.

"Moral", do latim *"mores"*, significa costumes, conduta. Para Vasquez (1998, p. 84), moral é um "sistema de normas, princípios e valores, segundo o qual são regulamentadas as relações mútuas entre os indivíduos ou entre estes e a comunidade".

Para alguns autores, a moral tem um caráter obrigatório, é uma imposição do ambiente introjetada nos indivíduos. Para outros, a moral "é o conjunto de normas, aceitas livre e conscientemente, que regulam o comportamento individual e social dos homens" (Vásquez, 1998 p. 63).

Enfatiza-se em geral que a "a moral se desenvolve ao longo do tempo de acordo com o momento histórico e social" (idem), ou seja, não constitui algo fixo, depende das crenças e costumes de cada época.

"Ética", do grego *"ethos"*, significa modo de ser, caráter. Segundo Motta (1984), "Ética é o conjunto de valores que orientam o comportamento do homem em relação aos outros homens na sociedade em que vive, garantindo o bem-estar social". Vê-se, por esta definição, que os conceitos de ética e moral muitas vezes se assemelham, e até mesmo se confundem. Entretanto, não têm o mesmo sentido para todos.

Luc Ferry, um filósofo contemporâneo, refere-se aos termos ética e moral como sinônimos perfeitos (os dois significam costumes), que só diferem pela língua de origem. Diz ele:

> Uma observação a respeito de terminologia para que se evitem mal-entendidos. Deve-se dizer "moral" ou "ética" e que diferença existe entre estes dois termos? *A priori* nenhuma e você pode utilizá-las indiferentemente (...). Alguns filósofos aproveitaram o fato de que havia dois termos e lhes deram sentidos diferentes. Em Kant, por exemplo, a moral designa o conjunto dos princípios gerais, e a ética, sua aplicação concreta. Outros filósofos ainda concordarão em designar por "moral" a teoria dos deveres para com os outros e por "ética", a doutrina da salvação e da sabedoria (...). Nada impede de usar estas

duas palavras dando-lhes sentidos diferentes. Mas nada obriga, porém, a fazê-lo (Ferry, 2006, p. 25).

Aqui optamos por diferenciar os dois conceitos, o que nos
será útil para expor abordagens e pontos de vista diversos. Será ado-
tada a definição de Vasquez (1998, p. 8), segundo a qual a ética "in-
vestiga e explica as normas morais, pois leva o homem a agir não só
por tradição, educação ou hábito, mas principalmente por convicção
e inteligência". No mesmo sentido, Furlani (2004, p. 5) diz que "a ética procura determinar a essência da moral, e as condições objetivas
e subjetivas do ato moral, as fontes de avaliação moral, a natureza
e função dos juízos morais (...). Seu caráter científico deve aspirar à
racionalidade e objetividade, e proporcionar conhecimentos compro-
váveis". Vásquez (1998) aponta que "a ética é teórica e reflexiva, enquanto a moral é eminentemente prática". Ou seja, nessa conceituação
a moral consistiria num conjunto de regras vindas de fora, de uma
imposição externa, que não dependeria de um julgamento individual.
Haveria como que uma coerção sociocultural, que limitaria a autonomia do sujeito em benefício da coletividade, ou como manifestação
de submissão à vontade de um deus, ou deuses.

De acordo com Chauí (1994) o campo ético-moral moderno
pressupõe "uma subjetividade dotada de consciência, razão, vontade,
liberdade e responsabilidade".

Os estudos sobre o tema Ética e Moral remontam ao século
IV a.C., com Sócrates. E até os dias de hoje sofreram grandes mudanças, por tratarem de um tema polêmico e não unívoco: cada filósofo
que estudou o assunto baseou-se numa premissa específica, fundamentada na história e no momento em que viveu.

No século XVIII, Kant, autor de uma das mais influentes teorias éticas, diz que (*apud* Abbagnano, 1998, p. 384): "Por natureza
somos egoístas, ambiciosos, destrutivos, agressivos, cruéis, ávidos de
prazeres que nunca nos saciam e pelos quais matamos, mutilamos,
roubamos". É justamente por isso que precisamos do dever para nos
tornarmos seres morais.

Na contemporaneidade, Nietzsche introduziu uma nova visão, atribuindo "a origem dos valores éticos não à razão, mas à emo-

ção. Para ele, o homem forte é aquele que não reprime seus impulsos e desejos, que não se submete à moral demagógica e repressora". (Campos, 2002, p. 7).

Em 1923 Freud postulou a existência de três instâncias básicas no aparelho psíquico: id, ego e superego. Porém, como diz Campos (2002), "Freud, em momento algum, afirma dever o homem viver de acordo com suas paixões, deve apenas buscar equilibrar e conciliar o id com o superego, ou seja, o ser humano deve tentar equilibrar a paixão e a razão".

Sob a luz da psicanálise, Cohen (2008) faz uma correlação entre as instâncias psíquicas "ego" e "superego" e "ética" e "moral". O ego representa a razão ou a racionalidade, envolve pensamentos, sentimentos, conflitos, angústias, é o conjunto de processos psíquicos e mecanismos através dos quais o organismo entra em contato com a realidade objetiva. Neste sentido, o ego seria equivalente à ética. Já o superego representa as normas e valores convencionais da sociedade, ou do grupo social no qual o indivíduo foi criado e está inserido. É a instância crítica, a instância moral. O superego seria equivalente à moral. De acordo com o autor:

> O indivíduo ético é o indivíduo com o ego mais desenvolvido e estruturado. É o indivíduo que pode pensar, ver diferenças, aceitar responsabilidades. A moral é superegoica; é uma imposição do ambiente introjetada nos indivíduos — vem de fora para dentro do indivíduo. Na moral eu sou obrigado a respeitar tal comportamento e se não o fizer vou ser punido.

Segundo Chauí (2000):

> No caso específico da ética, a psicanálise mostrou que uma das fontes dos sofrimentos psíquicos, causa de doenças e de perturbações mentais e físicas, é o rigor excessivo do superego, ou seja, de uma moralidade rígida que produz um ideal do ego (valores e fins éticos) irrealizável, torturando psiquicamente aqueles que não conseguem alcançá-lo, por terem sido educados na crença de que esse

ideal seria realizável. Em suma, sem a repressão da sexualidade, não há sociedade nem ética, mas a excessiva repressão da sexualidade destruirá, primeiro, a ética e, depois a sociedade.

Com seus costumes, todos os povos, em qualquer lugar e em todos os tempos, tiveram noção de certo e errado, de bom e de ruim, de justo e injusto. Instituir regras de comportamentos e de conduta é uma prática que sempre esteve presente em todas as sociedades. Mas, como podemos ver, normas, valores e ideais variam de um povo para outro através dos tempos.

Feitas estas breves considerações, vamos partir para uma reflexão sobre a concepção de ser humano com foco nas teorias de Freud e Reich, com a intenção de aprender como a natureza humana é constituída. Isso, porque tanto Freud como Reich formularam teorias a respeito da natureza humana com referenciais da filosofia, sociologia, antropologia, neurologia, pedagogia e outras ciências contemporâneas: de um lado, Freud, com sua concepção do aparelho psíquico (id, ego e superego), teorias da sexualidade, repressão e inconsciente; de outro, Reich, com seu pioneirismo na terapia psicorporal segundo a qual o inconsciente se expressa através do corpo. Ambos são fundantes e referência na Psicologia Biodinâmica. Porém, como veremos a seguir, divergem em alguns pontos no que se refere à natureza humana.

A natureza humana

Para alguns autores, o ser humano é essencialmente "ruim", e por esta razão precisa de um código moral imposto socialmente, de um superego rígido, para que as relações humanas e a vida civilizada funcionem. Segundo outros, o ser humano é essencialmente "bom" e por este ponto de vista não precisa tanto de um superego severo, e sim de um ego livre e maduro, que, naturalmente, tem um senso ético e moral autorregulado.

Seguirei com algumas considerações sobre a teoria psicanalítica. Em 1930, em *O mal-estar na civilização*, Freud discute a luta entre as exigências da pulsão e da civilização. Para o bem da civilização, o indivíduo é oprimido em suas pulsões. Quando a cultura se torna proibitória, a sexualidade não pode ser satisfeita. Existe uma moral cultural com exigências e imposições sobre a sexualidade dos indivíduos. Segundo Rego (2005), "Freud apresenta uma visão da natureza humana que teve grande impacto, por causa da profundidade e da crueza com que retratou a humanidade".

Para Freud, os seres humanos

> (...) são criaturas entre cujos dotes instintivos deve-se levar em conta uma poderosa quota de agressividade. Em resultado disso, o seu próximo é, para eles, não apenas um ajudante potencial ou um objeto sexual, mas também alguém que os tenta a satisfazer sobre ele a sua agressividade, a explorar sua capacidade de trabalho sem compensação, utilizá-lo sexualmente sem o seu consentimento, apoderar-se de suas posses, humilhá-lo, causar-lhe sofrimento, torturá-lo e matá-lo (Freud, 1974, p. 133).

Se não houver uma restrição dessa tendência à agressividade, ela "se manifesta espontaneamente e revela o homem como uma besta selvagem, a quem a consideração para com sua própria espécie é algo estranho" (idem). Ainda de acordo com Freud:

> se puder satisfazer qualquer tipo de desejo com isso, [o homem] não se importará em escarnecer de mim, em me insultar, me caluniar e me mostrar a superioridade de seu poder; e, quanto mais seguro se sentir e mais desamparado eu for, mais, com certeza, posso esperar que se comporte dessa maneira para comigo (ibidem, p. 131). Não é fácil aos homens abandonar a satisfação dessa inclinação para a agressão. Sem ela, não se sentem confortáveis (ibidem, p. 136).
>
> Chega a hora em que cada um de nós tem de abandonar, como sendo ilusões, as esperanças que, na juventude, depositou em seus semelhantes, e aprende quanta dificuldade e sofrimento foram acrescentados à sua vida pela má vontade deles (ibidem, p. 134).

Como diz Wagner (1996, p. 110), "se num primeiro momento a cultura era a grande vilã e responsável pela propagação das enfermidades psíquicas, agora ela seria vista muito mais como o palco onde são representadas as batalhas (de scripts ancestralmente determinados) entre vida e morte". Portanto, podemos dizer que as pulsões agressivas do homem são responsáveis pela impossibilidade prática de uma sociedade justa e feliz.

Em sua trajetória de estudos sobre a natureza humana, Reich, que também se referiu à cultura e sua relação com o humano, sempre considerou o homem em relação ao seu meio exterior. Acreditava que existia um ser humano "bom" dentro de cada um de nós, e a possibilidade de uma sociedade justa e solidária; discordava de Freud no que se refere à destrutividade, que para ele não seria inerente ao ser humano, e sim consequência de uma frustração severa: "Toda educação sofre com o fato de que a adaptação social requer a repressão da sexualidade natural, e de que essa repressão torna as pessoas doentes e antissociais" (Reich, 1984, p. 186). Afirmava que o indivíduo saudável funcionaria de acordo com o núcleo biológico, numa vida pautada pela autorregulação espontânea:

> É claro que não nego a existência de emoções malévolas inconscientes no animal humano, e disse isso detalhadamente diversas vezes. Contudo, no meu modo de pensar, o homem faz parte do resto da natureza. Por isso sua maldade está situada em outro sistema funcional, que possui uma origem, uma razão para estar onde está, e uma finalidade, como todas as funções naturais (Reich, 1973, p. 24).

Ainda segundo Reich (1984, p. 138-139):

> Uma criatura viva desenvolve um impulso destrutivo quando quer destruir uma fonte de perigo. Neste caso a destruição ou morte do objeto é a meta biologicamente determinada. O motivo original não é o prazer de destruição. De fato a destruição serve o instinto de vida e é uma tentativa de evitar a angústia e de preservar o ego na sua totalidade. Destruo uma situação perigosa

porque quero viver e não quero ter nenhuma angústia. Em suma, o impulso de destruição serve a um desejo biológico primário de viver.

Conforme Rego (2005), "Reich não só acreditava que seria possível criar um ser humano melhor a partir de dadas condições sociais, como foi mais longe, afirmando que esse ser humano melhor existe em cada um de nós (...) soterrado por recalques e inibições, porém resgatável e acessível se soubermos como fazê-lo".

Em *O mal-estar na civilização*, Freud mostra o homem como um animal violento, destrutivo por natureza — uma negação básica da satisfação pulsional, especialmente no que diz respeito à sexualidade. Em contrapartida, a visão reichiana postula a existência de uma capacidade natural para o ajustamento social, destacando as qualidades que emergem das profundezas de pessoas biopáticas. Haveria no ser humano uma "honestidade natural, franqueza, objetividade, contato, humildade e amizade" (Reich, 1984, p.186).

De acordo com Wagner (1996, p. 118), "a diferença básica entre Freud e Reich é de fundo ideológico. Freud mostra-se pessimista quanto ao futuro da humanidade, pois, para ele, o homem é um animal violento por natureza. Reich acredita que o homem tenha se tornado violento ao perder o contato com sua natureza animal, mas que no futuro poderá retomar esse contato e, então, construir uma sociedade afirmativa das necessidades humanas".

Para seguir refletindo sobre nossa atuação como massagistas biodinâmicos, vamos nos basear nessa colocação reichiana. E já que estamos tratando de ética e moral, vamos tentar nos aproximar mais do indivíduo que tem um ego forte, maduro, livre, e que vai decidir em cada situação o que pode e/ ou deve fazer. O indivíduo com o potencial de atingir o cerne biológico, e que, nesses termos, chegasse ao caráter genital ou personalidade primária, talvez nem precisasse de regras, pois teria um superego internalizado, com princípios que o guiariam em direção ao que é ético e moral.

Sabemos, porém, que existem diferentes tipos de pessoas: há aquelas que têm princípios internalizados e sabem se autorregular, portanto, não precisam de regras; e outras que não os têm, e que transgridem se não houver o risco de punição. Como exemplo, podemos citar uma pesquisa que fizeram com diplomatas que infringiram leis de trânsito, por saberem que estavam isentos de multas e punições. Conforme relata Schwartsman (2012), em Nova Iorque, entre 1977 e 2002, devido a algumas excentricidades legais, o pessoal diplomático da ONU tinha imunidade contra multas por estacionamento irregular. Poucos resistiram à tentação e se mantiveram justos, e o resultado foi 246,2 violações por diplomata por ano, por exemplo, entre os representantes do Kuwait. Em contrapartida, funcionários de 21 representações como Suécia, Noruega, e Canadá não infringiram a lei, ou tiveram a decência de pagar a multa. Estes indivíduos, apesar de terem a mesma liberdade para estacionar em qualquer lugar, não abusavam, talvez porque já tivessem princípios internalizados e não precisassem de regras impostas: devem ter um ego mais desenvolvido e estruturado, e aceitam as regras e responsabilidades.

A impunidade é um poderoso motor para a quebra de regras, mas nem todos seguem esse padrão. Logicamente, a cultura também parece influir nesses resultados. O ser humano que tem princípios internalizados não precisa tanto de regras externas. Conforme diz Thomas Zsasz (1969, p. 25): "Em geral, quanto mais controle o homem adquire sobre suas condições internas e externas, tanto mais livre se torna. Enquanto que o fracasso na aquisição de tal controle, ou a perda do mesmo, o escraviza".

Subsídios para o ego: ética

Não pretendo aqui criar um código de ética, com regras a serem seguidas, nem tampouco responder todas as perguntas formuladas, mas vou tentar articular algumas ideias, com a possibilidade de refletir sobre nossas responsabilidades e nosso dever de promover dignidade, igualdade, integridade e bem-estar ao nosso paciente.

Várias questões se colocam na busca do entendimento do que seria adequado e correto numa sessão de massagem biodinâmica. Como pode o massagista aprimorar seu ego para ter uma boa conduta? Que princípios poderiam nortear um ego maduro em suas es-colhas éticas? Qual é o papel do analista biodinâmico numa sessão de massagem? Qual é sua responsabilidade? Que cuidados deve ter? Que técnica aplicar e em que momento? Como lidar com o contato e a exposição corporal? Como lidar com o erotismo? Como lidar com o material recalcado que surgir? Como lidar com uma catarse? Como lidar com a transferência e com a contratransferência? Como lidar com as resistências?

São perguntas que remetem a preceitos teóricos e considera-ções técnicas, e que envolvem também questões éticas. Normalmente, são vistas no âmbito da teoria e da técnica, mas é importante ressaltar que nas decisões referentes ao manejo da clínica há uma dimensão ética a ser considerada. A ética trata de princípios, e não de manda-mentos. É um eterno pensar, refletir e construir. Tais questões não serão explicitadas num contrato apenas de massagem. Entretanto, é importante que o terapeuta delas esteja ciente, para poder lidar me-lhor com elas, recebê-las e aceitá-las.

Como vimos até aqui, um ego saudável precisa de instru-mentos (conhecimento, sabedoria, reflexão) para ele mesmo deli-berar, e não de imposições externas arbitrárias. Podemos pensar no que de melhor tem o ser humano dentro de si e a tentativa de trazê--lo à tona.

Os instrumentos do analista são formados por elementos dele próprio, tais como; "honestidade, autenticidade, contato pes-soal com o inconsciente e o racional, com sua própria alma, seu pró-prio ser" (Guggenbühl, 2004, p. 32). Quanto mais o analista estiver trabalhado e em contato consigo mesmo, melhor será a relação com seu paciente. "Membros das profissões de ajuda podem também causar enormes danos, devido a seu próprio desejo de ajudar (...). Talvez os critérios que melhor indiquem o sucesso da psicoterapia sejam o grau de proximidade ou distância com relação ao 'si mes-mo' ou ao 'sentido da vida', ou o tipo de contato estabelecido com o inconsciente" (idem, p. 9).

Frequentemente, nos deparamos na clínica com questões relativas ao "poder" do analista, e numa sessão de massagem não é diferente: o paciente que chega com uma queixa, e acredita que seu terapeuta, muitas vezes idealizado, irá libertá-lo de todos os seus problemas, o que pode provocar no analista a fantasia de possuir capacidades sobre-humanas. As fantasias têm "poderoso efeito sobre o terapeuta, em cujo inconsciente começa a constelar-se a figura de mágico ou salvador. O terapeuta começa a pensar que é de fato alguém com poderes sobrenaturais, capaz de fazer maravilhas com sua magia" (ibidem, p. 42). Alguns perigos podem surgir na atuação do massagista e também na atuação de diferentes profissionais de ajuda. "É essencial que o terapeuta não se sirva de sua irracionalidade para expressar sua ambição, seu desejo de poder ou sua agressividade" (Boyesen, 1998, p. 141).

Muitas vezes o profissional procura impor aquilo que considera correto para si próprio, sem considerar o ritmo, limite ou resistência do paciente. "Nossos valores atuais não são únicos nem definitivos. Talvez daqui a duzentos anos eles sejam vistos como primitivos e ridículos. (...) A consciência do caráter questionável de nosso sistema de valores deveria nos tornar mais cautelosos quando tentamos impingi-lo a outros" (Guggenbühl, 2004, p. 17). Além disso, devemos tratar o paciente como uma unidade, integrando o soma e a psique e sua interação com o meio familiar, a sociedade e a cultura.

Os valores, a moral e a ética variam de cultura para cultura e de tempos em tempos. Safra (2005) diz: "O psicólogo deve estar aberto à compreensão do sofrimento humano. Este sofrimento está de alguma forma relacionado à história e biografia de seu paciente, portanto devemos estar atentos para a compreensão dos fenômenos decorrentes do psiquismo humano, e também ao contexto sociocultural e às condições de vida em que as pessoas estão inseridas".

A massagem implica em toque e contato corporal, e deve-se lembrar que o corpo é o portador material da vida emocional do indivíduo. Quando o paciente procura a massagem, geralmente vem com uma queixa física (sintoma). Um sintoma é uma manifestação do corpo que pode ser a expressão de algum conflito inconsciente, algo incômodo cuja origem se desconhece. Ele pode vir diretamente, através de um choro ou de alguma outra descarga emocional, ou, ainda, através de uma resistência (sinal de que se defende da conscientização).

Conforme Wagner (2003, p. 160), "uma resistência assinala um limite e, como tal, tem suas razões de ser". Não cabe ao analista enfrentá-la ou lutar contra ela, mas aceitá-la e trabalhá-la. Boyesen (1983) diz: "A resistência protetora faz parte da manutenção da integridade de si mesmo (self). Portanto, é vital que o terapeuta não instigue, apresse ou arranque as emoções que envolvem a resistência protetora do self". Numa sessão de massagem, diferentemente do trabalho em análise, estas questões são levadas em conta, porém não são analisadas.

A Fundação Internacional de Psicologia Biodinâmica definiu alguns princípios éticos da seguinte forma:

> Quanto mais espontânea sua autorregulação, melhor você poderá ajudar outra pessoa. (...) Devemos adequar a técnica ao paciente e não vice-versa. (...) Seguir o princípio do prazer: se você se sente bem trabalhando em alguém, então você (provavelmente) trabalhará bem. (...) Faça amizade com a resistência. (...) Como alguém que ajuda, preste atenção à resistência no seu cliente, respeite suas manifestações contra a entrega. Saiba que se você tiver um procedimento gentil, a resistência poderá se dissolver sob suas mãos; se você penetrar estupidamente, ela apenas aumentará. (...) Seu trabalho se baseia em quem você é (Cadernos de Psicologia Biodinâmica 1, 1983, p. 115).

Gerda Boyesen refere-se ao indivíduo totalmente desenvolvido como a "personalidade ética" (ou caráter genital, para Reich). Conforme Southwell (1986, p. 13), "a personalidade ética está em contato com a força vital dentro dela; em vez de se restringir pelas imposições da vontade socializante, vive em harmonia natural com os valores universais".

Normas para o superego: a contribuição dos códigos morais

Como são estabelecidos os códigos morais?[10] Como criar re-

---

10 Note-se que o conjunto de preceitos que deve reger uma determinada profissão

gras de conduta (ética e moral) para uma boa prática de massagem? Onde e em que contexto elas se inserem?

A principal missão de um código moral "não é de normatizar a natureza técnica do trabalho, e, sim, a de assegurar, dentro de valores relevantes para a sociedade e para as práticas desenvolvidas, um padrão de conduta que fortaleça o reconhecimento social daquela categoria" (Código de Ética Profissional do Psicólogo, 2005).

"Códigos de Ética expressam sempre uma concepção de homem e de sociedade que determina a direção das relações entre os indivíduos. Traduzem-se em princípios e normas que devem se pautar pelo respeito ao sujeito humano e seus direitos fundamentais. (...) Um código de ética não pode ser visto como um conjunto fixo de normas e imutável no tempo. As sociedades mudam, as profissões transformam-se e isso exige, também, uma reflexão contínua sobre o próprio código de ética que nos orienta" (idem).

Volto a ressaltar que algumas dessas considerações se misturam com o manejo da técnica, envolvendo também a teoria, mas as considero importantes para o olhar e reflexão do massagista. O trabalho a ser realizado em torno das questões morais relevantes para a prática da massagem deve organizar-se de forma a possibilitar que o massagista seja capaz de:

1 - Respeitar o paciente: seu ritmo, seu momento, sua singularidade, o contexto em que vive, suas características físicas, pessoais, culturais, religiosas e políticas.

2 - Estabelecer contratos os mais claros possíveis com seus pacientes quanto à frequência, pagamento, métodos, nível de intervenções e metas específicas.

3 - Esforçar-se "para estar energética, emocional e cognitivamente presente, centrado e vinculado na relação terapêutica. Ele respeita os limites e processos internos do cliente. Não permite que sua própria necessidade de gratificação torne-se

---

geralmente é chamado de "código de ética". Na terminologia aqui utilizada, ética refere-se a normas internalizadas, características de um ego maduro, reservando-se o termo "moral" para designar as regras impostas de fora com a função de superego, como é o caso dos códigos citados acima.

dominante na relação" (Associação Europeia de Psicoterapia Corporal).

4 - Não fazer julgamentos e não ter expectativas de qualquer ordem com relação a seus pacientes.

5 - Manter confidenciais todas as informações sobre o paciente.

6 - Fazer amizade com a resistência: quando o paciente apresentar qualquer tipo de resistência, esta deve ser vista pelo terapeuta com muito cuidado e respeito. "Ele não deve em caso algum tentar forçar a resistência; é conveniente, ao contrário, seduzi-la, respeitando-a" (Boyesen, 1986, p. 105).

7 - Escolher a manobra adequada para cada paciente, respeitando as diferentes necessidades, valorizando o estímulo interno e os gestos espontâneos.

8 - Ser claro com o paciente em relação aos alcances e limitações da técnica.

9 - Cuidar do *setting* terapêutico: um lugar tranquilo, seguro, confortável e que preserve o sigilo e a intimidade.

10 - Respeitar a especificidade do contrato de massagem, não entrando em áreas inerentes a outros profissionais da área médica e psicológica.

11 - Cuidar para que a sexualidade entre paciente e massagista não seja em hipótese alguma concretizada. "O psicoterapeuta corporal está centrado, vinculado à sua própria sexualidade e a utiliza para ajudar o cliente no seu crescimento psicossexual. Ele não usa sentimentos sexuais para ganhar poder pessoal e se gratificar" (Associação Europeia de Psicoterapia Corporal).

Encerro este item com uma citação de Chauí, (2000, p. 2): "Nossa psique é um campo de batalha inconsciente entre desejos e censuras (...). O id desconhece fronteiras; o superego só conhece barreiras. (...) A batalha interior só pode ser decidida em nosso proveito por uma terceira instância: a consciência".

Comentários finais

Questões éticas e morais nos aparecem a todo momento. A principal regra seria não fazer ao outro o que não gostaria que fizessem a você. "Os fundamentos da ética estão nos aspectos essenciais da natureza do ser humano, conhecidos e vivenciados pela consciência, a fim de se construir a dignidade de cada pessoa na comunidade e pela comunidade" (Camargo, 2003, p. 108).

Vimos aqui a importância do trabalho pessoal do terapeuta em sua formação profissional. Ele só poderá ajudar seu paciente na flexibilização das couraças, na melhora da circulação das correntes de energia, e, por consequência no amadurecimento e na transformação do caráter, se tiver vivenciado o seu próprio processo. Só poderá promover a autorregulação[11] em seu paciente se estiver em contato com sua própria autorregulação.

A busca de nossa própria felicidade e a do outro nos faz percorrer um caminho que passa pela razão, pelo autocontrole, pelo discernimento, pela ação elevada, pela justiça, pelo sentimento, pela amizade e pelo amor.

O ser humano deve ter consciência de seus atos e responsabilizar-se por eles, buscando a excelência ética que leva as pessoas a apreciarem o que é certo e evitarem o que é errado. O ideal seria agirmos com princípios éticos, por amor ao bem e por conhecimento dele, e não por medo de punição em caso de transgressão das regras.

Para nortear nossas ações na sociedade e no exercício da nossa profissão, precisamos ter critérios e valores, e estabelecer relações hierárquicas entre eles. As regras devem representar um bem moral. "Somos eticamente livres e responsáveis não porque possamos fazer tudo quanto queiramos, nem porque queiramos tudo quanto possamos fazer, mas porque aprendemos a discriminar as fronteiras entre o permitido e o proibido, tendo como critério ideal a ausência da violência interna e externa" (Chauí, 2000, p. 3).

---

11 O conceito de autorregulação, fundamental nesta abordagem, é a capacidade que todo organismo tem, originalmente, de recuperar um estado de equilíbrio após cada situação de estresse a que for submetido, assimilando o útil e eliminando o tóxico ou inútil, completando assim o ciclo vasomotor da emoção.

Referências bibliográficas

ABBAGNANO, N. *Dicionário de filosofia*. São Paulo: Mestre Jou, 1998.

BOYESEN, Ebah. A essência da terapia. In: *Cadernos de psicologia Biodinâmica 2*. São Paulo: Summus, 1983.

BOYESEN, Gerda. *Entre psiquê e soma: introdução à Psicologia Biodinâmica*. São Paulo: Summus, 1986.

BOYESEN, Gerda; REICH, Eva; e outros. *Cadernos de Psicologia Biodinâmica 1*. São Paulo: Summus, 1983.

CAMARGO, Marculino. *Fundamentos de ética geral e profissional*. 4. ed. Petrópolis: Vozes, 2003.

CAMPOS, M.; GREIK, M.; DO VALE, T. *História da Ética*. CienteFico. Ano II, V. I, Salvador, agosto-dezembro 2002. Disponível em: http://www.ricardoalmeida.adm.br/Historia_da_Etica.pdf, acesso em 09/06/2012.

CHAUÍ, Marilena. *Convite à filosofia, Ética e Psicanálise*. São Paulo: Ática, 2000.

_____. Ética e Moral. 46ª Reunião da SBPC - Vitória/ ES. Tema: "A ética e a consolidação da democracia", 17 a 22 de julho de 1994.

COHEN, Cláudio. *A Ética nos Relacionamentos*. Café filosófico. Gravado em 17/03/2006, disponível em: http://www.cpflcultura.com.br/wp/2008/12/30/a-etica-nos-relacionamentos/, acesso em 09/06/2012.

FERRY, Luc. *Aprender a viver: filosofia para os novos tempos*. Rio de Janeiro: Objetiva, 2006.

FREUD, Sigmund. (1923) *O Ego e o Id*. Edição Standard Brasileira das Obras Psicológicas Completas de Sigmund Freud, Vol XIX. Rio de Janeiro: Imago, 1976.

_____. (1930) *O Mal-Estar na Civilização*. Edição Standard Brasileira das Obras Psicológicas Completas de Sigmund Freud, vol. XXI. Rio de Janeiro: Imago, 1974.

FURLANI, Fernando Costa. *Resumo do livro "Ética" de Adolfo Sánchez Vásquez*. Trabalho de graduação apresentado à Faculdade de Direito da Universidade Presbiteriana Mackenzie, como exigência parcial para satisfazer os requisitos da disciplina Ética e cidadania aplicada ao direito II, São Paulo, turma: 2º t, 2004. Disponível em: http://www.furlanitraducoes.com.br/material/etica%20cidadania/etica%20a%20nicomaco%20-%20resumo%20do%20livro_aristoteles%20-%20outubro%202003.pdf, acesso em: 09/06/2012.

GAMBINI, Roberto. Prefácio à edição brasileira. In: GUGGENBÜHL-CRAIG, Adolf. *O abuso do poder na psicoterapia*. São Paulo: Paulus, 2004.

GUGGENBÜHL-CRAIG, Adolf. *O Abuso do Poder na Psicoterapia*. São Paulo: Paulus, 2004.

HOUAISS, A. *Dicionário Houaiss da Língua Portuguesa*. 1, Ed. Rio de Janeiro: Objetiva, 2001.

KEHL, Maria Rita. *Sobre ética e psicanálise*. São Paulo: Companhia das Letras, 2002.

MOTTA, Nair de Souza. Ética e Vida Profissional. Rio de Janeiro: Âmbito Cultural, 1984.

NOVAES, Adauto. Ética, Coletâneas 1. São Paulo: Companhia das Letras/ Secretaria Municipal de Cultura, 1992.

REGO, Ricardo A. *Psicanálise e biologia: uma discussão da pulsão de morte em Freud e Reich*. Tese de doutorado. São Paulo: Instituto de Psicologia da USP, 2005.

REICH, Wilhelm (1942). *A Função do Orgasmo*. 10. ed. São Paulo: Brasiliense, 1984.

SANTOS, L. M. *Tópicos da Teoria Psicanalítica Freudiana.* Disponível em: http://www.cefetsp.br/edu/eso/filosofia/topicosfreud. html Acesso em 19 de maio de 2012.

SCHWARTSMAN, Hélio. O anel de Giges. In: *Folha de São Paulo*, 08 de junho de 2012.

VÁSQUEZ, Adolfo Sánches. Ética. 18. ed. Rio de Janeiro: Civilização Brasileira, 1996.

WAGNER, Cláudio Mello. *A transferência na clínica reichiana*. São Paulo: Casa do Psicólogo, 2003.

_____. *Freud e Reich, continuidade ou ruptura?* São Paulo: Summus, 1996.

ZSASZ, Thomas. *Ideologia e doença mental. Ensaio sobre a desumanização psiquiátrica do homem.* Rio de Janeiro: Jorge Zahar, 1969.

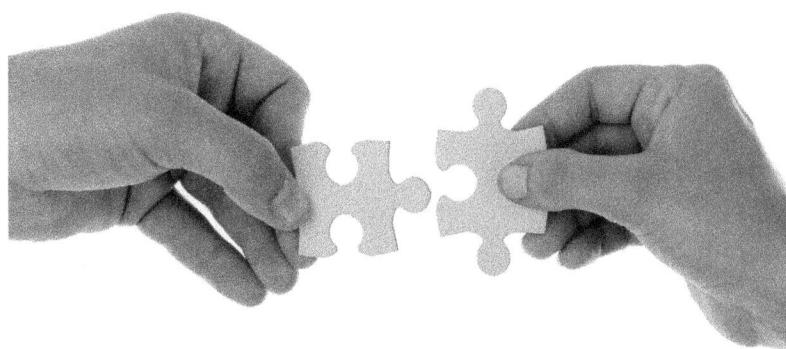

PARTE 3
CONEXÕES CLÍNICAS

Massagem na gravidez: gestando mães

Eliana Pommé

Os delicados inícios da vida são de grande importância, são o fundamento do nosso bem estar da alma e do corpo. Gostaria de pedir-lhes o apoio a esses esforços. Precisamos de paz na terra, paz que começa no ventre da mãe.

Eva Reich

Do que as grávidas realmente precisam

Nas aldeias camponesas da Jamaica, o parto é realizado pelas *nanas*, parteiras não especializadas, mulheres da comunidade. Seu trabalho se insere em um sistema de medicina popular que adota como princípios desbloquear o corpo da doença e remover os obstáculos que impedem o fluxo do líquido no corpo, assim como manter o equilíbrio entre o quente e o frio.

É importante lembrar que encontramos inúmeras semelhanças entre a prática das *nanas* e o tratamento biodinâmico. Em seu estudo antropológico sobre a maternidade, Kitzinger (1978, p. 103) descreve algumas delas: oferecem uma assistência especial à mulher durante toda a gestação, orientam a dieta alimentar, receitam chás, fazem massagens, desenvolvendo com ela um vínculo afetivo especial. Durante todo o trabalho de parto são utilizadas toalhas quentes, chás e massagens. Após o nascimento, e durante alguns dias, a *nana* cuida da mãe, do bebê e dos outros filhos, cozinha e lava.

As sociedades pré-tecnológicas têm uma sabedoria inata, adquirida talvez no contato com a natureza, ou porque mantêm competências intuitivas que todos nós já tivemos um dia, em nossa infância. A assistência que as *nanas* dão à mulher que gera um bebê na Jamaica é um belo exemplo de cuidados em saúde pré-natal: pressupõe a presença de um profissional com capacidade para ser *maternal,* que oferece o *holding* necessário para que a mulher enfrente esse momento de fortes transformações da forma mais saudável possível.

Uma das funções mais importantes da mãe nos primeiros meses de vida do bebê é oferecer-lhe *holding,* termo descrito por Winnicott como "toda ação que pode criar um ambiente acolhedor", a forma total do relacionamento mãe-bebê que torna possível ao bebê sentir-se compreendido em suas necessidades específicas, e atendido, tanto no sentido físico quanto psicológico, de acordo com as mudanças que acompanham seu crescimento. Protegê-lo das agressões, levar em conta a sensibilidade da pele, dar-lhe colo quando necessário e desempenhar a rotina de cuidados adequada fazem parte do *holding* que possibilita ao bebê a experiência de confiabilidade. Para que os recém-nascidos tenham um desenvolvimento saudável e possam amadurecer ganhando independência gradativamente, as experiências do princípio da vida devem acontecer num ambiente propiciador, e a empatia que a mãe sente por seu bebê é essencial para que ela possa desenvolver esta função. "O *holding* tem muita relação com a capacidade da mãe se identificar com seu bebê" (Winnicott, 2001, p. 26-27).

No ciclo grávido-puerperal, a mulher é uma *mãe recém-nascida* que precisa dos mesmos cuidados que dedicamos ao bebê. Uma grávida passa por momentos de vida verdadeiramente especiais, uma série de mudanças fisiológicas, alterações metabólicas, alternância de humores e uma enxurrada de sentimentos intensos. Emocionalmente frágil, tem as bordas do inconsciente tênues, em contato com vivências primitivas; sensível, emotiva e infantilizada, suas emoções estão à flor da pele, regredindo a estágios anteriores do desenvolvimento. Seu corpo, banhado por hormônios, se transforma, não é mais reconhecido como seu. As vísceras funcionam mais lentamente, a respiração não é mais a mesma. Desloca-se desajeitadamente no espaço. Tudo está muito diferente, e poucas vezes em sua história ela se sentiu assim (talvez isso tenha acontecido quando ela mesma nasceu, ou na adolescência). Corpo e alma se preparam para receber um bebê, mas para isso ela precisa se render a um novo ritmo.

As sensações originadas na memória corporal primitiva denunciam o bebê que ela foi, e agora grita, pedindo para ser ouvido e cuidado. Em seu livro *Mulheres que correm com os lobos*, Clarissa Estés compara a mulher nesses momentos especiais a uma esponja cheia d'água: em qualquer lugar que seja pressionada, torcida ou tocada suavemente, pode jorrar dali uma recordação. Por isso a gravidez é uma situação de crise, que tanto pode ser um perigo, como uma oportunidade de crescimento.

Quando os movimentos fetais são percebidos, é possível que surjam sentimentos ambivalentes. Por um lado, o bebê se torna concreto, mais real; por outro, pode gerar muito medo da ligação, dependendo da história de vida pessoal dessa mulher. As grandes e rápidas alterações do esquema corporal geram uma crise de identidade, pois ela não mais se reconhece. A autoimagem se distancia da identidade corporal, e alguns fantasmas, como o medo da morte e da irreversibilidade, são comuns nessa fase.

Elsworth Baker (1980), médico orgonomista e membro da equipe de pesquisas do Centro Orgonômico para a Pesquisa sobre a Infância (OIRC), sob a supervisão de Wilhelm Reich, desenvolveu durante doze anos um projeto com gestantes, parturientes e puérperas. Pesquisou intervenções durante a gravidez que facilitavam o desenvolvimento natural do processo de trabalho de parto, e propôs uma série de intervenções no corpo, usando relaxamento e massagem em um *setting* de acolhimento. Concluiu que trabalhando nas couraças musculares durante a gestação, e acolhendo as gestantes em sua angústia, o parto poderia ser menos estressante, tanto para a mãe quanto para o bebê.

A dinâmica do trabalho de parto está sob influência dos sistemas nervosos simpático e parassimpático, que atuam em conjunto sob as três camadas de músculos do útero. A massagem durante a gestação prepara a mulher para conhecer melhor seu corpo e a ajuda a encontrar recursos para lidar com a tensão durante o trabalho de parto:

A mãe que está relaxada e não sofre tensão, consciente ou inconsciente, estará sob influência predominante do sistema parassimpático (...). Essas contrações não devem ser dolorosas, exceto talvez por volta da última meia hora (...). Por outro lado, a mãe que está tensa, estressada ou com medo de sentir dor, será governada pelo sistema nervoso simpático, que é dominante em situações de tensão e ansiedade (Boadella, 1992, p. 44-45).

A intervenção no ciclo grávido-puerperal deve ter como pano de fundo a "maternagem", termo cunhado por Winnicott especificamente como "uma forma específica de atuação preventiva em saúde, quando nos defrontamos com situações em que haja manifestações da presença regredida ou fragilizada das relações estabelecidas entre o indivíduo com ele próprio ou dos indivíduos com o coletivo" (Duvidovich e Winter, 2004, p. 35). O terapeuta procura se aproximar, estreitando o vínculo, e realiza uma espécie de "empréstimo de recursos afetivos", aplacando a angústia que a situação regredida pode gerar.

Massagem e vínculo mãe-bebê: promoção de saúde, prevenção de neurose

O primeiro ato educativo da história de uma pessoa acontece no princípio da vida, na relação mãe-bebê. "Se as crianças do futuro nascerem e crescerem em ambientes acolhedores terão mais possibilidades de amadurecer e tornarem-se adultos autorregulados, provavelmente mais felizes" (Reich, 1983).

A forma como nascemos e somos recebidos no mundo influencia a direção que nossa história pessoal pode tomar. A qualidade do vínculo mãe-filho imprime marcas no desenvolvimento da personalidade de uma pessoa, e também nas relações que ela estabelece em seu cotidiano e com o mundo. O vínculo mãe-bebê é o resultado de várias facetas que interagem: a predisposição biológica, fatores hereditários e instintivos (tanto da mãe quanto do bebê), os recursos psíquicos da mãe, a representação do bebê em seu psiquismo, a cultura, as necessidades sociais, históricas e econômicas e o ambiente familiar (ver Figura 1).

Observando comportamentos nos primeiros contatos mãe--bebê numa maternidade pública, Eliana Pommé concluiu que "há uma relação entre o *holding* que a mãe recebe durante a gestação, assim como a perspectiva de obtê-lo no pós-parto, com o *holding* que ela pode oferecer ao seu bebê no momento do primeiro encontro após o parto (Pommé, 2008, p. 83).

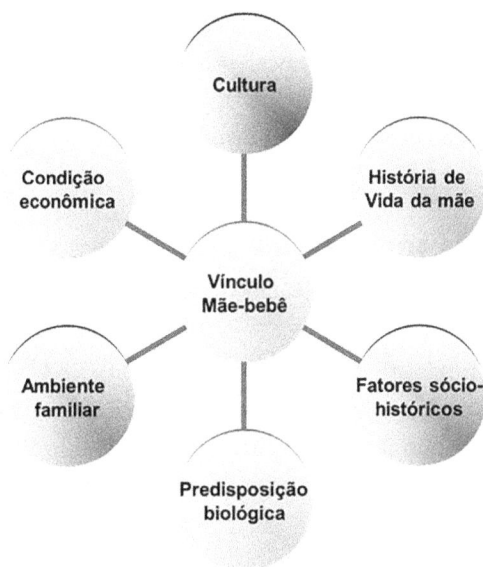

Figura 1 - Fatores que interferem na formação do vínculo mãe-bebê

A massagem biodinâmica alivia as tensões físicas causadas pelas alterações de postura e pelas mudanças internas na posição dos órgãos no decorrer da gestação, trabalhando couraças musculares, viscerais e de tecido, tanto as crônicas como as temporárias. Mas sua função mais importante é oferecer o *holding* necessário para que a mulher possa reeditar seu vínculo primitivo com sua própria mãe (ambiente familiar e história de vida, ver Figura 1), abrindo caminho para o parto e para a maternagem. O *setting* de acolhimento, o toque com respeito às resistências e o derretimento das couraças dão à mulher a oportunidade de reviver uma boa experiência de ligação primitiva ou de curar feridas, amenizando marcas deixadas por um vínculo negativo.

Durante a gravidez, a natureza oferece à mulher a chance de revisitar o bebê que ela foi, e não é sem razão: não levamos ninguém aonde nunca fomos. Para as mulheres que, quando bebês, tiveram uma maternagem ruim, vivenciar um colo seguro com o terapeuta através da massagem é uma importante ferramenta para que venham a ter melhores condições de se colocar diante do filho como um ambiente seguro. Além disso, os cuidados que a mãe recebe durante a gestação têm a função de oferecer o continente necessário para que possa ir desenvolvendo o vínculo materno-filial, fundamental para favorecer a ligação com o bebê após o nascimento.

Massageando grávidas: indicações, contraindicações e recomendações

Criar um espaço acolhedor para a expressão das emoções, ajudar a lidar com as transformações decorrentes da gravidez, permitir que a mulher aprenda a identificar as expressões do seu corpo e a lidar com elas, podendo viver uma gestação mais tranquila e uma relação mais saudável com seu bebê: são estes os objetivos que norteiam o trabalho durante a gestação.

É nesse cenário que iremos lançar mão das técnicas de massagem, que, na maioria dos casos, deverá ser harmonizadora. Muito raramente precisaremos usar massagens mobilizadoras, pois não é comum encontrarmos uma mulher que não tenha suas defesas fragilizadas nesse período de sua vida: os conteúdos inconscientes brotam sem que seja necessário instigá-los.

O papel do terapeuta é acolher os sentimentos ambivalentes quando eles emergem. A conversa vai acontecer através da linguagem corporal, sendo a massagem o recurso que irá mediar esse delicado diálogo. A intenção, importante aspecto da massagem biodinâmica, deve transmitir cuidado materno, acolhimento, colo e *holding*. Durante a gestação, a massagem é um recurso importante na prevenção da depressão puerperal.

As técnicas mais indicadas são a bioliberação, a calatonia, o biocampo sutil, contorno, distribuição, extremidades, massagem hipotônica, massagem sentada, orgonômica, toque básico (ritmo lento), Shantala para adultos, periósteo, peristáltica e polaridade, sendo a Shantala para adultos uma das massagens mais usadas no período gestacional, pois traz grande bem-estar; o toque firme e ritmado é muito agradável, oferecendo uma vivência importante de segurança e continência. A vivência dessa técnica, originalmente destinada a crianças, proporciona à mãe um aprendizado profundo, pois sentindo-a na pele ela adquire segurança para que, futuramente, possa massagear seu bebê. Só quem recebe cuidados pode cuidar, ou melhor, só podemos dar aquilo que temos.

Manobras básicas, como amassamentos e deslizamentos, podem ser aplicadas para o alívio de dores e tensões, comuns na gestação, entre elas as dores na região lombar, a inflamação do nervo ciático, problemas na circulação de retorno do sangue nas pernas, dores nos pés (especialmente no calcanhar), dores no pescoço e na nuca.

Algumas massagens são contraindicadas para grávidas, como a massagem em pé, nos músculos respiratórios e de resistência (lifting), pois podem trazer mobilizações desnecessárias. Em uma gestante cronicamente encouraçada, porém, as massagens mobilizadoras podem ser ferramentas importantes para o trabalho psicoterápico. A massagem colônica nunca deve ser usada em gestantes, pois inclui toques intensos no abdômen, que é a morada do bebê. Além do mais, ela não cumpre sua função, que é abrir a peristalse, pois os intestinos se deslocam para trás do útero ao longo dos meses da gestação.

Recomendações importantes

1 - Até o terceiro e no último mês de gestação, pode ser que o terapeuta tenha que interromper a massagem para que a paciente vá ao banheiro, pois a pressão na bexiga aumenta a

frequência da necessidade de urinar. Além disso, a massagem pode provocar uma drenagem linfática, levando à eliminação de líquidos.

2 - A partir dos seis ou sete meses de gestação, torna-se difícil deitar a gestante em decúbito ventral em função do volume da barriga, portanto a massagem nas costas e região posterior do corpo deve ser feita com a mulher deitada de lado, com travesseiros de apoio na cabeça e na perna, que não encosta na superfície da maca. No entanto, algumas gestantes conseguem se deitar de barriga para baixo sem que tenham qualquer incomodo. O terapeuta deve sempre deixar que ela escolha a posição mais confortável, ensinando-a a respeitar suas sensações, pois é muito comum a paciente se guiar por palpites alheios e informações transmitidas pela mídia. O bebê se sentirá bem se a mãe assim se sentir. Não há regras para sensações corporais, que são únicas, e a sessão de massagem pode ser uma oportunidade para que a paciente exercite a confiança nos sinais que seu corpo dá.

3 - Nos últimos meses, a maioria das gestantes não consegue ficar muito tempo deitada em decúbito dorsal, pois a pressão sobre o pulmão provoca falta de ar. Caso seja preciso trabalhar nessa posição, é recomendável colocar um travesseiro grande que erga as costas, para que ela fique mais inclinada e se sinta mais confortável.

4 - Até o terceiro mês de gestação existe o risco de aborto espontâneo, e a fantasia de que a massagem pode tê-lo provocado é uma projeção comum. Por isso, procure massagear só depois do terceiro mês, a não ser que o obstetra autorize.

5. Mulheres com histórico de parto prematuro, mais de dois abortos espontâneos recentes ou com circlagem são casos que merecem cautela. Deve-se evitar massagens de escoamento da energia, dando preferência a técnicas de contenção e relaxamento.

6 - Há um ponto nas pernas, localizado três dedos acima do maléolo (osso protuberante na parte interna do tornozelo), que na medicina chinesa é denominado "ponto do bebê feliz". Ele não

deve ser massageado com intensidade, pois tem propriedades abortivas até o quarto mês de gestação. Quando o nascimento está passando da data limite, é utilizado para precipitar o trabalho de parto e, durante o mesmo, para alívio da dor. Nesses casos, deve ser tocado com a polpa do polegar, com pressão firme e constante.

7 - Todas as massagens recomendadas na gestação podem ser aplicadas durante o puerpério, sendo importantes dispositivos de prevenção da depressão puerperal. A massagem de contorno e a polaridade são técnicas bastante importantes na reconstrução da identidade, assim como no restabelecimento do equilíbrio da circulação energética.

8 - Quando a gestação se aproxima da vigésima semana, os intestinos se acomodam atrás do feto e ao lado do abdômen; portanto, para que se possa ouvir a peristalse, o estetoscópio deve ser colocado nas costas.

Referências bibliográficas

BACKER, E. F. *O Labirinto humano: causas do bloqueio da energia sexual*. São Paulo: Summus, 1980.

BOADELLA, David. *Correntes da vida: uma introdução à biossíntese*. São Paulo: Summus, 1992.

DUVIDOVICH, E.; WINTER, T. R. (Org.). *Maternagem: Uma Intervenção Preventiva em Saúde - Abordagem Psicossomática*. São Paulo: Casa do Psicólogo, 2004.

ESTÉS, C. P. *Mulheres que correm com os lobos*. Rio de Janeiro: Rocco, 1999.

KITZINGER, S. *Mães, um estudo antropológico da maternidade*. São Paulo: Martins Fontes, 1996.

MALDONADO, M. T. *Psicologia da gravidez, parto e puerpério*. São Paulo: Vozes, 1982.

POMMÉ, Eliana Lemos. *O vínculo mãe-bebê: primeiros contatos e a importância do holding.* Dissertação de Mestrado. São Paulo: PUC-SP, 2008.

REICH, Eva. Prevenção da neurose: autorregulação, a partir do nascimento. *Cadernos de Psicologia Biodinâmica 1.* São Paulo: Summus, 1983, p. 26-65.

REICH, Eva; ZORNANSKY, E. *Energia vital pela bioenergética suave.* São Paulo: Summus, 1998.

REICH, Wilhelm. *Crianças do futuro* (1950). Curitiba: Centro Reichiano de Psicoterapia Corporal, s.d.

SOIFER, R. *Psicologia da gravidez, parto e puerpério.* Porto Alegre: Artes Médicas, 1980.

WIINNICOTT, D.W. *Os bebês e suas mães.* São Paulo: Martins Fontes, 1988.

_____. *A Família e o desenvolvimento individual.* São Paulo: Martins Fontes, 2001.

Por que massagear bebês?

Dulce C. Amabis

> *Deixem as mães terem prazer e alegria com seus filhos e o*
> *contato se dará espontaneamente.*
>
> William Reich

> *Alimentar uma criança com toques, suprir sua pele e suas costas,*
> *é tão importante quanto encher seu estômago.*
>
> Frederick Leboyer

Os bebês humanos nascem muito dependentes, necessitando dos cuidados maternos por um longo tempo. Duas características do ser humano estão relacionadas a isso. Uma foi o processo de aquisição da postura ereta pelos primatas ancestrais de nossa espécie, durante o qual houve o espessamento dos ossos da bacia, levando ao estreitamento do canal do parto. Outra foi o aumento do cérebro, e portanto da cabeça, relacionado ao crescimento da capacidade cognitiva da linhagem humana, que levou a inúmeras aquisições sofisticadas. Estes eventos trouxeram problemas para o parto, na medida em que uma cabeça maior deveria passar por um canal de parto menor. O caminho trilhado pelo processo da evolução biológica da espécie humana que solucionou esse dilema levou à antecipação do parto e, portanto, ao nascimento de bebês mais imaturos em relação aos demais primatas.

Essa imaturidade dos bebês humanos ao nascer implica numa maior estranheza ao novo ambiente. Não são mais embalados pelos movimentos naturais do corpo da mãe, não ouvem mais seus barulhos, nem são mais abraçados pelo útero. Existem muitas novidades: respirar, lidar com a força da gravidade, fome, calor, frio. Tudo lhes era oferecido sem passar pela sensação de falta. Passam a sentir, com frequência, a sensação de invasão: os cheiros, os sons, a luz. Tudo é intensamente sentido. Durante os primeiros meses, ao acordarem irão estranhar esse mundo do avesso. Outros mamíferos adaptam-se ao novo ambiente muito mais rapidamente, pois nascem muito mais amadurecidos.

Os bebês precisam do calor, do cheiro, da voz e do olhar da mãe ou de uma figura materna. Segundo o psicanalista D. W. Winnicott, o olhar da mãe é um aspecto essencial da comunicação silenciosa com seu bebê. Quando o bebê olha o rosto da mãe ele vê ele mesmo. O que transparece no olhar da mãe é a própria visão do bebê e a satisfação que está ali contida. "Ser visto pelo olhar da mãe é uma das bases do sentimento de existir: quando olho sou visto; logo existo" (Winnicott, 1975, p. 157). Precisam de muita delicadeza, carinho e devoção para atravessar com êxito as vicissitudes dos primeiros meses de vida. O bebê, ao nascer, não sabe que as sensações como fome, frio, calor ou qualquer desconforto vem do seu corpo. O alojamento da psique no corpo ou personalização é um processo que depende do manejo da mãe. Esse manejo implica que o bebê não só seja prontamente atendido nas suas necessidades básicas, como também que seja acariciado, embalado, afagado, massageado e que lhe seja feita a oposição necessária para exercitar a motilidade. Quando o cuidado materno favorece a coesão psicossomática, o eu pessoal é sentido como estando contido nos contornos dados pelos limites da pele. A massagem propicia ao bebê a percepção dos limites do seu corpo. Segundo Winnicott, o amadurecimento emocional depende de uma tendência inata e da existência contínua de cuidados adequados. "Os lactentes humanos não podem começar a ser exceto sob certas condições" (Winnicott, 1983, p. 43). "Estou dizendo que os bebês que não recebem os cuidados adequados não conseguem se realizar nem mesmo como bebês. Os genes não são suficientes" (Winnicott, 1988, p. 84).

Esses cuidados são alimentos tão indispensáveis quanto o leite, pois a pele é o maior órgão sensorial do corpo, e o toque provoca uma sensação muito significativa no ser humano. Na visão de Montagu (1986, p. 22), ela é mais determinante do que a do olfato, paladar, audição ou visão, especialmente nos bebês e crianças. O tato é o sentido mais desenvolvido no recém-nascido pois é acionado cedo, uma vez que os bebês são cercados e tocados por tecidos e líquidos mornos desde o início da vida fetal (Klaus & Klaus, 1989, p. 60). Os bebês sentem o mundo através da pele, pois é pela experiência táctil que eles começam a explorar e perceber o mundo. Todas as pessoas precisam de contatos carinhosos mas, isso é essencial nos primeiros meses de vida. A massagem propicia esse contato carinhoso. Os bebês que são tocados e acariciados desde o início da vida, terão mais tarde melhores condições de comunicação, de se aproximar e de se relacionar com outras pessoas, vivenciando relações mais felizes. O carinho tem o poder de se propagar de uma geração para a outra. As impressões tidas nessa época marcam o ser humano para toda a vida futura.

Segundo McLure (1996) a massagem acelera a mielinização do cérebro e do sistema nervoso, alivia cólicas, melhora a digestão, estimula o peristaltismo, ativa a circulação e melhora a oxigenação dos tecidos. Montagu (1986) afirma que a estimulação cutânea em recém nascidos exerce uma influência altamente benéfica sobre seu sistema imunológico tornando-os, portanto, mais resistentes às doenças. A massagem interfere positivamente na liberação de hormônios. Estudos realizados em recém-nascidos de mães deprimidas, os quais apresentavam padrões anormalmente altos de estresse, sugeriram que a massagem diminuiu as taxas dos hormônios do estresse (adrenalina e cortisol) e aumentou a taxa de serotonina (Johnson & Johnson, 1998). Além de reduzir o estresse e promover relaxamento nos bebês a massagem promove a interação com o bebê em mães com depressão pós parto (Field et al., 1996). A massagem facilita a remoção da sintomatologia depressiva materna e pode aumentar os níveis de oxitocina promovendo o estabelecimento do vínculo mãe-bebê (Glover et al., 2002).

A sensação de prazer produz alterações fisiológicas favoráveis em diversos sistemas e órgãos do corpo. As tensões se dissolvem e se esvaem, o sono fica mais profundo e o organismo se torna menos suscetível a doenças. Ao ser massageado, o bebê fica rosado, quente, vibrante e um sentimento de bem estar se faz presente tanto na mãe quanto no bebê. As sensações agradáveis que o bebê vivencia no corpo transformam-se no núcleo ao redor do qual ele formará sua identidade. A intensidade do contato mãe e bebê é um pré-requisito para a profundidade e o sucesso da comunicação entre eles e para a criação do vínculo amoroso.

Nos bebês que nasceram de cesariana, sem terem passado pelo trabalho de parto, uma massagem suave logo após o nascimento, é muito bem vinda pois eles não foram massageados pelas contrações uterinas. A massagem fomenta o crescimento e desenvolvimento dos bebês prematuros. Vários estudos mostraram que a massagem em bebês prematuros acelera o ganho de peso, aumenta a atividade imunológica, diminui o tempo de suprimento artificial de oxigênio e claramente diminui o tempo de permanência na incubadora (Figueiredo, 2007). As massagens propiciam mudanças fisiológicas e bioquímicas, que promovem o crescimento normal, tais como a secreção normal do hormônio do crescimento e o aumento da atividade vagal, que facilita a mobilidade gástrica e a liberação dos hormônios de absorção de alimento como por exemplo a insulina. O ganho de peso foi relacionado ao aumento da atividade vagal (Figueiredo, 2007). A massagem mostrou ser igualmente benéfica para os prematuros expostos durante a gestação a cocaína ou ao vírus HIV, diminuindo o comportamento de estresse e favorecendo o ganho de peso e bem-estar físico geral (Wheeden et al., 1993; Scafidi et al., 1996). Para os bebês hospitalizados, cuja exposição precoce ao toque ficou associada à dor e ao desconforto, devido a procedimentos médicos, a massagem é uma maneira de voltar a experimentar o toque como um encontro positivo e afetuoso.

Eva Reich (1998) desenvolveu uma massagem suave para bebês (*Massagem Toque da Borboleta)* para evitar o encouraçamento e surgimento de distúrbios emocionais desde o início. O nome refere-se à qualidade do toque utilizado, suave como o de uma borboleta e à sua origem, pois foi desenvolvida em bebês recém-nascidos e prematuros, para os quais um toque forte poderia ser invasivo e traumático.

Ela é suave e age tanto na superfície da pele quanto nas camadas mais profundas do tecido muscular. O toque suave pode reverter a contração energética e estimular a expansão.

Frédéric Leboyer batizou de Shantala a massagem que as mães indianas fazem diariamente nos seus bebês. Shantala era o nome da mãe que massageava seu filho e que encantou Leboyer, levando-o a pedir permissão para fotografá-la. Resolveu levar para a Europa o que havia aprendido e escreveu um livro sobre o assunto. Bebês recém-nascidos, a termo ou prematuros, devem ser massageados com o "Toque da Borboleta", devido a suavidade e delicadeza dessa massagem. A massagem "Shantala caracteriza-se por um toque mais vigoroso e deve ser aplicada em bebês a partir de dois meses.

Referências bibliográficas

FIELD, T.; GRIZZLE, N.; SCAFIDI, F.; ABRAMS, S.; RICHARDSON S. Massage therapy for infants of depressed mothers. *Infant Behavior Development*. Miami: Elsevier, 1996.

FIGUEIREDO, B. Massagem ao Bebê. *Acta Pediátrica Portuguesa*. Braga: Soc. Port. de Pediatria, 2007.

GLOVER, V.; ONOZAWA, K.; HODGKINSIN, A. Benefits of infant massage for mothers with postnatal depression. *Seminars in Neonatology*. Londres, 2002

JOHNSON & JOHNSON *A biologia do toque: um guia atual para o profissional da saúde*. São Paulo: Johnson's Baby, 1998.

KLAUS, M.; KLAUS, P. *O surpreendente recém-nascido*. Porto Alegre: Artes Médicas, 1989.

LEBOYER, F. *Shantala: Uma arte tradicional. Massagem para bebês*. São Paulo: Ground, 1995.

McLURE, V. S. *Massagem infantil: um guia para pais carinhosos*. Rio de Janeiro: Record, 1996.

MONTAGU, A. *Tocar: o significado humano da pele.* São Paulo: Summus, 1988.

REICH, F.; ZONÁNSZKY, E. *Energia vital pela bioenergética suave.* São Paulo: Summus, 1998.

SCAFIDI, F. A.; FIELD T. Massage therapy improves behaviour in neonates born to HIV-positive mothers. *Journal of Pediatric Psychology,* v. 21. Oxford: SPP, 1996.

WHEEDEN, A., SCAFIDI, F., FIELD, T., IRONSON, G., VALDEON, C., BANDSTRA, E. - Massage effects on cocaine-exposed preterm neonates. *Journal of Developmental Pediatric,* v. 14. Philadelphia: LWW, 1993.

WINNICOTT, D. W. *O ambiente e os processos de maturação.* Porto Alegre: Artes Médicas, 1983.

_____. *Os bebês e suas mães.* São Paulo: Martins Fontes, 1988.

_____. *O brincar e a realidade.* Rio de Janeiro: Imago, 1975.

Crânio Sacral e Biodinâmica

Dinorah Poletto Porto

Crânio Sacral e Biodinâmica são duas modalidades de terapia corporal que, apesar de distintas, guardam, entre si, grande similaridade. Este texto desenvolve a minha visão sobre a relação existente entre estes dois tipos de terapia, apresentando o quanto elas têm em comum. Inicialmente foco exclusivamente em Crânio Sacral e não me estendo particularmente à Biodinâmica por ser ela já abordada na quase totalidade do livro.

O que é Crânio Sacral?

Crânio Sacral é uma terapia realizada através do toque, ou seja, da colocação das mãos, com muita suavidade, em locais precisos do corpo do paciente. O nome desta técnica terapêutica está ligado ao fato de que o terapeuta tem acesso ao sistema crânio sacral, principalmente, através dos ossos do crânio e do osso sacro.

Crânio sacral proporciona alto grau de relaxamento, atingindo níveis profundos e inconscientes. Esta terapia busca a essência do indivíduo e o terapeuta vê o seu paciente como uma totalidade integrada, partindo do princípio de que o corpo é sábio, portanto é ele que sabe do que precisa. Ao terapeuta cabe realizar, com suas mãos e sua intenção, um trabalho, de grande sutileza, para abrir os caminhos energéticos bloqueados e assim permitir ao corpo do paciente relembrar como é se sentir bem, se sentir inteiro. A partir daí o próprio corpo faz os ajustes necessários para alcançar seu bem estar essencial.

De acordo com Upledger o principal criador da Terapia Crânio Sacral, o corpo sabe o que faz, mas precisa de um apoio suave e preciso.

Sistema Crânio Sacral

Este sistema é formado pelas seguintes estruturas: ossos da cabeça (crânio e face), coluna vertebral, medula espinhal, líquido cefalorraquidiano e meninges, além das estruturas que ligam os ossos às meninges.

O sistema crânio sacral está interligado aos demais ossos do corpo e, através destes, aos outros sistemas e tecidos. Baseados em resultados obtidos, na prática, com seu trabalho, os terapeutas tem constatado que este sistema tem influência sobre o funcionamento dos demais sistemas do corpo, tais como: nervoso, muscular, circulatório, digestório e respiratório.

Pulsação Crânio Sacral

O sistema crânio sacral é caracterizado por uma pulsação rítmica que é o tema central desta terapia. É nítida, claramente perceptível, mas muito sutil e o terapeuta tem que desenvolver sensibilidade nas mãos para poder percebê-la ao tocar seu paciente. Ela é distinta tanto da pulsação cardíaca quanto da respiratória e está presente em todo o corpo, sendo porém mais fácil detectá-la na cabeça e no osso sacro.

Esta pulsação ocorre tanto nos seres humanos como nos demais primatas. Foi também identificada em outros animais, por exemplo, nos caninos e nos felinos, mas supõe-se que esteja presente nos demais vertebrados. Persiste durante toda vida do indivíduo, sendo a última pulsação a desaparecer, só cessando após a morte clínica.

A pulsação crânio sacral tem uma determinada frequência, que permanece estável durante toda a vida, não aumentando nem diminuindo mesmo com exercícios ou estados de estresse. Entretanto, sabe-se que este ritmo pode-se alterar em situações extremas, como em estados de coma ou em doenças graves do sistema nervoso, tais como lesões e tumores no cérebro ou na medula espinhal. É possível inclusive se diagnosticar o grau de lesão ocorrido medindo-se a frequência desta pulsação.

Um pouco de História

Tradicionalmente os Compêndios de Anatomia no mundo ocidental classificam as suturas cranianas como sinartroses, sendo assim consideradas imóveis.

Pesquisas, realizadas pelos fundadores da Terapia Crânio Sacral, demonstraram que estas articulações, na verdade, possuem uma certa mobilidade, que mesmo sendo de reduzidas dimensões é palpável e mensurável. William Garner Sutherland, osteopata americano, observou esta mobilidade entre os ossos do crânio na primeira década do século XX.

O Dr John E. Upledger, médico cirurgião norte americano, doutorado em Palm Beach na Flórida, que se tornou posteriormente um osteopata, foi quem descobriu a existência da pulsação crânio sacral. Após estudar a obra de Sutherland sobre a mobilidade dos ossos cranianos, Upledger ficou interessado tanto em comprovar a validade da observação de Sutherland, quanto em estabelecer uma relação entre ela e a pulsação crânio sacral. Ele e uma equipe interdisciplinar de pesquisadores, na Universidade de Michigan, desenvolveram estudos, nas primeiras décadas do século XX, para comprovar tanto a existência da pulsação crânio sacral quanto a mobilidade nas articulações dos ossos cranianos. Além desta comprovação conseguiram também constatar que havia estreita relação entre estes dois fenômenos.

Não se sabe de onde parte esta pulsação, se dos músculos, do cérebro ou de qualquer outra instância. Ela desce do encéfalo pelo líquido cefalorraquidiano encaminha-se para o osso sacro e deste alcança todo o corpo. Mesmo que sua origem não esteja ainda esclarecida, a constatação prática não deixa dúvidas sobre sua existência.

John E. Upledger foi o primeiro proponente da Terapia Crânio Sacral, que tinha como principal finalidade avaliar e tratar os problemas médicos associados à dor aguda ou crônica e outras disfunções mal compreendidas, assim como a redução de vitalidade e infecções recorrentes. De acordo com ele, esta terapia corrige os desequilíbrios do sistema crânio sacral que podem causar disfunções sensoriais, motoras e neurológicas. Ela tem sido utilizada em várias áreas de tratamentos, sendo hoje em dia aplicada, entre outros, por massagistas, psicólogos, acupunturistas, quiropráticos, fisioterapeutas, médicos, parteiras e dentistas.

John E. Upledger faleceu no dia 26 de outubro de 2012. Desenvolveu no Upledger Institute, na Flórida, vários trabalhos e entre eles, um, com crianças autistas e veteranos da Guerra do Vietnã, utilizando a Terapia Crânio Sacral.

Objetivos da Terapia Crânio Sacral

Sabemos que o estresse ou outras condições de origem psicoemocional provocam desequilíbrios no sistema crânio sacral, causando bloqueios em qualquer parte do corpo, sendo eles mais comuns na nuca, ao longo da coluna vertebral ou nas articulações. Os bloqueios dificultam o fluxo natural da energia pelo organismo. Estes desequilíbrios podem por sua vez provocar sintomas físicos ou psicoemocionais.

A terapia crânio sacral é uma técnica que permite detectar e corrigir os desequilíbrios do sistema. Possibilita que ocorra o desbloqueio das áreas afetadas onde a energia não pode fluir permitindo assim que ela chegue a todos os recantos do organismo.

Restabelecendo-se a plenitude da pulsação crânio sacral, todos os sintomas tratados, sejam agudos ou crônicos, podem ser aliviados ou mesmo eliminados.

Mas o objetivo final desta terapia não é tão somente minorar ou eliminar os sintomas e sim proporcionar que o indivíduo venha a desfrutar de um organismo mais saudável, como um todo. O que ocorre no corpo através desta terapia é um "desmanche" dos bloqueios. Este "desmanche" e reorganização que o corpo faz, levam o indivíduo a se identificar de um modo diferente. É como se o indivíduo dissesse um "SIM" vegetativo e deste modo seu corpo se ajustasse para levar uma vida mais plena.

Concordando com esta visão, Garcia (2003) diz que no corpo se desenvolvem restrições que são empecilhos ao funcionamento fisiológico normal de um organismo. Segundo seu ponto de vista, crânio sacral é um trabalho corporal que tem como objetivo restabelecer o equilíbrio funcional podendo assim proporcionar ao paciente uma atitude mais perceptiva de si mesmo.

Constatou-se também que esta terapia, além de agir sobre o funcionamento do sistema nervoso central, tem ação sobre o sistema nervoso autônomo (SNA). Ao agir sobre o SNA proporciona um equilíbrio entre o sistema nervoso autônomo parassimpático (SNAP) e o sistema nervoso autônomo simpático (SNAS).

O SNAS de um modo geral ativa ações que mobilizam energia, como, por exemplo, aceleração dos batimentos cardíacos e aumento da pressão sanguínea. O SNAP, por outro lado, estimula principalmente atividades relaxantes com a diminuição do ritmo cardíaco a da pressão sanguínea. Estes dois sistemas são igualmente importantes para o bom funcionamento do organismo e é necessário que estejam em equilíbrio.

Situações externas estressantes ou certos impulsos internos podem provocar um desequilíbrio no funcionamento do SNA permitindo a predominância do SNAS. Através da terapia crânio sacral este equilíbrio pode ser refeito.

Principais focos no tratamento com Crânio Sacral

Entre os principais focos eleitos pela terapia crânio sacral vamos destacar quatro:

Sintomas: os sintomas tratados através desta terapia podem ser físicos ou psicoemocionais. Nos sintomas físicos podemos citar as dores musculares, cefaleias, enxaquecas e os problemas na ATM (articulação temporomandibular). Entre os sintomas psicoemocionais temos: insônia, ansiedade, depressão e cansaço crônico.

Auxílio nos tratamentos médicos: aplica-se crânio sacral para que se alcance uma maximização nos resultados dos tratamentos médicos em geral. É muito útil nos tratamentos geriátricos e tem produzido efeito também nos sintomas físicos ou psicossomáticos provenientes de traumas, choques e acidentes que permanecem mesmo depois dos tratamentos tradicionais.

Auxílio nos tratamentos psicológicos: dá suporte aos trabalhos psicoterápicos em geral. Tem-se observado excelentes resultados na superação das dificuldades de aprendizagem e na hiperatividade.

Prevenção: esta terapia incita os mecanismos naturais de cura, estimula a vitalidade, proporcionando uma melhor saúde global. Ela é considerada preventiva por aumentar a capacidade imunológica e proporcionar maior resistência às doenças.

Relação entre Terapia Crânio Sacral e Massagem Biodinâmica

São muitos os pontos em comum entre estas duas terapias. Abordaremos alguns deles:

Presença terapêutica: tanto para a Terapia Crânio Sacral quanto para a Massagem Biodinâmica a presença terapêutica é de grande importância. É decisivo que o terapeuta esteja em contato e sintonia com seu paciente. Ele não está simplesmente aplicando uma técnica, mas realizando com o paciente uma conversa que só é diferente por não ocorrer pela via verbal.

Intenção: um dos mais interessantes fenômenos verificados em ambas é que a intenção colocada ao se aplicar a técnica influencia sobremaneira o resultado do tratamento.

O paciente percebe esta intenção e reage consciente ou inconscientemente, alcançando-se resultados inusitados. Upledger fazia menção a este fato quando dizia que a menor distância entre dois pontos é a intenção.

Setting: além de fazer seu atendimento em um recinto calmo, silencioso e agradável, o terapeuta das duas áreas toma todo o cuidado para que o paciente se sinta seguro e confortável. O contato físico com o paciente é respeitoso, não sexualizado, tendo sempre em mente, que o paciente pode estar ali de forma regredida ou simplesmente entregue e confiante.

Campo Energético: nas duas abordagens respeita-se o campo energético do paciente. As mãos são colocadas ou retiradas deste campo muito lentamente, de modo que o paciente sinta que se está pedindo licença para tanto.

Conforto: os terapeutas estão sempre atentos ao seu próprio conforto, à sua posição, seja ao trabalhar em uma maca ou em um colchão, pois sabem que ninguém pode realizar um bom trabalho se não se sentir confortável enquanto o realiza.

Cuidado com as mãos: o cuidado com as mãos é foco para ambos terapeutas, que estão sempre conectados a elas e mantendo-as aquecidas.

Tempo: Os terapeutas são conscientes de que durante o trabalho não podem ter pressa, sendo a calma necessária para que o paciente "chegue às suas mãos". Portanto, o tempo que ele permanecerá em determinada posição (em Crânio Sacral) ou em certa massagem (em Biodinâmica) não é pré-determinado. Ele dependerá da necessidade do paciente e o terapeuta desenvolve *feeling* para detectá-lo.

Visão do paciente como uma totalidade integrada: ao trabalhar os mesmos sintomas, os terapeutas das duas áreas, podem fazê-lo de modos diferentes, mas, ambos, sempre tratam do indivíduo como um todo. Às vezes focam em determinadas áreas do corpo, mas estão sempre vendo seu paciente como uma totalidade integrada e nunca trabalham um órgão ou um sistema isolado.

Pontos em comum entre Terapia Crânio Sacral e Psicologia Biodinâmica

Bem-Estar Essencial x Personalidade Primária

Propiciar que o indivíduo alcance o seu bem-estar essencial é a busca central do trabalho realizado na Terapia Crânio Sacral. Na Psicoterapia Biodinâmica busca-se a personalidade primária, assim denominada por Gerda Boyesen. Para a Biodinâmica, todos nós nascemos com potencial para sentirmos alegria, prazer, segurança, e bem estar natural. Nascemos com potencial para autorrealização. Isto significa que nascemos dotados de personalidade primária, a qual é assertiva, não tendo dificuldade em dizer sim ou não para o outro nem para si mesmo. A personalidade primária não possui a rigidez do desejo, nem a inflexibilidade do não desejo. É forte, determinada, suave, energética, cooperativa, curiosa, não tem medo do inesperado e é capaz de se proteger sem ficar na defensiva. É inteligente e cheia de admiração pela vida.

Origem dos sintomas

Dentro da visão da Terapia Crânio Sacral, de acordo com Edelman (1992) e Searle (1997) os efeitos cumulativos de desequilíbrios posturais, dos processos patológicos ou traumáticos do estresse, tanto físico quanto emocional, assim como da tendência estrutural de cada um, levam o indivíduo a apresentar sintomas que se evidenciam através de uma variada gama de dor ou em outras manifestações clínicas.

Na visão da Biodinâmica:

Toda a emoção, todo choque, toda frustração tem uma consequência fisiológica direta na pessoa, assim como psicológica. Quando as emoções repetidamente não são expressas e os conflitos não resolvidos, as consequências se tornam crônicas. A tensão (*stress*) se acumula, camada após camada, até o desenvolvimento do sintoma neurótico (...) Muito frequentemente este "núcleo vivo" ou personalidade primária fica enterrado sob uma "personalidade secundária" (...) Esta "personalidade secundária" corresponde ao conceito de Wilhelm Reich de caráter e couraça muscular com o qual a pessoa se protege não só dos ataques provocados por circunstâncias externas, mas também pelas suas próprias emoções que não são bem recebidas, porque as circunstâncias externas não podem aceitá-las (IFBP, 1983, p. 9-10).

Respeito pela resistência

Nas duas terapias há respeito pela resistência do paciente. A resistência que pode estar manifesta no corpo deve ser dissolvida, não quebrada e é dado o tempo necessário para que o indivíduo se identifique de um modo diferente. Na Biodinâmica toma-se muito cuidado, fazendo-se "amizade com a resistência" do paciente porque se sabe na prática, que ao desrespeitá-la pode-se provocar o aparecimento de uma nova forma de resistência, mais difícil de ser tratada.

Energia como tema central

Tanto a Terapia Crânio Sacral como a Psicologia Biodinâmica tem a energia como tema central e veem na restauração da circulação plena desta energia um ponto chave no tratamento. A energia Crânio Sacral, manifesta através de uma pulsação, pode estar bloqueada em alguma região do corpo. O trabalho é feito com o intuito de desbloqueá-la e permitir que ela circule livremente e desta maneira o indivíduo possa encontrar a plenitude do seu ser.

A abordagem da energia em Biodinâmica tem muito em comum com a descrita em Crânio Sacral. Em Biodinâmica se fala em Bioenergia. Peg Nunneley (2000, p. 15) diz: "Biodinâmica significa fluxo natural e espontâneo da energia vital através do corpo, mente, espírito, alma e organismo". Rego[12], diz que, no tratamento biodinâmico, uma forma usual de compreensão das intervenções é feita utilizando-se a visão energética, segundo a qual, a provocação de desbloqueios e as vitalizações têm como efeito vencer os pontos de estase energética e deste modo restaurar o fluxo de energia em todo organismo, devolvendo ao indivíduo sua autoconfiança, possibilitando assim que ele enfrente os desafios da vida.

Tratamento das causas da disfunção

Ambas terapias apontam causas psicoemocionais na formação dos bloqueios e consideram que eles provocam sintomas físicos e psicoemocionais. A meta das duas é tratar a causa da disfunção e não apenas o sintoma, levando o paciente a apoderar-se do seu próprio processo de restauração da saúde. O terapeuta funciona como um interventor, como mediador, ciente de que a principal responsabilidade é do próprio indivíduo que pretende curar-se. Ele é o responsável pela manutenção do seu equilíbrio e de sua autorregulação.

Consciência Corporal

Crânio Sacral e Biodinâmica procuram o desenvolvimento da consciência corporal dos seus pacientes, sabendo que, através dela, eles podem assumir a responsabilidade do seu próprio processo ao invés de entregá-la a outrem, seja um terapeuta, um médico ou qualquer entidade. Na busca da consciência corporal vai-se ao encontro das causas primárias que deram origem aos sintomas ou desconfortos. Nem sempre a tomada de consciência traz um confor-

---

12 Ver textos de Ricardo Rego neste livro que falam sobre o tema da bioenergia.

to imediato, mas propicia descobertas feitas pelo próprio indivíduo, que podem levá-lo a pensar soluções para os problemas ou questões que o afligem e deste modo encontrar um caminho para a evolução pessoal.

Relaxamento Dinâmico

As duas linhas terapêuticas se utilizam do relaxamento dinâmico como forma de buscar a essência do indivíduo. Elas possibilitam através deste relaxamento que o paciente entre em níveis profundos e inconscientes. Para a Biodinâmica quando um relaxamento é muito profundo ele pode ultrapassar a linha tênue que existe entre harmonização e mobilização e assim se tornar mobilizador. Através deste relaxamento dinâmico, são liberados conteúdos emocionais reprimidos que permaneciam inconscientes. Segundo Gerda Boyesen, uma pessoa que apresente soltura considerável dos espasmos e tensões, através do relaxamento dinâmico, fica habilitada a respirar muito livremente e relaxa de tal forma que correntes vegetativas de natureza prazerosa podem percorrer seu corpo.

Conclusão

Pude perceber a grande afinidade existente entre as duas terapias na minha clínica, onde já utilizava Crânio Sacral há muitos anos, quando comecei a trabalhar no campo da Biodinâmica. Fui detectando a similitude enquanto atuava nas duas áreas, mas se eu quiser apontar a maior semelhança entre elas, direi que está nos terapeutas: é a visão em comum que eles têm do processo terapêutico e o modo peculiar de tratar os seus pacientes. Eu chamo estas características de "um modo biodinâmico de ser", que é o espírito do qual, certamente, estão imbuídos os profissionais das duas áreas.

Referências bibliográficas

EDELMAN, Gerald. *Biologia da Consciência*. Lisboa: Instituto Piaget, 1992.

GARCIA, José Mauro. *CrânioSacro Essencial, módulo avançado*. Apostila Didática. Rio de Janeiro, 2003.

GARCIA, José Mauro; NAVYIA, André Luiz. *CrânioSacro Essencial, um sistema*. Apostila Didática. Rio de Janeiro, 2000.

IFBP. O que é Psicologia Biodinâmica? *Cadernos de Psicologia Biodinâmica* 1. São Paulo: Summus, 1983.

KORPIUN, Olaf J. *Cranio-Sacral-Self-Waves: A Scientific Approach to Craniossacral Therapy*. Berkeley: North Atlantic Book, 2011.

NUNNELEY, Peg. *The Biodynamic Philosophy and Treatment of Psychosomatic Conditions*. Bern: Peter Lang, 2000.

REICH, Wilhelm. *Análise do Caráter*. São Paulo: Martins Fontes, 1995.

SEARLE, John. *A redescoberta da Mente*. São Paulo: Martins Fontes, 1997.

UPLEDGER, John E. *Somatoemotional release and beyond*. Palm Beach Gardens: UI Publishing, 1990.

_____. *Seu médico interno e você*. Rio de Janeiro: Mauad, 2001.

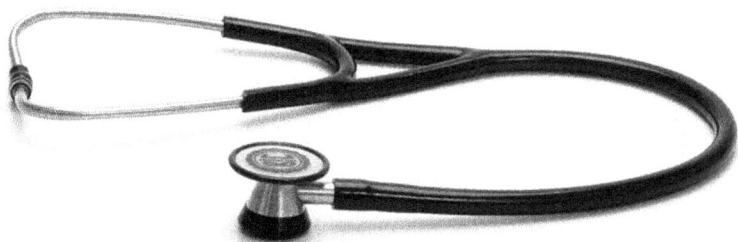

PARTE 4
MANUAL DE MASSAGEM BIODINÂMICA

Contornos do trabalho corporal: *o setting* na massagem biodinâmica

Andrea de Arruda Botelho-Borges

A Personalidade Primária avançará à procura de expressão e realização, desde que o terapeuta e o cliente forneçam espaço e encorajamento suficientes.

Clover Southwell

Sempre que falamos em *setting*, ou enquadre, está em pauta um lugar e seus contornos — tanto do ponto de vista físico quanto do emocional e simbólico. Num tratamento biodinâmico, para que seja possível um trabalho visando ao incremento da saúde física e psíquica dos pacientes, é necessário estabelecer um lugar que os acolhe.

Muitas vezes não dispomos das condições concretas ideais, mas mesmo assim é possível realizar um bom trabalho, já que o ambiente emocional é mais importante do que o ambiente físico. Além disso, o terapeuta em si condensa ambas as dimensões, física e emocional: seu gesto e seu olhar são também lugar, e a pergunta que se coloca a cada entrevista é se esse lugar pode ser morada para aquele indivíduo específico, que vem em busca de ajuda terapêutica.

Massagear alguém é "tê-lo nas mãos" e, por analogia, nos braços — algo que remete diretamente ao regaço materno. O "bebê no colo da mãe" é o grande paradigma da psicanálise winnicottiana, uma referência teórica fundamental para os terapeutas biodinâmicos no Brasil, devido à existência de diversos pontos de contato entre as duas abordagens. Por exemplo, para ambas é questão-chave a crença no potencial para o desenvolvimento inerente ao ser humano. Para que esse potencial se realize, no entanto, é necessário um ambiente sustentador (*holding environment*). Daí vem o tipo de intervenção terapêutica não interpretativa conhecido na psicanálise winnicottiana como *holding* ou manejo de *setting*.

É importante lembrar que o toque remete à primeira forma de amor que conhecemos: o holding inclui especialmente o holding físico do lactente, que é uma forma de amar. É, possivelmente, a única forma com que uma mãe pode demonstrar ao lactente o seu amor. Há aquelas que podem suster um lactente e as que não podem; as últimas produzem rapidamente no lactente uma sensação de insegurança e um chorar nervoso (Winnicott, 1983, p. 48).

O espaço onde se dá o atendimento é vivido pelo paciente como extensão do corpo do terapeuta. É desejável, portanto, que as condições ambientais estejam em ressonância com a capacidade do terapeuta de oferecer sustentação emocional ao devir em questão. Assim, embora seja mais relevante o espaço simbólico e emocional que se constela entre paciente e terapeuta, a importância do ambiente físico não deve ser desprezada.

Quando se trata de um atendimento de massagem, o aspecto concreto da relação fica especialmente presente em algumas sutilezas que comunicam cuidado, e isso é percebido, registrado e incorporado ao tratamento. O terapeuta mostra atenção com o conforto do paciente usando lençóis macios, mantendo o ambiente limpo, eventualmente aromatizado, ventilado, aquecido no inverno e refrescado no verão. É aconselhável sugerir uma ida ao banheiro antes das sessões. Faz diferença também que o próprio terapeuta esteja confortável, atento à sua postura e respiração, e usando roupas que não atrapalhem as manobras, por serem muito justas ou terem mangas largas, por exemplo.

Contrato: o que se combina na primeira sessão

Mais do que falar sobre a frequência das sessões (semanal, quinzenal, mensal), horários e honorários, o contrato é uma conversa sobre as expectativas do paciente em relação ao tratamento e como o terapeuta acredita que possa ajudá-lo. Ou seja, o momento do contrato é aquele em que ambos — paciente e terapeuta — se posicionam em relação ao percurso que está prestes a se iniciar.

É importante que o terapeuta fale sobre um dos princípios básicos da massagem biodinâmica — o da autorregulação — evidenciando o fato de que o tratamento com massagem é um processo no qual algo endógeno será mobilizado no sentido da cura ou do bem-estar, e não uma técnica aplicada "de fora para dentro", que possua em si mesma as qualidades capazes de promover transformações. Algo que talvez esteja adormecido será despertado, ou, mesmo não estando adormecido, será encorajado, alimentado, fomentado — e esse algo é a capacidade do organismo de recuperar um estado de equilíbrio após uma experiência de estresse. Enfatizando esse aspecto da visão biodinâmica, convidamos o paciente a participar do processo de maneira ativa e responsável.

É interessante advertir o paciente de que, embora o objetivo em longo prazo seja melhorar a saúde e o bem-estar, o percurso pode incluir momentos e até fases de extremo desconforto, pois muitas vezes, sob uma tensão crônica, está soterrada uma dor que começa a se manifestar justamente quando se dissolve uma primeira camada de rigidez.

Psicoterapia ou "só massagem"?

É também aconselhável diferenciar um tratamento exclusivo com massagem de um processo de Análise Biodinâmica, evidenciando os contornos de uma e outra situação. Embora a massagem biodinâmica seja, em si, transformadora, pelo próprio fato de fomentar a autorregulação, num processo analítico dispomos de outros recursos para caminhar com o paciente, no sentido da elaboração de seus conflitos. A primeira dessas diferenças é que, num contrato de massagem, todas as sessões começarão e terminarão na maca, mesa ou colchonete de massagem. Já numa sessão de Análise Biodinâmica, a pessoa pode começar numa poltrona, mais tarde estar de pé, em movimento, em algum momento ir para a maca... E pode passar várias sessões sem sequer ir para a maca. A própria fala é manejada de forma diferente em cada um desses dois enquadres: numa sessão de massagem, ela será útil para nortear o terapeuta na busca do toque mais adequado, que favoreça, por exemplo, a abertura do peristaltismo. Numa sessão de psicoterapia, a fala se insere no amplo contexto do desenvolvimento de um processo, no qual se tece um diálogo — verbal e não verbal — acerca do funcionamento psíquico do paciente. O intuito é não apenas torná-lo "esclarecido" sobre sua neurose, mas também possibilitar que se situe e se reposicione, em relação a si mesmo e ao outro — o processo se desenrola no contexto de uma experiência viva e real, com alguém que se abre para ouvi-lo.

> Os diversos caminhos através do labirinto da terapia são ostensivamente bastante difíceis, ou mesmo inúteis, a menos que um "fio condutor" seja encontrado do começo ao fim. A pessoa pode então ser colocada em contato com as razões pelas quais suas "somatizações" ou defesas funcionam para elas. (...) O fio condutor é a chave para a fechadura do padrão neurótico de cada pessoa. O terapeuta pode assinalar a possibilidade de segui-lo através do labirinto de atitudes e emoções aparentemente incompatíveis dentro do cliente. Contudo, acompanhar esse fio é um trabalho do próprio cliente (Boyesen, 1983, p. 24).

Pode ocorrer também que um contrato inicialmente estabelecido como sendo de massagem em algum momento se transforme em contrato analítico. O terapeuta deve estar atento às falas do paciente e pontuar caso perceba que começa a surgir uma demanda de abordar diretamente os conflitos psíquicos, para elaborá-los verbalmente ou por meio de outros procedimentos.

Com que roupa?

A maior parte das manobras em massagem é feita com maior desenvoltura se o paciente estiver vestindo apenas roupas íntimas, de forma que o toque seja feito diretamente sobre a pele. No entanto, algumas pessoas não se sentem confortáveis quando seminuas, e é preciso usar de flexibilidade e criatividade para lidar com a questão, principalmente procurando compreender caso a caso o significado dessa restrição. Num primeiro momento, é de grande utilidade a massagem das extremidades, bem como outras manobras que podem ser realizadas sobre a roupa. Ser tocado nas mãos, pés, rosto, pescoço e cabeça é sentido, em geral, como menos invasivo do que receber massagem nas regiões que geralmente estão cobertas, como barriga, peito, costas, coxas. Eventualmente, à medida que for ficando mais à vontade e ganhando confiança no terapeuta, o paciente tomará a iniciativa de expor ao toque porções maiores de sua pele, ou não, e isso não significa que tal pessoa não possa se beneficiar da massagem. O próprio fato de o terapeuta poder acolher sua inibição pode ser extremamente benéfico, pois na visão biodinâmica o processo de cura se inicia sempre com um "não movimento", que não deve ser confundido com passividade: é uma decisão ativa de acolher, e a partir dela é que se pode plantar. E, se tudo correr bem, colher.

Referências bibliográficas

BOYESEN, Ebba. A essência da terapia. In: *Cadernos de Psicologia Biodinâmica*. Vol. 2. São Paulo: Summus, 1983.

SOUTHWELL, Clover. Pressão organísmica interna. In: *Cadernos de Psicologia Biodinâmica*. Vol. 1. São Paulo: Summus, 1983.

WINNICOTT, D. W. Teoria do relacionamento paterno-infantil (1960). In: *O ambiente e os processos de maturação: estudos sobre a teoria do desenvolvimento emocional*. Porto Alegre: Artes Médicas, 1983.

O ALFABETO DA MASSAGEM: MANOBRAS BÁSICAS

Sandra Milessi

A Psicologia Biodinâmica criou técnicas específicas de massagem que são utilizadas conforme o contexto e a finalidade. Existem ainda técnicas diversas que são utilizadas na maioria das escolas de massagem, não sendo exclusivas da nossa abordagem.

Para fins didáticos, descreveremos alguns tipos de manobras básicas de massagem que constituem o "beabá" que todo massagista deve conhecer e saber como usar. São comuns aos vários tratamentos que envolvem toque físico.

Quando utilizamos alguma dessas manobras básicas na Biodinâmica, criamos sequências de acordo com a necessidade e o momento. Junto com as manobras, o terapeuta usa sua intenção, proporcionando assim uma atuação completa e integrada sobre o corpo e o psiquismo do paciente.

Deslizamento

O deslizamento é uma manobra de massagem que atinge especialmente a pele e o tecido subcutâneo; se feita com mais pressão, alcança também a musculatura.

Nessa manobra, as mãos do terapeuta deslizam pelo corpo do

paciente em movimentos que podem ser suaves e delicados ou firmes e fortes, com mais pressão. Usa-se a palma da mão para zonas mais alongadas e os dedos para zonas de dimensões reduzidas.

Geralmente são feitos movimentos deslizantes leves, suaves e rítmicos, em grandes superfícies. A direção das manobras também é importante, podendo ser feita de cima para baixo, de baixo para cima, do centro para a periferia ou vice-versa.

Esse toque promove a circulação e a distribuição da energia. Quando os deslizamentos são direcionados para cima e para o centro, favorecem a circulação venosa e linfática. Se realizados para baixo e para a periferia, favorecem a circulação arterial. Podem ainda ser realizados de cima para baixo, como, por exemplo, em uma massagem de distribuição.

As principais virtudes desse tipo de manobra são proporcionar um bom relaxamento, prazer e conforto, e ainda melhorar a percepção da imagem corporal, especialmente de suas fronteiras e contornos. Quando o deslizamento percorre diversas áreas, traz também uma percepção da unidade das várias partes do corpo, com efeito integrativo. Proporciona, também, uma sensação de limpeza. Acontece, por exemplo, de pacientes relatarem, após receber esse tipo de tratamento, a sensação de que lhes foi retirado um peso, uma sujeira, algo desagradável que parecia grudado em seu corpo; ou então de que tudo ficou mais leve e mais claro.

Essa manobra é muito utilizada também em massagens que lidam com o tema da "maternagem", como a Shantala e o Toque de Borboleta para Bebês. Por ser percebida como muito prazerosa e nada invasiva, a técnica é indicada para iniciar uma sessão de massagem. No primeiro contato entre o massagista e o massageado, facilita a formação de um vínculo e prepara o corpo para receber outros tipos de manobras. Também é indicada na fase final da massagem, resultando numa harmonização após a aplicação de outras técnicas. Um deslizamento pode ser utilizado também durante a sessão, entre uma manobra e outra, pois algumas destas podem ser percebidas como não tão prazerosas ou agradáveis.

Amassamento

O nome dessa técnica já indica do que se trata: designa as manobras que têm por base um movimento de "amassar pão", realizado de maneira rítmica e harmônica sobre um músculo ou um grupo de músculos. Pode ser mais superficial ou mais profundo, com pressão maior ou menor.

Essa manobra é um convite ao relaxamento. A sensação de quem a recebe deve ser prazerosa, evitando-se os toques que produzam dor.

É a manobra para se trabalhar sobre os músculos por excelência. Permite relaxá-los, ativá-los, harmonizá-los e despertá-los, estabelecendo um diálogo somático de efeito direto sobre a couraça muscular. Os pacientes relatam perceber que a tensão e desconforto foram retirados "com as mãos" e com isso podem vivenciar um músculo mais solto, leve e vitalizado. O amassamento costuma produzir ainda uma melhora da circulação sanguínea e linfática nas regiões trabalhadas.

Fricção

Realiza-se a fricção por meio de movimentos circulares ou de vaivém, usando-se os polegares, as pontas ou os nós dos dedos. Trabalham-se áreas específicas do corpo, especialmente ossos, tendões, articulações e tecido subcutâneo. Essa técnica pode ser aplicada também em zonas onde se verifique retesamento e espasmos musculares.

Sendo uma manobra que permite atuar nos vários tecidos do corpo, torna-se útil, especialmente, quando se quer trabalhar nas camadas mais profundas. Pode-se trabalhar sobre regiões que apresentam sinais de couraça tissular ou em áreas com acúmulo de líquidos, pois ela ajuda na melhora da circulação sanguínea e na drenagem linfática.

Em geral, tem um efeito mobilizador de conteúdos psicológicos maior do que outras manobras. E quanto mais tempo se ficar trabalhando em um mesmo local, mais intenso será seu efeito.

Tapotagem

Essa manobra, também chamada de percussão, é uma técnica rápida e estimulante, tendo o efeito de tonificar, vitalizar, "de acordar o que está dormindo". Pode ser feita com a borda das mãos (como no caratê, sendo chamada de *cutelo,* quando aplicada dessa forma), com as mãos em concha, com as palmas ou com o dorso das mãos. Outra forma de aplicação é com as pontas dos dedos, num movimento de tamborilar, especialmente quando utilizada sobre os ossos.

A tapotagem na região do tórax auxilia nos transtornos respiratórios, facilitando a eliminação das secreções. Mas muito cuidado e discernimento devem ser considerados em sua aplicação, pois ela pode ser invasiva e dolorosa.

Um dos cuidados recomendados é perguntar ao paciente se o procedimento lhe é agradável, e em caso de negativa ela deve ser interrompida.

Movimentação passiva

O terapeuta movimenta partes do corpo do paciente, especialmente as articulações, orientando-o a não resistir nem ajudar na realização dos movimentos, que para permitir a consciência dos estados corporais que a manobra mobiliza devem ser lentos e "redondos".

Em Biodinâmica, é utilizada para trabalhar a dificuldade de entrega e a confiança no outro, assim como ajudar o paciente a se libertar da necessidade de controle. Auxilia na identificação dos mecanismos físicos e psíquicos que o impedem de relaxar e se soltar; também pode afrouxar a censura psíquica e permitir a eclosão de conteúdos recalcados.

Nessa manobra é importante que o terapeuta utilize o método

da intenção, e algumas intenções que podem ser usadas são: "deixa que eu faço para você"; "estou cuidando do seu corpo para que ele fique bem"; "permita-se sair do controle e deixar que eu faça o trabalho"; "pode confiar em mim".

Vibração

É uma técnica aplicada a diferentes partes do corpo do paciente com as pontas dos dedos, utilizando-se uma ou duas mãos. Faz-se um delicado movimento de agitação ou tremor que é transmitido aos tecidos do paciente, como se o terapeuta estivesse com um vibrador nas mãos.

Para que se possa obter o efeito desejado, é importante sintonizar um determinado ritmo e uma intensidade que respondem à necessidade do paciente naquele momento específico.

É uma massagem vitalizante, que também ajuda a acordar os músculos. Pode, portanto, ser usada como estimulante sobre o tecido muscular, podendo estimular o reflexo do estiramento, tendo um efeito relaxante e ao mesmo tempo ativador da circulação.

Polaridade

O equilíbrio de polaridade energética é uma técnica simples e eficiente, usada para causar um profundo relaxamento curador. O massagista pousa uma, ou, geralmente, as duas mãos em regiões específicas do corpo do paciente e deixa que elas fiquem ali durante algum tempo.

Ao fazer a polaridade, o terapeuta traz atenção à região tocada, harmonizando, tranquilizando e ajudando a ativar e vitalizar a pessoa tocada. Muitas vezes acontece uma sensação de "corrente energética", como se algo circulasse entre uma mão e outra, proporcionando um efeito de desbloqueio, de presença curadora benéfica. Muitos pacientes relatam que se sentem protegidos e em paz quando recebem esse tipo de tratamento. Do ponto de vista psíquico, percebe-se que ocorre um alinhamento, que auxilia a pessoa a manter seu eixo e seu foco no momento.

Alongamento

O terapeuta aplica uma tração suave, levando os músculos a se alongarem. Essa tração deve ser gradual, acompanhando a respiração do paciente. Nunca deve provocar dor.

A massagem atua no sentido de desfazer a couraça muscular rígida. A musculatura encurta-se durante a vida em consequência dos medos, das angústias, das ansiedades e das neuroses em geral, provocando uma contração crônica, com a formação de uma couraça muscular. Quando, na massagem, o músculo é alongado, abrem-se espaços, aumentando assim o bem-estar e a sensação de conforto ao se habitar o próprio corpo. Ao sinalizar o prazer que um corpo saudável pode proporcionar, o alongamento ajuda a "encarnar". Psiquicamente, auxilia no crescimento, na sensação de mais espaço e numa atitude de flexibilidade com relação à vida.

Balanço

Consiste em balançar certas áreas do corpo que permitam essa manobra, num movimento simples, porém de grande efeito. Os balanços podem ser feitos de maneira suave ou rápida, respeitando os limites do paciente que vão sendo gradualmente ampliados em cada manobra. Assim, o balanço se adequa à necessidade do momento em que ele se encontra.

O embalo pode lembrar aquele que se faz com um bebê em seu berço, ou então ser uma atividade lúdica e dinamizadora.

Dependendo do ritmo utilizado, o relaxamento obtido pode ser muito profundo, operando diretamente sobre o sistema nervoso, acalmando a mente e diminuindo as defesas psíquicas, o que potencializa todos os benefícios proporcionados pela aplicação da técnica em si.

Pressão em pontos específicos

Essa manobra fundamenta-se no pressuposto de que a pressão em determinados pontos do corpo tem um efeito global, que pode ser útil de diversas maneiras: tonificando, vitalizando, relaxando, acalmando, aliviando dores e tensões. Age, também, sobre sintomas psicossomáticos. É a base de várias técnicas orientais, como "do-in" e "tui-na", assim como de diversas formas de massagem ocidental.

Essa manobra pode ser praticada em diferentes camadas, pressionando e aliviando a pressão e voltando a repetir o ciclo de maneira ritmada; ou pode-se simplesmente pressionar determinado ponto e manter a pressão durante algum tempo.

Massagens biodinâmicas

Dinorah Poletto Porto, Dulce C. Amabis, Maria Forlani, Ricardo "Guará" Amaral Rego, Sandra Ferreira Martins

Toque Básico

O toque básico é uma forma de massagem de grande importância na Psicologia Biodinâmica, pois permite o acesso às diversas estruturas e camadas do organismo. Como o nome diz, nele se baseiam diversos enfoques de tratamento. Metaforicamente, poderíamos dizer que essa técnica seria como uma pomada genérica, à qual se pode adicionar substâncias terapêuticas, para então aplicá-la no trabalho — um toque básico veicula uma dada intenção, um determinado ritmo, permite lidar com cada camada orgânica específica e assim por diante. Dessa maneira o toque básico pode ter muitas funções, sendo considerado uma das principais técnicas de massagem mobilizadora.

Procedimento

O toque básico consiste em aplicar movimentos circulares ritmados a uma região específica do corpo do paciente, podendo ser realizado com as pontas dos dedos ou com a mão inteira. A forma de trabalho se assemelha a uma fricção, mas tem características próprias. No toque básico, a mão ou o dedo não perdem contato com o local trabalhado, não esfregam e nem deslizam. O deslizamento só é feito quando se passa de uma região a outra.

Variações de uso

1 - Ritmo

O ritmo do trabalho interfere no resultado. Se for acelerado, terá um efeito mais ativador e vitalizante. Nesse caso fala-se de um ritmo "vital", que pode ser utilizado nos casos em que se queira uma ação estimulante, que traga bem-estar, sem tanto risco de mobilizar conteúdos psíquicos e emocionais. Esse ritmo costuma trazer o paciente para o aqui e agora, para o contato com o corpo e o momento presente. Evoca, geralmente, mais sensações do que emoções ou conteúdos inconscientes.

Um ritmo lento, chamado de "oceânico" ou "dinâmico", propicia em geral um desligamento do mundo externo e um maior contato com a vida interior, facilitando estados regressivos ou oníricos. Pode ocasionar também mobilização de material recalcado. É comum o paciente relatar uma sensação de moleza e/ ou derretimento ao final.

Entre o ritmo muito rápido e o muito lento existem muitos graus intermediários possíveis. Pode-se dizer que para cada pessoa, em cada região do corpo trabalhada, há um ritmo que produz o melhor efeito. Cabe ao terapeuta pesquisar com sensibilidade para sintonizar a necessidade específica da pessoa atendida naquele determinado momento.

2 - Camada

Uma das vantagens do toque básico é que ele permite abordar diversas camadas do organismo. É fundamental que o terapeuta saiba exatamente em qual deseja trabalhar, pois o efeito pode ser muito diferente conforme a camada massageada.

Um trabalho na pele, normalmente, é prazeroso e bem recebido, trazendo uma percepção dos contornos do corpo, com efeito integrativo e estruturante. Pode haver também um efeito de *holding*, de proteção e cuidado.

Ao se trabalhar no tecido subcutâneo é possível atingir um tipo de couraça do tecido conjuntivo que Gerda Boyesen denominou "couraça tissular". Nesse caso, o paciente, muitas vezes, relata a sensação de estar sendo atingido mais profundamente em termos psíquicos, geralmente quando vêm à tona elementos inconscientes. Em outros pacientes, no entanto, o efeito poderá ser estruturante e não tão mobilizador.

O trabalho sobre a couraça muscular é feito em níveis diferentes, dependendo da necessidade do paciente. Tradicionalmente trabalha-se diretamente sobre o músculo, pressionando e soltando ritmicamente para obter um relaxamento, o que costuma ter um grande efeito, tanto em termos de bem-estar como de liberação de bloqueios. Uma alternativa consiste em realizar o toque básico apenas na fáscia muscular, ou, como Gerda Boyesen dizia, na membrana, que é a bainha de tecido conjuntivo que recobre o músculo e que ela trabalhava frequentemente em seus atendimentos, devido ao seu potencial terapêutico.

Esse trabalho também pode ser feito sobre os ossos e o periósteo, como está descrito no item "Massagem no Periósteo".

3 - Intenção

O resultado de um tratamento é muito influenciado pela intenção que o terapeuta coloca no momento da massagem. O paciente percebe e reage, consciente ou inconscientemente, e isso pode determinar o rumo que o caso vai tomar. As intenções podem variar bastante, então os resultados serão bem diferentes. Entre outras tantas, podemos citar: a intenção de cuidado materno, uma tentativa de acordar alguém que "dorme ao longo da vida", a intenção de encorajar a expressão de algo guardado, ou, ainda, de aplicar um bálsamo que aliviará uma dor — são apenas alguns exemplos, e as possibilidades são infinitas.

4 - Local

Cada pessoa tem áreas em que o toque é bem-vindo e outras em que isso não ocorre. A manobra e a pressão aplicada também podem variar conforme o local trabalhado. Há lugares do corpo em que acontece o contato pessoal, ou seja, onde se pode encontrar a pessoa, e outros que estão fechados à interação. O tempo durante o qual uma área específica está disponível para o contato também deve ser levado em conta: certas regiões pedem um contato breve, enquanto em outras o massagista pode se demorar mais.

***

Massagem Peristáltica

Essa massagem procura criar um espaço seguro e de relaxamento, possibilitando ao paciente um estado mais propício ao contato com seus sentimentos, facilitando uma maior entrega ao processo terapêutico.

Busca-se o toque que tem como efeito a produção de ruídos detectados através de um estetoscópio, colocado sobre o abdome do paciente. O terapeuta se guia por esses ruídos abdominais, que decorrem do peristaltismo e indicam o predomínio do ramo parassimpático do sistema nervoso autônomo.[13]

O trabalho é realizado em busca do que chamamos de "chaves", ou seja, a procura de pontos específicos e maneiras de tocar (ritmo, camada e intenção) que promovam a abertura do peristaltismo.

Em Psicologia Biodinâmica, costuma-se dizer que o peristaltismo está fechado ou aberto, respectivamente, na ausência ou presença de ruídos. Por outro lado, quando ele já está aberto, busca-se

---

13 Mais informações sobre as dinâmicas fisiológicas envolvidas nesse processo em outros textos deste livro: *Psicofisiologia da Massagem* (Rocilda Schenkman) e *Tocar o corpo para ouvir a alma* (Ricardo "Guará" Amaral Rego).

direcionar o trabalho de modo que os ruídos fiquem mais intensos, líquidos, constantes e fluentes.

Podem ser necessárias várias sessões para que o paciente atinja o estado de segurança e relaxamento propício para a abertura do peristaltismo. É possível, também, que ele esteja sentindo um grande bem-estar, vivenciando ondas de prazer em seu corpo, profundamente relaxado, sem que se perceba sons pelo estetoscópio. Por isso é importante que o terapeuta não se torne obcecado pela produção de sons e observe outras respostas do paciente, como respiração, cor da pele, expressão facial, temperatura do corpo, movimentos, falas ou ab-reações. É preciso paciência e tranquilidade, ou seja, capacidade de espera do terapeuta para que o paciente atinja o estado ideal.

Procedimento

Não existem manobras específicas obrigatórias numa massagem peristáltica. Para cada pessoa, em cada momento da terapia, existem manobras e tipos de toque em determinadas áreas do corpo que resultarão no efeito desejado. O terapeuta busca as chaves num processo de tentativa e erro, guiando-se pela leitura corporal, por sua intuição, pelos relatos do paciente e pela ressonância/ contratransferência. Não é obrigatório que a massagem abranja todo o corpo. Muitas vezes, permanecer num único local é o mais efetivo. De certo modo, qualquer massagem que promova a abertura do peristaltismo pode ser chamada de massagem peristáltica. Podemos utilizar a Massagem de Extremidades, Massagem Colônica, Massagem no Periósteo ou Massagem Sintomática.

Queremos destacar alguns procedimentos padronizados que, geralmente, induzem a abertura do peristaltismo:

1. Trabalho na couraça tissular: procedimento feito no sentido de dissolver as bolsas resultantes do acúmulo de líquido no tecido subcutâneo. Para tal, faz-se o toque básico no ritmo adequado ao paciente. Esse mesmo procedimento

pode ser feito através de um toque em direção às extremidades, com a intenção de escoamento.

2. Trabalho nos membros inferiores: utiliza-se o toque básico começando a massagem no joelho e percorrendo-se toda a extensão da tíbia (canela) e continuando pelo dorso do pé até o hálux (dedão).

3. Trabalho na cabeça do paciente: para fazer essa massagem, o terapeuta coloca o paciente em decúbito dorsal e senta-se à sua cabeceira. Vira sua cabeça gentilmente, colocando-a de lado sobre uma de suas mãos, e com a outra mão faz o toque básico na área exposta, percorrendo, lentamente, todas as reentrâncias e saliências, em um trabalho conhecido como manobra das montanhas e vales. Ao terminar o trabalho de um lado, repete o mesmo procedimento do outro lado da cabeça.

Observação: O nome "Massagem de Escoamento" ou "Esvaziamento" [no original inglês: emptying] tem sido usado para designar tanto a massagem peristáltica em geral quanto alguns procedimentos específicos (por exemplo, massagem nas bolsas de líquido ou na região da tíbia).

***

Massagem Colônica

Essa é uma das principais massagens utilizadas para abertura do peristaltismo. É denominada "colônica" porque trabalha sobre o cólon, que é a principal parte do intestino grosso, ativando o funcionamento do mesmo e a eliminação das fezes. Também regulariza o tônus dos órgãos internos, principalmente dos intestinos. Essa massagem também tem grande importância na respiração, pois trabalha com dois dos principais grupos de músculos envolvidos, ou seja, o diafragma e os músculos abdominais, diminuindo a tensão em ambos.

Procedimento

Essa massagem é feita com o paciente em decúbito dorsal, usando-se pequena quantidade de óleo. É composta de quatro partes, que devem ser aplicadas em sequência. Ao passar de uma parte para outra deve-se, de preferência, conservar uma das mãos em contato com o paciente.

1ª Parte

O terapeuta se coloca do lado direito do paciente e, usando as duas mãos (uma sobre a outra), toca o epigástrio (também chamado de "boca do estômago") com a ponta dos dedos. Prestando atenção à respiração do paciente, durante a expiração faz um deslizamento, com firmeza, acompanhando o músculo reto abdominal, até chegar perto do umbigo. O movimento começa no início da expiração e termina quando esta finalizar. No final dessa etapa deve-se retirar a mão com pressão forte e rápida. Esse deslizamento é repetido três ou quatro vezes.

2ª Parte

Em sequência, coloca-se as duas mãos, separadas, sobre a caixa torácica do paciente, de tal modo que os polegares se posicionem abaixo das costelas inferiores, na altura da inserção das costelas com o osso esterno. Faz-se três ou quatro deslizamentos firmes, com os dois polegares, simultaneamente. Os polegares deslizam até logo abaixo do rebordo costal, do centro para as laterais. Ao terminar, retira-se as mãos com o mesmo toque forte e rápido feito no final da 1ª parte.

3ª Parte

O terapeuta continua do lado direito e trabalha no flanco (cintura) do lado esquerdo do paciente. Coloca uma das mãos (por exemplo, a direita) o mais próximo possível da coluna vertebral e faz um deslizamento firme que percorre a cintura chegando perto do umbigo. Antes mesmo de retirar a mão direita, já coloca a mão esquerda na mesma posição, perto da coluna, e faz um segundo deslizamento percorrendo o mesmo caminho, e vai assim alternando as duas mãos em movimentos contínuos. Repete esses movimentos por volta de vinte vezes. Em seguida, faz três ou quatro movimentos, também alternando as mãos, acompanhando agora a linha da última costela, iniciando perto da coluna vertebral e terminando próximo à linha central do tronco. Dando continuidade, faz dez ou mais deslizamentos acompanhando o osso ilíaco, sempre partindo da região próxima à coluna e terminando próximo à linha central. Para finalizar, repete por dez vezes os deslizamentos feitos na área central do flanco. Todos esses deslizamentos devem ser firmes, feitos de forma contínua e realizados com um ritmo constante.

Em seguida, o terapeuta muda de lado, posicionando-se do lado esquerdo do paciente, e trabalha então no seu flanco direito, da mesma maneira que trabalhou no flanco esquerdo, com a seguinte diferença: quando estiver trabalhando ao longo da linha da última costela, deverá fazer ao redor de dez deslizamentos (no lado esquerdo ele fez 3 ou 4). E quando estiver trabalhando ao longo do osso ilíaco ele deve fazer 3 ou 4 deslizamentos (no lado direito fez ao redor de 10).

A razão pela qual se inverte o número de deslizamentos quando se trabalha sobre o flanco direito do paciente é que sempre devemos acompanhar o sentido do bolo fecal no intestino grosso, sobre o qual estamos trabalhando, isto é, sempre trabalhar a favor da corrente e nunca contra. Fazemos então maior número de deslizamentos a favor da corrente e menor número contra. O bolo fecal sobe pelo cólon ascendente (que se situa do lado direito) e desce pelo cólon descendente (que se situa do lado esquerdo).

4ª Parte

Nessa parte da massagem o terapeuta se coloca do lado direito do paciente, e trabalha sobre o abdômen, tomando cuidado para somente tocar as partes moles. Estende ambas as mãos sobre o abdômen encostando a mão de cima logo abaixo do último par de costelas e a mão de baixo logo acima do púbis. Faz dez ou mais deslizamentos circulares, firmes e amplos, sobre a barriga, usando o umbigo como centro. Os deslizamentos são feitos no sentido horário, ou seja, acompanhando o sentido de funcionamento do intestino grosso (cólon ascendente, cólon transverso e cólon descendente).

Deve utilizar as duas mãos inteiras, de tal modo que sua mão direita não saia do contato com o corpo do paciente. A mão esquerda deve acompanhar a mão direita, provocando uma torção, e só deverá sair do contato com a barriga do paciente para cruzar sobre a outra e continuar o movimento.

Para finalizar, faz um deslizamento do osso esterno até o umbigo e com as duas mãos um deslizamento acompanhando o último par de costelas.

Algumas considerações

Essa massagem não é indicada durante a gravidez e em pacientes considerados *borderline*. Em casos de mioma, gastrite, úlcera péptica ou colite os toques devem ser leves.

Em casos de obstipação intestinal, pode-se, além da massagem normal, acrescentar uma fricção circular com o punho, em sentido horário, acompanhando o trajeto do intestino grosso.

Se ao final da Massagem Colônica o paciente sentir um peso na cabeça, uma possibilidade para que ele melhore é fazer em seguida a massagem de extremidades.

***

Massagem de Extremidades

Essa massagem é realizada na cabeça, nas mãos e nos pés — portanto, como o nome indica, nas extremidades do corpo, e prioriza o trabalho nos ossos e nas articulações. É uma forma de massagem peristáltica cuja principal finalidade é abrir o peristaltismo. Por esse motivo, deve ser usado um estetoscópio pousado no ventre durante sua aplicação, para monitorar os ruídos peristálticos. É usada em qualquer etapa do processo terapêutico.

Num primeiro contato com um paciente, nem todas massagens são recomendadas. Esta, no entanto, é uma técnica apropriada para esse momento, devido às suas características peculiares, ou seja: pode ser efetuada com o paciente vestido, e as regiões trabalhadas apresentam menos restrições ao toque do que outras áreas do corpo.

Procedimento

Essa massagem é realizada com o paciente deitado em decúbito dorsal. Quando, no entanto, houver alguma restrição a essa posição, pode-se optar por massagear as mãos e os pés quando o paciente ainda estiver sentado.

Massagem na cabeça

Para realizá-la, o terapeuta se coloca atrás da cabeça do paciente. Utilizando a ponta dos dedos, faz movimentos suaves, redondos e ritmados (movimentos do toque básico). Percorre, massageando, toda região do couro cabeludo, num movimento contínuo, sem tirar os dedos do local que está sendo massageado. Deste modo, toca as reentrâncias e saliências[14] de todo o couro cabeludo, sem retirar as mãos da cabeça do paciente.

Massagem nas mãos

Para massagear as mãos do paciente, o terapeuta se coloca ao seu lado. Faz o trabalho completo em uma das mãos e depois na ou-

---

14 Gerda Boyesen referia-se a este tipo de trabalho como "tocar as montanhas e vales" [hills and valleys] da cabeça.

tra. Com sua mão em forma de pinça, inicia massageando os dedos do paciente, dando especial atenção às articulações e aos ossos. Sempre em movimentos circulares, depois dos dedos trabalha o dorso e a palma da mão simultaneamente. Para finalizar, ainda com seus dedos em pinça, fricciona a mão do paciente, começando na base dos metacarpos, deslizando até a ponta de cada um dos dedos.

Outras manobras que podem ser feitas na mão:

1. Girar os dedos ao longo do seu eixo.

2. Fazer movimentação passiva nos dedos e na mão.

3. Segurar o punho com uma das mãos e com a outra fazer alongamentos, puxando pelas pontas dos dedos.

4. Fazer deslizamento com pressão forte nos sulcos inter-
-ósseos, começando na base do metacarpo e finalizando no espaço entre os dedos.

5. Fazer movimentos circulares na palma da mão do paciente com a eminência tenar (o gordinho da mão) do terapeuta.

Massagem nos pés

O terapeuta se coloca de frente para os pés do paciente e adapta para os pés as mesmas manobras feitas nas mãos. Faz o trabalho completo em um dos pés e depois no outro. Pode complementar a massagem realizando os seguintes procedimentos:

1. O terapeuta pressiona ao longo de toda a sola do pé do paciente utilizando seus polegares, enquanto os outros dedos repousam sobre o dorso do pé.

2. Usa uma das mãos para espremer o pé, como se torcesse uma roupa molhada.

3. Faz um amassamento no pé da seguinte maneira: fecha a mão, e com a superfície plana do punho cerrado pressiona contra o meio da sola, enquanto a outra mão apoia o dorso do pé.

4. Coloca uma das mãos sob o calcanhar enquanto a outra, apoiada na base dos dedos, faz movimentos circulares com o pé, ora para um lado ora para outro, girando assim o tornozelo.

5. Trabalha, em seguida, nos dois pés do paciente simultaneamente. Coloca os polegares no meio dos pés do paciente, um pouco abaixo dos dedos, o polegar direito no pé esquerdo e o polegar esquerdo no pé direito. Os pés são empurrados em direção à cabeça do paciente.

***

Massagem de Distribuição de Energia

Durante a prática dessa massagem é importante que o terapeuta conserve claramente a ideia de que deseja realizar uma distribuição da energia que se encontra em estase em determinado lugar. A finalidade é, portanto, retirar parte da energia do local em que está em excesso e levá-la para onde ela está em falta. A energia fica em excesso em determinados lugares porque foi estancada por barreiras, o que é comum acontecer, por exemplo, em articulações onde há estrangulamentos naturais. Pode-se, por comparação, pensar na imagem de um riacho onde pedras e depressões em seu leito estancam a água.

Considerações gerais

1. A direção da massagem é de cima para baixo e do centro para a periferia do corpo.

2. O deslizamento é feito em três níveis: um mais profundo, que atinge a musculatura, realizado, portanto, com maior pressão; em seguida, atinge o tecido conjuntivo, feito com uma pressão um pouco menor. O último nível é a pele, portanto o deslizamento deve ser bem

leve. Conforme o caso, pode-se acrescentar outras camadas, como o osso e o campo sutil. Se o terapeuta quiser trabalhar a região óssea, deverá fazê-lo antes de trabalhar a camada muscular, e o campo sutil deve ser trabalhado depois da pele.

3. Em grande parte da massagem efetuam-se deslizamentos com as duas mãos espalmadas e paralelas, abrangendo duas articulações: os deslizamentos iniciam-se acima da primeira e terminam após a articulação seguinte. Ao iniciar cada segmento, sempre que possível, e principalmente nos membros, realiza-se um amassamento com as duas mãos na região logo acima da primeira articulação, convidando a energia a se desprender daquele local e a movimentar-se seguindo a mão do terapeuta.

4. Em cada segmento do corpo, o deslizamento é realizado nos três níveis de pressão.

Sequência a ser seguida na massagem

1. Em decúbito dorsal
  A. No corpo como um todo

No lado direito

1. Do alto da cabeça, passando lateralmente pela orelha e terminando depois da articulação do ombro.
2. Acima do ombro até abaixo do cotovelo.
3. Acima do cotovelo até a mão, logo após o punho.
4. Acima do punho até a ponta dos dedos, fechando o circuito energético.
5. Do ombro até a coxa, logo abaixo do quadril; a mão direita desliza pelo centro do tronco e a esquerda desliza pela lateral do tronco. Podemos aqui efetuar uma variação: do ombro até abaixo da última costela e das costelas até a coxa, logo abaixo do quadril.
6. Da parte anterior da coxa (acima do quadril) até abaixo do joelho.

7. Acima do joelho até abaixo do tornozelo.

8. Acima do tornozelo até a ponta dos dedos, fechando o circuito.

No lado esquerdo

Repete-se desse lado toda a sequência feita do lado direito do paciente, adaptando a posição das mãos.

B. No rosto

O terapeuta se posiciona atrás da cabeça do paciente. Faz os deslizamentos simultaneamente nos dois lados do rosto, usando os polegares ou os demais dedos da forma que achar mais confortável:

1. Do centro da testa até a região do músculo temporal (acima da orelha).

2. Do alto do osso nasal até a região do músculo temporal, contornando a fissura orbital inferior.

3. Da base do osso nasal até a região do músculo temporal.

4. Do centro da mandíbula (queixo), subindo até o lóbulo da orelha.

C. No tronco

No lado direito

1. Do alto do esterno até o ombro.

2. Da base do esterno até a última costela flutuante.

No lado esquerdo

Repete-se desse lado o mesmo procedimento feito no lado direito.

2. Em decúbito ventral
A. Nas costas

Do alto da cabeça até o sacro, trabalhando com as duas mãos simultaneamente, o terapeuta desliza cada uma delas de um lado da coluna vertebral do paciente.

B. No corpo como um todo

Trabalho no lado direito

1. Do alto da cabeça até abaixo da articulação do ombro.
2. Acima do ombro até abaixo do cotovelo.
3. Acima do cotovelo até a mão.
4. Acima do pulso até a ponta dos dedos.
5. Acima do ombro até o alto da coxa.
6. Do sacro até abaixo do joelho.
7. Acima do joelho até abaixo do calcanhar.
8. Acima do calcanhar até a ponta dos dedos.

No lado esquerdo

O terapeuta repete nesse lado o mesmo trabalho feito no lado direito.

∗∗∗

Massagem Orgonômica

O nome Massagem Orgonômica foi dado por ela ter sido inspirada na visão orgonômica de Reich sobre a couraça muscular. É particularmente benéfica para o tratamento da musculatura hipotônica e pode despertar e intensificar a libido. É uma massagem vitalizante.

Através dessa massagem, estimulamos a circulação sanguínea e as correntes energéticas do organismo. Sua aplicação se dá através de amassaduras fortes sobre todo o corpo, com um movimento de bombeamento, como se estivéssemos puxando a energia do centro para a periferia, incentivando assim o fluxo energético.

Procedimento

Essa é uma manobra que pode ser feita com o paciente vestido.

1. Paciente em decúbito ventral

O terapeuta se posiciona do lado direito do paciente e massageia o couro cabeludo usando os dedos, como se aplicando xampu. Inicia pelo topo da cabeça e move as mãos para baixo, com movimentos firmes, leves e circulares. Sem tirar as mãos do paciente, desce para o pescoço, realizando amassaduras rítmicas e pulsantes. Quando chega à base do pescoço ele continua o trabalho pelo lado direito do corpo, massageando o braço direito, agora de um modo mais forte, utilizando as duas mãos, com os dedos posicionados na direção da cabeça do paciente. Com movimentos firmes de amassadura, prossegue do ombro até as pontas dos dedos.

A massagem deve ser feita com as mãos abertas, e não deve negligenciar nenhum ponto onde houver musculatura. A pressão aplicada transmite a intenção de trazer energia dos ossos para a superfície. O deslizamento só é realizado quando se muda a região trabalhada.

Em seguida, trabalhando ainda do lado direito, o terapeuta volta ao ombro e a partir dali massageia descendo pelas costas, pela região lombar, glúteos, coxa, panturrilha, pé, até as pontas dos dedos dos pés. Essa amassadura deve ser firme, como se estivesse amassando pão. Ao longo de todo o trabalho, o bombear das amassaduras deve ser rítmico e pulsante

O terapeuta faz mais uma vez a mesma sequência, do lado direito, a partir da cabeça, usando agora um ritmo mais acelerado. Ao terminar a massagem desse lado do corpo, pergunta ao paciente se ele sente alguma diferença entre o lado direito e o esquerdo. A resposta permite ao terapeuta ter uma ideia do efeito alcançado, e com base nisso, caso necessário, poderá repetir mais uma vez toda a sequência. De qualquer forma, a sequência completa não deverá ser feita mais do que três vezes.

Ao terminar o trabalho no lado direito, deve-se trabalhar da mesma maneira o lado esquerdo, e em seguida repetir a pergunta comparativa.

2 - Paciente em decúbito dorsal

O terapeuta se posiciona novamente do lado direito do paciente. Faz movimentos leves de fricção com as pontas dos dedos, começando no topo da cabeça e descendo para a fronte; prossegue pelo rosto, sempre do lado direito, indo até o queixo. Trabalha com o mesmo tipo de amassadura sobre a lateral do pescoço, evitando pressionar a garganta.

Massageia o ombro e o braço, indo até os dedos das mãos, mantendo a forma descrita no trabalho feito em decúbito ventral.

Partindo do ombro, indo para baixo, massageia a lateral do tronco, tomando cuidado especial com os locais mais frágeis, como o diafragma e abdome, e evitando tocar os seios. Ao trabalhar sobre o tronco, mantém uma das mãos em amassadura constante sobre a musculatura lateral, enquanto a outra mão trabalha sobre as regiões centrais. Continua trabalhando, de modo firme e constante, sobre a pelve, perna e pé, até a ponta dos dedos.

Ao terminar o trabalho no lado direito, faz a pergunta comparativa, e, se necessário, repete a massagem. Trabalha, em seguida, o outro lado do corpo, repetindo no final a mesma pergunta comparativa.

Contraindicações

Essa massagem não é recomendada para pacientes "nervosos", ansiosos ou agitados. Em dinâmicas histéricas, por exemplo, nas quais o paciente não tem capacidade de contenção da carga, pode provocar o aumento da angústia e das conversões. Pacientes com alto grau de angústia de prazer também podem se sentir incomodados com esse tipo de trabalho.

***

Massagem Hipotônica

Essa massagem é específica para se trabalhar hipotonia, devendo, portanto, somente ser efetuada nos músculos claramente identificados como hipotônicos. Ao descrevermos o procedimento, focalizaremos os músculos nos quais a hipotonia aparece com mais frequência. Porém, se algum destes músculos não estiver hipotônico, obviamente não necessitará da massagem.

Os músculos que mais comumente apresentam hipotonia são os das seguintes regiões: parte posterior dos braços, parte interna do antebraço, regiões laterais do tórax (logo abaixo das axilas), parte superior e interna das coxas. Outros músculos que também frequentemente apresentam hipotonia são os da região abdominal e o músculo peitoral maior.

Essa massagem também é recomendada para qualquer outro músculo do corpo que apresente hipotonia. Durante um atendimento, esse trabalho pode ser realizado em todos os músculos hipotônicos ou concentrado em apenas uma região.

Procedimento

O paciente deve estar deitado em decúbito dorsal.

1 - Com sua mão direita, o terapeuta levanta o cotovelo direito do paciente, de modo que o antebraço deste fique apoiado no seu. O braço do paciente deve estar bem relaxado.

Com a mão esquerda, ele faz um amassamento no músculo da parte posterior do braço (composta especialmente pela
cabeça longa do músculo tríceps). Em seguida ele puxa o
músculo de maneira firme, lenta e suave durante a inspiração
do paciente. Na próxima inspiração, puxa mais um pouco, e
mantém a tração por mais três respirações completas. A intenção deverá ser preencher essa musculatura com a energia
que estava retida nos ossos, e também trazer para o músculo
a energia que entra com a respiração. O terapeuta diminui
progressivamente a tração até que a massa muscular fique totalmente apoiada em sua mão, que deverá estar em concha. A
intenção agora é reter nesse local a energia mobilizada. Depois de três respirações completas, ele desliza sua mão para o
próximo segmento do braço e repete a operação pedaço por
pedaço, até completar toda a extensão.

2 - O terapeuta apoia o braço do paciente no colchão e
levanta o antebraço segurando a mão direita com sua mão
esquerda. Com a mão direita, segura e puxa a massa muscular
da parte interna do antebraço (composta principalmente pelo
músculo flexor ulnar do carpo e pelo músculo palmar longo). Repete-se o mesmo procedimento descrito acima para
o braço.

3 - Deve-se pedir ao paciente para comparar as sensações
no membro trabalhado e no não trabalhado. Em seguida,
todo o trabalho deve ser repetido no braço e antebraço esquerdo. Ao massagear o braço esquerdo, fica mais confortável
segurar o cotovelo do paciente com mão esquerda e trabalhar
a musculatura com a mão direita.

4 - O terapeuta fica atrás da cabeça do paciente e afasta os
braços dele do tronco, expondo as regiões das axilas. Desliza suas mãos por baixo dos ombros do paciente segurando a
massa muscular logo abaixo das axilas (composta principalmente pelo músculo grande dorsal e pelo músculo redondo
maior). Efetua o mesmo procedimento descrito anteriormente. Em seguida, trabalha, do mesmo modo, o músculo peitoral
maior de ambos os lados simultaneamente.

5 - O terapeuta ergue a perna direita do paciente e a mantém suspensa segurando-a com seu antebraço esquerdo, embaixo do joelho (jarrete). Com sua mão direita ele trabalha a massa muscular da região superior interna da coxa (composta principalmente pelo músculo grácil e músculo adutor longo). O trabalho nesse músculo é feito do mesmo modo descrito anteriormente.

6 - Antes de trabalhar a perna esquerda, deve-se pedir ao paciente para comparar as sensações na perna trabalhada e na não trabalhada. Dobra-se a perna esquerda do paciente, sustentando-a com o braço direito, e trabalha-se a massa muscular da região interna da coxa com a mão esquerda.

Considerações finais

Essa massagem é muito mais efetiva quando se presta atenção ao contato com o paciente. Muitas vezes a pessoa que habita aquele corpo se recolhe, como se estivesse escondida nas profundezas do organismo ou mesmo fora dele. A impressão transmitida ao terapeuta é que ficou ali uma massa inerte, uma carne desabitada, sobre a qual qualquer manobra será de pouco ou nenhum efeito. É preciso, então, trabalhar com intenção, encetando um diálogo não verbal no qual as mãos do terapeuta convidam o paciente a estar presente, num convite a que ele deixe sua "alma" encarnar na região que está sendo tocada.

O manejo da intenção no toque é muito importante nessa massagem, uma sutileza decisiva que depende da sensibilidade do terapeuta para se concretizar. Quando tocamos não só a carne, mas também a pessoa que mora nela, aí, sim, os resultados se mostrarão mais efetivos.

***

Massagem no Periósteo

Periósteo é uma bainha de tecido conjuntivo que reveste a superfície externa dos ossos. Esse revestimento está dividido em duas camadas diferentes: uma externa, densa e vascularizada, na qual se inserem os tendões e aponeuroses que conectam os músculos aos ossos; e outra interna, frouxa, que durante o crescimento dos ossos contém osteoblastos (células produtoras de tecido ósseo). A ligação do periósteo com o osso é feita através das fibras colágenas.

"Massagem no Periósteo" é o nome clássico do tratamento e assim foi mantido, apesar de estimular o osso como um todo, não só o periósteo. A manutenção do nome faz um certo sentido, pois as terminações nervosas estimuladas durante a massagem existem apenas no periósteo.

Procedimento

Essa massagem só tem efeito se aplicada nas regiões em que os ossos estão acessíveis ao toque. O terapeuta escolhe uma delas e massageia os ossos utilizando o toque básico, preferencialmente em ritmo lento. Ao terminar uma região, pode passar para outra continuamente, sem ter, no entanto, a preocupação de abranger todo o corpo em uma única sessão. Sua intenção deverá ser liberar a energia retida nos ossos trabalhados. A massagem apresentará melhores resultados se o terapeuta se guiar através dos sons peristálticos.

Vamos citar alguns ossos nos quais é possível a realização dessa massagem. São apenas alguns exemplos dentre todas as regiões ósseas que podem ser massageadas:

Nos membros superiores

1 - Úmero: osso longo do braço.
2 - Rádio: osso longo do antebraço, localizado no mesmo lado do polegar.

3 - Ulna: osso longo do antebraço que se localiza no mesmo lado do dedo mínimo.

4 - Mão: ossos do metacarpo e falanges, sendo mais fácil alcançá-los pelo dorso da mão.

Nos membros inferiores

1 - Fêmur: osso longo da coxa. A massagem é aplicável, de um modo geral, apenas na região do joelho.

2 - Patela: osso triangular chato que forma o capuz do joelho.

3 - Tíbia: osso longo, que pode facilmente ser sentido ao se apalpar a região frontal da perna.

4 - Fíbula: osso longo da perna, paralelo à tíbia e situado lateralmente em relação a ela.

5 - Pé: calcâneo, ossos do metatarso e falanges.

Finalidade

Em determinados casos, segundo Gerda Boyesen, a bioenergia pode ficar retida no tecido ósseo, e a finalidade da massagem seria fazer circular essa energia de forma que possa retomar seu fluxo e pulsações originais nos diversos tecidos. O resultado obtido é mais efetivo quando a massagem é feita nos ossos dos braços, antebraços e pernas, bem como nas articulações correspondentes. A energia assim liberada pode novamente fluir na musculatura destas regiões.

Em pacientes que apresentam imagem corporal fragmentada e pouco integrada, a aplicação da massagem nas articulações pode ajudar na construção de pontes e conexões que levem à integração física e psíquica.

Outra finalidade dessa massagem é aumentar a consciência do indivíduo em relação ao seu próprio esqueleto, o que ajuda a melhorar a postura e possui efeito estruturante em termos psíquicos.

***

Massagem Sintomática

A massagem sintomática exige mais uma compreensão da dinâmica psíquica do paciente do que uma especificação técnica. Por esse motivo, diferentemente das demais, não será feita a descrição de uma determinada técnica. A técnica usada poderá variar, sendo escolhida para aquele determinado caso e aquele momento específico.

Considerações gerais

Indica-se essa massagem quando o paciente apresenta um sintoma que supomos ser de origem emocional. Podemos pensá-la, inicialmente, partindo de uma visão psicanalítica na qual certos conteúdos são afastados da consciência por meio do recalque. Tais elementos inconscientes estariam na origem de sintomas físicos e emocionais, justamente o alvo desse tipo de massagem.

O terapeuta encontra-se na seguinte situação: um paciente apresenta certas queixas somáticas e emocionais que ele supõe serem derivados de conteúdos recalcados inconscientes. Buscará, então, através da massagem, levar o paciente a ter contato com o conteúdo inconsciente que está na origem do sintoma, o que poderá acontecer ao se dissolverem bloqueios e defesas somáticas como, por exemplo, a couraça muscular do caráter, a couraça tissular ou a couraça visceral. O fato de trazer consciência a determinadas regiões do corpo tem um papel importante, pois muitas vezes as sensações permitem um contato com os sentimentos, o que abre um canal de acesso aos elementos inconscientes. Quando o conteúdo que estava no inconsciente vem para a consciência, o sintoma geralmente desaparece.

O uso da intenção no toque é fundamental nesse processo, pois trata-se, na verdade, de um diálogo somático em que o terapeuta acompanha e incentiva o paciente a saber mais sobre si.

Outro modo de conceber o trabalho inerente a essa massagem é o ponto de vista energético. Nesse caso, o sintoma é visto como decorrência de um bloqueio da bioenergia, que pode estar em estase, em excesso ou em falta em determinada região ou órgão. Trata-se, então, de fazer essa energia circular e vitalizar o organismo. A ideia é que assim a causa do problema seria eliminada, resultando, portanto, no desaparecimento do sintoma.

Nesse caminho, a libido liberada pode se manifestar de diversas formas. Segundo Gerda Boyesen:

> Há quatro vias de descarga no canal alimentar (...). Duas vias ascendentes, que são a reação emocional pelo grito (via forte) e a palavra (via suave); e duas vias de descarga descendentes, uma sendo a diarreia (via forte) e a via suave o peristaltismo. (*Entre Psique e Soma*, p. 78).

A forma mais comum é o surgimento de uma ab-reação (via forte ascendente). Ocorre então uma expressão emocional (como choro ou acesso de raiva), acompanhada de relatos de uma situação mal resolvida do passado. Em certos casos a ab-reação pode não ocorrer, e a descarga acontecer pela via suave ascendente, com o surgimento de uma fala em que se relatam fatos de grande significação emocional. Em ambos os casos, um alívio concomitante do sintoma pode acontecer. Para esses dois modos de expressão, ab-reação ou fala, não é necessário o uso do estetoscópio para monitorar o peristaltismo.

Caso o terapeuta decida que a libido liberada seria melhor descarregada através do peristaltismo, obviamente o uso do estetoscópio será recomendado.

O trabalho pode ser feito prioritariamente na região do sintoma. Entretanto, em certos casos, pode ser melhor iniciar o tratamento em área diferente, antes da intervenção direta no local, o que propiciaria uma via de escoamento da energia retida no sintoma.

Em muitos casos, o sintoma desaparece de imediato. Em outros, há uma melhora progressiva, e o resultado só se definirá depois de algumas horas, ou mesmo dias. Ao se lidar com os sintomas, o sucesso pode ser parcial ou total; quanto maior o tempo decorrido desde a sua instalação, maior pode ser a dificuldade de lidar com eles. Além do fator psicodinâmico ou energético, a simples persistência do sintoma pode levar a uma inflamação ou dano tecidual, e desse modo, removida a causa, ainda seria necessário lidar com suas consequências orgânicas. Por exemplo, num torcicolo, depois de alguns dias já estará ocorrendo um processo inflamatório dos músculos e tendões afetados. Numa gastrite, pode haver comprometimento da mucosa do estômago e do duodeno.

Conclusão

Vimos então que um sintoma físico, que supomos ser de origem emocional, pode ser visto e tratado sob duas perspectivas básicas: a psicanalítica e a energética.

Na perspectiva psicanalítica, quando o paciente apresenta certas queixas somáticas e emocionais que o terapeuta supõe serem derivadas de conteúdos recalcados inconscientes, ele faria uma massagem que possibilitaria ao paciente entrar em contato com eles para eliminar os sintomas. Quando o paciente percebe que o terapeuta está disponível para acompanhá-lo, ajudá-lo a lidar com o que aparece, torna-se mais fácil desfazer o recalque, fazendo o sintoma desaparecer.

Quando a massagem é feita levando em consideração a perspectiva energética, o terapeuta deve ter em mente que em determinada parte do corpo existe um bloqueio energético que pode causar determinados sintomas. A massagem é feita com a intenção de desbloquear o caminho da energia para conseguir que esta circule, dessa forma eliminando o sintoma. Nesse caso, para alcançar o resultado desejado, o terapeuta se guiará pelos sons do estetoscópio.

Quer seja o tratamento feito sob uma ou outra perspectiva, a disponibilidade do terapeuta em receber e acolher qualquer manifestação que possa vir do paciente vai propiciar que o processo aconteça.

***

Tratamento do Biocampo Sutil [*light biofield*]

A região na qual se aplica esse tratamento tem sido chamada de "aura", "campo sutil" ou "campo energético", entre outras denominações. Na Psicologia Biodinâmica costuma-se falar em biocampo sutil [*light biofield*], um campo que iria além dos limites físicos, além da pele de uma pessoa. Presume-se que, se houver bloqueio energético nesse campo, a densidade energética ao redor do organismo tende a impedir a circulação da energia, podendo ocasionar desconforto ou sintoma físico e/ou psíquico.

A possibilidade de se obter resultados com esse tratamento é controversa; mas têm-se constatado, na prática, que faz sentido aplicá-lo. Há bons resultados clínicos, apesar de nunca terem sido pesquisados cientificamente, sendo possível que muitos aspectos possam algum dia ser contestados. Em razão dessas considerações, recomenda-se uma avaliação frequente e sistemática dos resultados do trabalho efetuado, ouvindo e observando atentamente o paciente durante e/ou no final do tratamento.

As manobras descritas neste capítulo fazem parte dos recursos usados na Massagem Biodinâmica. Optamos por apresentá-las em sua forma tradicional, deixando a cargo do leitor o uso de seu senso crítico para fazer as adaptações necessárias.

O uso do estetoscópio é de grande utilidade nesse trabalho, devendo-se, portanto, acompanhar os sons peristálticos durante a aplicação. O tratamento no biocampo sutil será mais efetivo com a peristalse aberta, e para isso é recomendável, muitas vezes, trabalhar-se antes o corpo físico, iniciando a sessão com uma Massagem Colônica ou de Extremidades, que geralmente abrem a peristalse.

Procedimento

Existem quatro tipos de manobras para se trabalhar a aura. Todos os movimentos, evidentemente, são desenhados no ar, a uma distância acima da pele que normalmente vai de 3 a 10 cm.

1 - Espirais

O trabalho com espirais no campo sutil é um convite para soltar a energia estagnada ou tirar seu excesso no local em que se estiver trabalhando. Para fazer uma espiral, o terapeuta desenha círculos no ar no ponto desejado, como que fazendo o ar girar. Depois de alguns movimentos circulares desse tipo, puxa a energia com os dedos em pinça, afastando sua mão e distanciando-a do corpo do paciente. A distância depende do tipo de espiral. Nas espirais curtas, o comprimento do desenho feito com os dedos em pinça vai até 10 cm; nas médias, de 10 a 30 cm; e nas espirais longas alcança mais de 30 cm. Quando termina de puxar, o terapeuta joga a energia para longe do corpo do paciente.

É importante que o movimento seja feito com a intenção de tirar o que está estagnado ou atrapalhando o fluxo naquela região. Na maioria das vezes, repete-se a manobra completa de 4 a 10 vezes; o número pode variar segundo o caso e os sons do estetoscópio. Ao se trabalhar bilateralmente, como no caso dos olhos e ouvidos, para realizar a manobra deve-se usar as duas mãos simultaneamente.

Ao realizar a espiral longa, o terapeuta acompanha os movimentos respiratórios do paciente: o movimento deve se feito lentamente, e então, provavelmente, a espiral ainda não estará completa ao final da inspiração. O terapeuta aguarda então a próxima inspiração de seu paciente para puxar mais, e assim sucessivamente, mantendo sempre o "fio esticado", até chegar à extensão que sentir como sendo apropriada. O comprimento máximo da espiral será o tamanho do braço do terapeuta.

As espirais curtas e médias são harmonizadoras e vitais. As mais longas têm um efeito mais psicológico, prestando-se, geralmente, a trabalhos de mobilização de conteúdos recalcados.

Locais onde se pode aplicar a manobra

Com maior frequência tiram-se as espirais do alto da cabeça (chacra coronário), dos olhos, ouvidos, nariz, boca, genitais, das articulações (especialmente as temporomandibulares), dos ombros, cotovelos, punhos e joelhos. Podem, no entanto, ser tiradas em qualquer outra região.

Existem locais dos quais não é recomendado tirar-se as espirais diretamente. Para se remover a energia ali estagnada deve-se deslocá-la para uma região próxima, onde então é feita a espiral para afastar a energia para longe do corpo. Alguns exemplos:

a - *testa, na região do chacra Ajna:* para se retirar a energia estagnada nessa região o terapeuta faz um movimento que se inicia na base do nariz, puxando a mão, arrastando a energia até o chacra Coronário (no alto da cabeça) e só então ele desenha as espirais curtas ou médias, conforme descrito acima; de outras regiões da testa pode-se tirar as espirais diretamente;

b - *garganta:* a energia aí estagnada é puxada para a boca ou para os ombros, onde são feitas as espirais;

c - *coração:* do coração tampouco se tiram espirais; o que se faz é conduzir a energia estagnada até os ombros ou até a boca, de onde são tiradas;

d - *sacro:* da região do sacro a energia é levada até a altura do ânus, onde são feitas as espirais;

e - *plexo solar:* não se tiram espirais do plexo solar, pois ele é um importante centro de conservação de energia vital.

Relação entre o trabalho com espirais e os conteúdos psíquicos

Nos últimos anos de sua vida profissional, Gerda Boyesen utilizou sistematicamente essa técnica de tratamento, realizando tipos variados de manobras e acessando conteúdos psíquicos diversos. Vem daí o conhecimento das associações feitas entre determinadas regiões e certos conteúdos, útil também para a compreensão dos conteúdos evocados e/ou mobilizados, quando se busca um efeito específico. Seguem-se alguns exemplos:

a - *no alto da cabeça:* pacientes com dificuldade de se entregar, de "derreter", se beneficiam de espirais tiradas no alto da cabeça;

b - *na testa:* aliviam-se os estados de confusão, os pensamentos repetitivos, o excesso de trabalho mental; ao se realizar o trabalho com as espirais nesse local, percebe-se um grande relaxamento, quando antes havia tensão;

c - *nos olhos:* o trabalho com espirais nessa região pode permitir que sejam acessadas tristezas antigas e dificuldades de contato com o outro;

d - *nos ouvidos:* trabalham-se as inibições introjetadas (em geral na infância) por meio de falas com significados coercitivos, que levaram à obediência e impediram a autoafirmação; esse trabalho pode afrouxar os excessos do superego e de autocontrole;

e - *na articulação temporomandibular:* trabalha-se nessa área a agressividade, a teimosia, os ressentimentos e os sentimentos de vingança;

f - *no nariz:* pode-se trabalhar a fixação anal e bloqueios sexuais;

g - *na boca:* pode-se ter acesso ao que não foi dito, às faltas afetivas mais primitivas;

h - *na garganta:* lida-se com os sons não expressos em geral, o bloqueio respiratório, a falta de espontaneidade e criatividade, as emoções engolidas;

i - *no coração:* pode-se acessar as mágoas, rancores, tristezas, sensações de opressão, de vazio.

j - *nos joelhos:* podem ser trabalhados os conflitos da adolescência, quando a autoafirmação foi tolhida ou dificultada nessa fase da vida;

k - *nos genitais:* acessam-se os bloqueios sexuais.

2 - Manobras libidinais

São utilizadas em pacientes que apresentam dificuldades em vivenciar o prazer. Deve-se lembrar também que essas manobras são realizadas a uma distância de 3 a 10 cm do corpo do paciente:

a - *Borboleta:* o terapeuta conserva a mão com a palma voltada para o corpo do paciente e abana os dedos indicador, médio, anular e mínimo unidos, deslocando o ar, fazendo um movimento semelhante ao "bater" de asas de uma borboleta; a manobra é feita principalmente nas regiões de grande hipotonia, como no tríceps, nas axilas e no peito, e é indicada para quem tem dificuldade de relaxar;

b - *Scooping (conchinha):* o terapeuta aplica em locais onde sente que a aura se apresenta muito densa, carregada ou contaminada; com a mão em concha, ele faz movimentos que permitem a retirada de algo dali; os movimentos são rápidos e contínuos.

3 - Palming (deslizamento):

O terapeuta faz deslizamentos com as mãos espalmadas, ao longo de todo o corpo do paciente ou em área específica. Harmoniza a aura, integra, dando sensação de contorno e limites. É uma manobra usada especialmente em pessoas dispersivas, com vazamento de energia. Pode trazer alívio e acalmar.

4 - Packing (percussão)

O terapeuta utiliza a mão aberta com a palma voltada para o corpo do paciente. Faz percussão, ou seja, dá batidinhas como se quisesse compactar a aura. Esse trabalho dá densidade à aura e fecha os chacras. É usado, após ab-reação, para fechar os buracos que podem se formar na aura. Também traz alívio, acalma e harmoniza. O movimento pode ser contínuo, ao longo de todo o corpo, ou em local específico. É especialmente indicada para a região do coração, quando se constata uma sensação de grande sofrimento no paciente.

Indicações Gerais

Uma das grandes aplicações da Massagem no Biocampo Sutil

é o trabalho com somatizações, que pode ser feito exclusivamente na aura ou como complemento de outras massagens, como por exemplo, na Massagem de Extremidades e na Distribuição de Energia.

O trabalho no biocampo sutil é recomendado para qualquer pessoa, mas pacientes com musculatura predominantemente hipertônica terão mais dificuldade em perceber o efeito do tratamento, pois sua energia encontra-se presa nos músculos. Nesses casos, será mais efetivo trabalhar-se os locais onde houver energia em excesso usando-se as espirais como complemento de outras massagens, tais como Escoamento, *Lifting* etc. Nas pessoas cuja musculatura é mais hipotônica, por outro lado, percebe-se um resultado melhor e com efeitos mais evidentes. Também nesse caso o trabalho pode ser conjugado ou complementado com outras massagens, como, por exemplo, a Massagem no Periósteo, a Massagem Hipotônica ou a Orgonômica.

Quando estamos trabalhando com reparações emocionais, o Tratamento do Biocampo Sutil muitas vezes é percebido como um procedimento curativo, trazendo profundo alívio e sedimentando a gratificante experiência de reparação.

***

Massagem de Bioliberação Dorsal

É uma massagem para combater o estresse, recomendada para se iniciar um tratamento, quando ainda não temos intimidade com o paciente. Pode, no entanto, ser feita em qualquer situação, sempre que se deseje diminuir o nível de estresse do paciente, pois não tem contraindicação.

Procedimento

É realizada com o paciente em decúbito ventral. O terapeuta coloca-se do lado direito do paciente e pede para que ele vire a cabeça para a esquerda. Com as duas mãos faz amassamento no músculo trapézio e na região do ombro, sempre do lado direito. Em seguida faz deslizamentos firmes nesse músculo, indo da nuca até o ombro, mantendo as mãos perpendiculares à pele do paciente. O contato é feito, portanto, com as bordas laterais das mãos, e não com as palmas. Deve-se fazer 10 ou mais movimentos alternando as mãos, de modo fluente e contínuo, e em seguida mudar de lado e repetir as mesmas manobras no lado esquerdo.

A seguir o terapeuta coloca-se atrás da cabeça do paciente. Utilizando os polegares das duas mãos, trabalha inicialmente do lado direito da coluna. Faz deslizamentos firmes, bem ao lado das vértebras, indo da nuca até o final do sacro. Esses deslizamentos devem ser curtos (cerca de 5 cm cada) e para realizá-los o terapeuta utiliza a lateral externa da polpa dos seus polegares, alternando as mãos a cada pequeno deslizamento. Com o polegar direito, faz movimentos de cima para baixo, e com o polegar esquerdo (pouco acima de onde terminou o outro deslizamento) faz movimentos em semicírculo do centro para fora. Ao terminar o deslizamento com o dedo esquerdo, inicia o deslizamento com o dedo direito antes que o tecido volte à posição original, de modo que o trabalho vá descendo progressivamente, sem quebra do contato. Ao fazer esses deslizamentos, o terapeuta deverá ter em mente a seguinte intenção: o polegar que desce libera "o que está preso", e o polegar que puxa para o lado limpa e elimina "o que foi liberado". A manobra é realizada duas vezes seguidas.

Em seguida, o terapeuta repete o mesmo procedimento (também por duas vezes) em uma linha paralela à anterior, situada mais ou menos 2 cm para fora. Caso julgue adequado, pode ainda fazer a mesma manobra (também por duas vezes) em outra linha paralela ainda mais externa, a 2 cm da anterior.

Ao terminar o trabalho do lado direito, repeti-lo do lado esquerdo do paciente, só que agora o polegar esquerdo do terapeuta faz movimentos de cima para baixo, e seu polegar direito movimentos do centro para fora.

Para finalizar, coloca-se as mãos espalmadas, uma em cada lado da coluna vertebral, e faz-se um deslizamento firme, indo dos ombros até o osso sacro, sendo o movimento feito durante a expiração do paciente. Ao chegar à altura do sacro, deve-se apoiar sobre ele as mãos uma sobre a outra, pressionando o osso e empurrando-o na direção dos pés. Permanecer segurando o sacro nessa posição durante duas ou três respirações completas do paciente. A seguir, separar as mãos e, com as pontas dos dedos, durante a inspiração do paciente, fazer um deslizamento firme nas laterais das costas, indo para cima, até as axilas.

Todos esses movimentos que fazem parte da finalização devem ser repetidos duas vezes.

∗∗∗

Massagem nos Músculos da Respiração

Os principais músculos envolvidos na respiração são o diafragma e os intercostais. Porém, muitos outros[15] participam ou podem participar do esforço respiratório, especialmente na respiração profunda. O objetivo dessa massagem é possibilitar um fluxo respiratório adequado. Ela libera os bloqueios que possam existir, provoca a dissolução da couraça muscular que impede a expressão das emoções e proporciona um aumento da oxigenação.

Um fluxo respiratório adequado gera uma respiração em ondas harmoniosas, ininterruptas e espontâneas. A respiração profunda tem como efeito uma melhor percepção das sensações viscerais. Dessa forma, a paisagem corporal fica mais completa e nítida, trazendo ganhos importantes em termos de autoconhecimento e de contato com os sentimentos. Além disso, ocorre geralmente um aumento da vitalidade do organismo.

Nem todas as manobras devem ser realizadas numa mesma

---

15 Observação: para as pessoas que tiverem dificuldade em saber qual a posição dos músculos sobre os quais este trabalho é realizado, será de grande valia utilizar um *Atlas de Anatomia*. Recomendamos o *Anatomia: Manual para colorir*, de Wynn Kapit & Lawrence M. Elson. As pranchas recomendadas são as de número 26, 27, 28, 31, 32, 33, 70, 77 e 89.

sessão. As regiões e os músculos trabalhados devem ser escolhidos de acordo com a especificidade do paciente e do momento terapêutico, uma vez que, ao se trabalhar a respiração, age-se diretamente sobre as defesas da pessoa massageada.

Outras massagens descritas neste manual são também efetivas para lidar com bloqueios respiratórios e podem ser utilizadas com esse objetivo, sendo a Massagem Colônica indicada para se trabalhar com pacientes rígidos. Para as pessoas que apresentam baixa carga energética e limites egoicos frágeis, com excessiva facilidade de liberação emocional, recomenda-se utilizar os Toques de Sustentação.

Procedimento

Massagens com o paciente em decúbito ventral

1 - Deslizamentos amplos nas costas

a - o terapeuta posiciona-se do lado esquerdo do paciente e coloca as palmas das mãos em contato com o seu corpo, no meio das costas, sobre as quais desenha um X deslizando a mão direita em direção ao ombro direito, enquanto a esquerda desliza para o lado esquerdo do quadril. Sempre deslizando, as mãos retornam ao centro das costas. Em seguida ele desliza a mão esquerda em direção ao ombro esquerdo, enquanto a direita desliza para o lado direito do quadril. Repete essa manobra algumas vezes,[16] sempre com pressão firme e ritmo constante.

b – o terapeuta continua do lado esquerdo do paciente e coloca a mão esquerda próxima ao lado esquerdo da coluna na região da 7ª cervical, e a mão direita na mesma altura, do lado direito da coluna. Desliza simultaneamente as duas

---

16 Esta forma de realizar a manobra prioriza um efeito de percepção de contorno. Pode ser feita com o efeito de espalhar, distribuir as tensões, e nesse caso as mãos não voltam deslizando ao centro.

mãos, desenhando amplos círculos que vão da região próxima à coluna até as laterais das costas. Os círculos que se sucedem vão sendo feitos cada vez mais para baixo, até chegar ao sacro. Ao realizar cada círculo o terapeuta conserva o mesmo ritmo, sem perder o contato com as costas do massageado. Deve-se repetir a manobra algumas vezes.

2 - Amassamento nos músculos grande dorsal e trapézio

O terapeuta mantém-se ao lado do paciente e faz amassamentos com as palmas das mãos, uma de cada lado da coluna, percorrendo toda a porção posterior do tórax e abrangendo a região ocupada pelos músculos grande dorsal e trapézio. Ao executar o amassamento, faz também uma suave pressão sobre as costelas, com a finalidade de provocar uma expiração mais prolongada. Repete-se o procedimento algumas vezes, ritmicamente. Os pacientes hipertônicos, ou os que apresentam dificuldades para expirar, podem se beneficiar muito dessa manobra. Nesses casos, portanto, indica-se um maior número de repetições. Por outro lado, nos pacientes hipotônicos é melhor repeti-lo poucas vezes.

3 - Fricção nos músculos intercostais

O terapeuta usa as polpas dos dedos para friccionar o espaço entre as costelas, detendo-se onde encontrar "nós" de tensão. Pode friccionar um lado de cada vez ou os dois lados simultaneamente.

4 - Deslizamentos nos músculos intercostais

Em pé ao lado do paciente, o terapeuta apoia uma mão sobre a outra e encaixa os dedos da mão que estiver em contato com o paciente nos espaços entre as costelas. Partindo da região o mais próximo possível da coluna, desliza em direção à lateral do tronco, percorrendo toda a área das costelas. Faz esses deslizamentos por duas vezes, depois vai para o outro lado do paciente e repete todo o procedimento.

5 - Fricção nos músculos romboides maiores

Ao lado do paciente, o terapeuta faz fricção na região compreendida entre a escápula e a coluna. Em seguida, leva a mão do paciente até apoiá-la nas costas, flexionando delicadamente o cotovelo. Essa posição do braço do paciente permitirá uma fricção mais profunda da região trabalhada, principalmente se o terapeuta liberar a escápula, elevando o ombro. Pode-se também aproveitar essa posição para se efetuar amassamentos no músculo serrátil e na porção do músculo redondo maior que fica próxima da axila. Repetir a mesma manobra do outro lado.

6 - Fricção na musculatura paravertebral

O terapeuta faz pequenas fricções, com as polpas dos dedos, bem próximo à coluna, principalmente na região onde se insere o diafragma (dorsal baixa e lombar alta).

7 - Compressão rítmica da caixa torácica, acompanhando a respiração

O terapeuta apoia as duas mãos, uma de cada lado da coluna do paciente, e enquanto ele expira faz pressão várias vezes, ritmicamente, forçando a expiração. Inicia a manobra na altura das escápulas e a repete ao longo da coluna torácica. É muito importante que as mãos do terapeuta estejam posicionadas nas laterais da coluna, e nunca sobre a mesma.

8 - Deslizamento geral

Para finalizar a massagem da parte posterior, o terapeuta faz um deslizamento geral nas costas.

Massagens com o paciente em decúbito dorsal

1 - Trabalho nos músculos do pescoço

Colocando-se atrás da cabeça do paciente, o terapeuta faz as seguintes manobras:

1 - deslizamento nos músculos esternocleidomastoideos;
2 - fricção leve nos músculos escalenos;
3 - deslizamento leve, indo do osso hioide em direção à lateral, contornando a porção inferior da mandíbula.

2 - Trabalho nos músculos do tórax

Observação: em todas as manobras a seguir, não se deve tocar a região dos seios.

1 - deslizamentos amplos no tórax
O terapeuta posiciona-se ao lado do paciente para realizar as seguintes manobras:

a - coloca as palmas das duas mãos sobre o osso esterno e desenha um X, deslizando a mão direita em direção ao ombro direito, enquanto a esquerda desliza pelo rebordo costal esquerdo. As mãos retornam ao osso esterno deslizando. Em seguida, a mão esquerda desliza em direção ao ombro esquerdo, enquanto a direita desliza ao longo do rebordo costal direito. A pressão exercida é firme, e o ritmo constante.

b - coloca as palmas das mãos sobre o osso esterno, de tal modo que as pontas dos dedos de uma mão toquem as pontas dos dedos da outra. Desenha então uma meia lua na metade esquerda do tórax: uma das mãos desce seguindo o rebordo costal, fazendo uma leve pressão em seu percurso, enquanto a outra vai simultaneamente subindo pelo esterno e clavícula em direção ao ombro. Depois de realizar algumas vezes a manobra do mesmo lado, repete todo o procedimento do outro, adaptando a posição das mãos.

Observação: ao deslizar sobre o rebordo costal é importante que o movimento abranja a região abaixo da última costela, onde ocorre a inserção do músculo diafragma.

2 - trabalho sobre os músculos intercostais

Quando o terapeuta estiver do lado esquerdo do paciente, irá trabalhar seu lado direito, e vice-versa. Ele realiza as seguintes manobras:

a - fricção num dos lados do tórax, primeiro na região acima dos seios, depois abaixo dos mesmos. Utiliza a polpa dos dedos para massagear os músculos que se encontram entre as costelas.

b - continuando do mesmo lado, apoia uma de suas mãos sobre a outra, encaixando os dedos da mão que estiver em contado com o paciente nos espaços entre as costelas. Faz um deslizamento, partindo da região o mais próximo possível do osso esterno e indo em direção à lateral do tronco, abrangendo toda a área das costelas. Faz a manobra duas vezes.

c - o terapeuta muda de lado e faz a mesma fricção e o mesmo deslizamento descritos nos dois itens anteriores.

3 - Deslizamentos no músculo diafragma

O terapeuta utiliza a polpa dos dedos para fazer deslizamentos ao longo da parte interna do rebordo costal, durante a expiração do paciente.

4 - Amassamento nos músculos peitorais

Para realizar essa manobra, o terapeuta coloca-se atrás da cabeça do paciente, podendo trabalhar simultaneamente dos dois lados ou cuidar de um lado de cada vez.

5 - Deslizamento suave no tórax

Esse movimento deve ser feito com intenção de harmonização.

3 - Trabalho nos músculos do abdômen

1 - Deslizamento em leque

O terapeuta coloca-se do lado direito do paciente e apoia os dedos indicador, médio e anular da sua mão direita na região epigástrica do paciente (final do esterno e início da última costela flutuante). Coloca a mão esquerda sobre a direita de tal modo que os mesmos dedos ajudem a fazer uma pressão maior sobre a região. Apesar de a pressão ser realizada apenas com os dedos, toda a palma da mão direita estará em contato com o ventre do paciente.

Deslizar lentamente as mãos do epigástrio até o umbigo, sem chegar a tocá-lo. A mão que está embaixo permanece no local, enquanto a outra volta para o epigástrio. Em seguida, a mão que estava próxima ao umbigo pousa sobre a outra. Deslocar as mãos cerca de dois centímetros para a lateral esquerda do ventre e fazer um segundo deslizamento na direção do umbigo. Para um terceiro deslizamento, posicionar as mãos mais dois centímetros para a lateral, colocando-as exatamente abaixo da última costela. E assim sucessivamente ir deslocando as mãos, fazendo mais alguns deslizamentos até alcançar o flanco. Os deslizamentos são sempre de cima para baixo. Quando terminar, voltar ao epigástrio e repetir todo o procedimento, na mesma região, por duas vezes ou mais.

Ao concluir os deslizamentos, o terapeuta faz alguns amassamentos nos músculos que recobrem as últimas costelas do lado esquerdo. Este procedimento completo é indicado tanto para hipertônicos quanto para hipotônicos.

2 - Massagem Colônica

As manobras da Massagem Colônica também são muito úteis para se trabalhar a respiração através dos músculos abdominais, e o terapeuta poderá utilizá-la caso julgue adequado para o paciente e para aquele momento terapêutico.

***

Massagem Respeitando as Resistências (*Lifting*)

Lifting é o nome tradicional dessa massagem, mas achamos mais apropriado chamá-la de "massagem respeitando as resistências", pois descreve o que é mais essencial nessa técnica, ou seja, seguir o princípio de "fazer amizade" com a resistência.

O respeito à resistência desarma as defesas, pois sabendo que serão respeitados, o paciente e seu organismo cedem mais facilmente, abrindo mão da necessidade de controle. Usar essa manobra é um bom jeito de trabalhar a questão da entrega e confiança.

Procedimento

Ao fazer essa massagem o terapeuta deve estar o tempo todo atento ao menor sinal de resistência muscular à execução do movimento. O trabalho é feito focando as articulações, e pode ser realizado cuidando-se de uma região específica, de forma localizada, ou de um modo mais amplo, trabalhando-se sobre todas as articulações em uma só sessão.

O terapeuta faz uma movimentação passiva — um tipo de manobra em que o paciente não faz nenhum esforço voluntário, não conduz, não colabora e nem resiste em relação ao que é feito em seu corpo —, focalizando uma articulação de cada vez. Segura de maneira firme a região a ser trabalhada e a desloca no espaço, sempre em movimentos lentos, redondos e suaves, de modo a não causar medo ou desconfiança no paciente. Se houver resistência, o terapeuta para o movimento e leva a parte trabalhada na direção oposta.

Em cada articulação podem ser explorados todos os movimentos possíveis.

Normalmente, essa massagem é feita com o uso do estetoscópio sobre o ventre do paciente, mas pode ser feita sem ele. Muitas vezes não há ruído nenhum e mesmo assim ela pode ser muito efetiva.

1 - Trabalho nos membros superiores

O terapeuta apoia a mão do paciente em uma de suas mãos e com a outra faz o movimento de abrir e fechar os dedos do paciente, vagarosamente, prosseguindo nesse abrir e fechar até que não haja resistência alguma ao movimento e ele possa acontecer de forma fluida e com entrega.

Ao trabalhar a articulação do cotovelo, o terapeuta apoia o braço do paciente com uma das mãos, e com a outra movimenta o antebraço em várias direções, sempre vagarosamente e respeitando as resistências. O movimento pode abranger apenas a articulação do cotovelo, ou incluir também o punho e a mão, conforme as especificidades do caso.

Para trabalhar a articulação do ombro, da mesma forma que no caso do cotovelo, a manobra pode atingir só essa região ou ser realizada de forma que todo o membro superior seja movimentado.

2 - Trabalho nos membros inferiores

Os artelhos (dedos dos pés) são trabalhados do mesmo modo que os dedos das mãos. Ao se trabalhar a articulação do tornozelo, deve-se ter em mente que nessa articulação os movimentos são, por natureza, mais limitados.

No trabalho com as articulações mais acima, que pode abranger a manipulação das coxas e quadril, deve-se tomar cuidado no sentido de respeitar os pudores e limites de cada pessoa, evitando manobras que possam ser consideradas invasivas pelo paciente.

Para trabalhar a articulação do joelho, o terapeuta apoia a coxa do paciente com um dos seus braços ou a coloca sobre sua própria perna, se isso não for tido como invasivo pelo paciente. Com a coxa do paciente apoiada, movimenta a perna do mesmo em todas as direções que a articulação permite. Para trabalhar a articulação coxofemoral ele movimenta a perna do paciente como um todo, dando apoio ao joelho.

Ao trabalhar o joelho e a articulação coxofemoral, o terapeuta pode concentrar sua intervenção de modo a focar apenas uma articulação, ou pode realizar um movimento mais amplo, que abranja várias regiões ao mesmo tempo.

3 - Trabalho na cabeça

Para trabalhar a articulação do pescoço, o terapeuta se coloca atrás do paciente e apoia as mãos delicadamente sob sua cabeça. Faz movimentos, com a cabeça para cima, para baixo, e para os dois lados. Os movimentos, nesse caso, devem ser especialmente vagarosos, e, como em todas as demais regiões, deve-se respeitar as resistências.

Intenção

A intenção que o terapeuta deve colocar na realização dessa manobra, é não fazer nada que o paciente não permita, mesmo que ele não tenha consciência de que não está permitindo, realmente respeitar o "não" do corpo do paciente.

Muitas vezes o terapeuta sente o movimento ou articulação como se estivessem emperrados ou enferrujados. Pode ser útil pensar que está lubrificando essa articulação enferrujada; sua intenção ao fazer a movimentação será, então, a de injetar um fluido que lubrifica e permite soltar o fluxo.

Indicações e contraindicações

É um trabalho indicado quando se deseja aumentar a consciência corporal do paciente, especialmente aquela relativa a seus próprios bloqueios e tensões, sensações que ficam evidentes no decorrer de uma intervenção desse tipo, possibilitando ao paciente tomar posse do próprio corpo.

É muito útil para lidar com pessoas controladoras, que parecem estar colaborando quando recebem as massagens, mas, na verdade, não estão se entregando.

É, também, um dos recursos interessantes para se trabalhar sobre a hipertonia, possibilitando um afrouxamento da couraça muscular.

Uma possível contraindicação é para pacientes muito mobilizados, com pouca estrutura egoica ou vulnerabilidade aumentada. É uma massagem mobilizadora, portanto, pode não ser a melhor escolha se a intenção for harmonizar.

Conclusão

A principal finalidade desse trabalho é dissolver a couraça muscular. Além de proporcionar um relaxamento muscular profundo, ele também permite que venham à consciência do paciente seus próprios bloqueios e tensões.

***

Massagem Shantala para Adultos

Shantala é uma massagem que as mães indianas fazem em seus filhos diariamente. Frédéric Leboyer assim a nomeou em homenagem a Shantala, a mãe que o encantou enquanto desempenhava essa tarefa. Leboyer escreveu um livro sobre essa massagem e o ilustrou com fotos de Shantala massageando seu filho.[17] Aqui, trataremos de uma versão adaptada para adultos, indicada para pacientes que estejam excessivamente inundados por sentimentos, dificultando o fazer cotidiano e a tomada de decisões. É uma massagem que acalma e propicia a sensação de segurança.

Procedimento

Para fazer essa massagem, o terapeuta deverá manter as mãos untadas com óleo vegetal, apropriado para essa finalidade. Durante

---

17 LEBOYER, F. *Shantala: uma arte tradicional. Massagem para Bebês.* São Paulo: Ground, 1995.

todo o trabalho ele permanece com uma das mãos em contato com o paciente. Todas as manobras devem ser repetidas no mínimo por três vezes.

1 - Massageando o rosto

O terapeuta pede ao paciente para ficar deitado em decúbito dorsal. Ele então se posiciona atrás da cabeça e efetua as seguintes manobras:

a - a partir do meio da testa, faz um deslizamento com as pontas dos dedos, pressionando suavemente, até as têmporas.

b - retorna para o meio da testa e faz um deslizamento contornando os olhos;.

c - posiciona os polegares nos cantos internos dos olhos do paciente e segue as bordas externas do nariz, dirigindo-se para as comissuras da boca.

Observação: em todas manobras que se seguem, a pressão empregada pelas mãos do terapeuta deverá ser mais forte do que a usada no rosto.

2 - Massageando o tórax

O terapeuta continua posicionado atrás da cabeça do paciente, mas, se preferir, pode ficar ao seu lado, adaptando a posição de suas mãos para realizar as manobras:

a - colocar as mãos sobrepostas na região do peito, de modo que as pontas dos dedos toquem o epigástrio (boca do estômago) e a palma da mão repouse sobre o osso esterno; deslizar as mãos, lentamente, em direção aos ombros, passando pela região do músculo peitoral maior;

Observação: nessa manobra as mãos trabalham uma de cada

vez, alternadamente. Sempre que trocar de mão, o terapeuta conserva a primeira mão em contato com o corpo do paciente enquanto inicia o movimento com a segunda mão. Desse modo, uma das suas mãos está sempre em contato com o paciente

> b - a partir da crista ilíaca direita do paciente, deslizar lentamente a mão esquerda até o ombro esquerdo. Sem retirar a mão esquerda do ombro, iniciar o deslizamento com a mão direita a partir da crista ilíaca esquerda do paciente, indo até seu ombro direito; repetir a manobra com a mão esquerda, mantendo as mãos trabalhando desse modo uma depois da outra, alternadamente, como ondas. Deve-se manter um ritmo lento e perfeitamente uniforme do começo ao fim da massagem.

3 - Massageando o abdômen

O terapeuta posiciona-se do lado direito do paciente. Coloca as mãos na região central do abdômen, logo abaixo das costelas, de modo que fiquem paralelas e com os dedos voltados para as laterais do tronco. Desliza as mãos até a parte inferior do abdômen, uma depois da outra, em movimento contínuo, como se o estivesse esvaziando. Nesse movimento, o terapeuta pode utilizar os antebraços ao invés das mãos.

4 - Massageando os membros superiores

Braço

> a - o terapeuta segura o punho direito do paciente com sua mão direita. Com a mão esquerda faz um deslizamento, com pressão, do ombro até o punho. Para fazer esse deslizamento, sua mão esquerda circunda o braço do paciente em forma de bracelete (o polegar fica de um lado e os outros dedos do outro lado). Em seguida o terapeuta sustenta o mesmo punho do paciente com sua mão esquerda e usa a mão direita para

fazer um deslizamento na parte interna do braço, da axila até o punho, onde as duas mãos vão se encontrar. Repete algumas vezes a manobra no mesmo braço, e as mãos se revezam do alto do braço até o punho.

b - o terapeuta continua trabalhando o braço direito do paciente, usando agora as duas mãos, simultaneamente. Coloca uma ao lado da outra de modo que circundem o ombro para formar braceletes, realizando um movimento que desce até o punho. Ao longo desse trajeto, as mãos executam um movimento de rosca, uma em cada direção, como se torcessem o braço. Ao chegar ao punho as mãos voltam ao ombro, uma de cada vez (para não perder o contato com o corpo do paciente), e recomeçam juntas o movimento. Permanecer um tempo maior massageando o punho.

Mãos

a - usando seus polegares, o terapeuta faz pequenas fricções abrangendo toda a palma da mão direita do paciente;

b - repete a mesma manobra indo da base da palma até a extremidade de cada dedo;

c - apoia o dorso da mão do paciente em uma de suas mãos e com a outra faz deslizamentos lentos, da base da palma até a ponta dos dedos.

Observação: ao terminar o trabalho no lado direito, repetir as manobras (para o braço e a mão) do lado esquerdo.

5 - Massageando os membros inferiores

Pernas

a - o terapeuta faz um deslizamento na porção anterior da coxa e da perna. Uma das mãos desce da raiz da coxa até o tornozelo, pela parte lateral, e depois a outra desliza ao longo do mesmo percurso pela parte interna. Esse movimento é repetido pelo menos três vezes.

b - do mesmo modo feito no braço, o terapeuta trabalha na coxa e na perna, utilizando as duas mãos simultaneamente em movimento de rosca ou torção. Nesse caso, o bracelete não abrange toda a circunferência, restringindo-se à porção anterior dos membros inferiores. Fica mais tempo massageando o tornozelo. Quando o paciente estiver deitado em decúbito dorsal, o procedimento deve ser repetido na parte posterior das coxas e das pernas.

Pés

a - o terapeuta apoia ambas as mãos no dorso do pé e faz fricções com os polegares na planta do pé, indo do calcanhar para a extremidade de cada artelho.

b - apoiar uma das mãos no dorso do pé e deslizar a palma da outra mão na planta do pé do paciente, do calcanhar até as extremidades dos artelhos.

Observação: toda a sequência de manobras deve ser repetida no outro membro inferior.

6 - Massageando as costas

O terapeuta pede ao paciente que se deite em decúbito ventral, posiciona-se do seu lado esquerdo e realiza as seguintes manobras:

a - coloca as duas mãos paralelamente na altura da nuca, com os dedos voltados para a direita. Faz deslizamentos com as mãos espalmadas e dedos justapostos. Num movimento de vaivém, uma das mãos se desloca para a direita e a outra para a esquerda, conservando a mesma direção dos dedos. Mantendo esses movimentos, as mãos vão descendo progressivamente até chegar à região do sacro. Com o mesmo movimento vai subindo até as escápulas.

Esse ciclo é repetido algumas vezes, e sempre finaliza no sacro. O toque fica mais completo se abranger também a região dos glúteos. Entretanto, isso pode ser percebido como invasivo pelo paciente. O terapeuta deve avaliar, cuidadosamente, em que casos poderá ser benéfico incluir o toque nessa região.

b – posicionar a mão direita transversalmente nos glúteos do paciente ou na região do sacro (se for mais adequado para aquele paciente) e trabalhar com a mão esquerda. Deslizar essa mão, bem espalmada, percorrendo as costas do paciente, desde o alto até encontrar a outra, que está parada sobre os glúteos (ou sobre o sacro). Fazer o deslizamento três vezes, ao longo de três linhas, a primeira da nuca até o sacro e as outras duas de cada ombro até o sacro.

c - posicionar a mão direita no ombro direito do paciente e a esquerda no ombro esquerdo, e deslizar as duas mãos pelas costas e pernas, indo até os calcanhares.

***

Massagem Suave de Contorno e Limites Corporais[18]

Essa massagem tem a finalidade de favorecer os processos de integração psicossomática. É indicada quando se quer dar ao paciente continência, segurança e percepção do próprio corpo, especialmente dos seus limites.

Ao receberem essa massagem, muitos pacientes relatam sensações de tranquilidade, harmonia e vitalidade.

O trabalho é feito em consonância com o pensamento de Winnicott, no sentido de favorecer a sensação de que o psiquismo está habitan-

---

18 A sistematização desta massagem foi feita por Glória Cintra.

do o corpo (personalização, alojamento da psique no corpo). Assim, essa massagem tem momentos de *holding* (segurar) e *handling* (manejar).

Procedimento

Algumas observações importantes para realização das manobras que serão descritas:

1 - a qualidade do toque na massagem é fundamental. Não se usa óleo real, ele é imaginário. O terapeuta deve imaginar a textura de suas mãos como se fosse um óleo morno, que desliza com suavidade e lentidão viscosa, para dar a ideia de algo nem quente nem frio, com muito contato e aconchego. O movimento é suave e uniforme, com bastante aderência das mãos ao corpo do paciente.

2 - em geral, pelo menos uma das mãos do terapeuta deve estar em contato com o corpo do paciente. Uma das mãos pode, por exemplo, ficar parada na extremidade da articulação, enquanto a outra desliza, ou as duas mãos podem deslizar simultaneamente.

3 - o terapeuta deve procurar tocar cada estrutura corporal do paciente de uma extremidade a outra, isto é, tocar o segmento de ponta a ponta. Por exemplo, não tocar só no meio do braço do paciente.

4 - nas articulações, as mãos do terapeuta devem fazer pequenas paradas no movimento, para que o paciente sinta o contorno e os limites de cada parte de seu corpo. Seu toque deve ser presente e abrangente, e suas mãos devem se adaptar ao corpo do paciente de forma aconchegante.

5 - todas as manobras de deslizamento devem ser repetidas pelo menos três vezes.

6 - veremos, nas manobras descritas a seguir, que o terapeuta toca cada segmento separadamente, fazendo depois um toque global integrando as partes já massageadas, dando contorno ao corpo do paciente como um todo.

7 - todos os manejos descritos aumentam a percepção corporal, especialmente nas regiões tocadas.

A - Paciente em decúbito dorsal

1 - Massagem no pescoço e na cabeça

a - o terapeuta senta-se atrás da cabeça do paciente e introduz as mãos lateralmente em concha sob o pescoço (com os dedos perpendiculares à coluna). Dá suporte ao pescoço sem levantá-lo, permanecendo cerca de um minuto nessa posição.

b - conserva uma das mãos sob o pescoço e desloca a outra para a região occipital, permanecendo, também, cerca de um minuto nessa posição.

c - desliza as mãos de modo que a cabeça fique apoiada nelas de tal maneira que as pontas dos dedos toquem a região occipital do paciente, ficando os seus punhos próximos ao topo da cabeça. Depois de permanecer cerca de um minuto nessa posição, gira a cabeça de um lado para outro, algumas vezes, de forma extremamente lenta e suave. Durante esse movimento podem ser feitas pequenas trações na cabeça para alongar o pescoço. Espera-se, com essa manobra, que a respiração do paciente flua e que ele solte a cabeça nas mãos do terapeuta.

d - o terapeuta eleva a cabeça do paciente cerca de três centímetros e a retorna vagarosamente ao colchão. Faz isso três vezes. Antes de retirar as mãos, desliza-as de forma lenta e suave pela lateral da cabeça, indo até o topo.

2 - Massagem na face

a - com a mão direita, o terapeuta faz um deslizamento na porção lateral direita do pescoço, indo da junção do pescoço com o tronco até a testa, passando por trás da orelha do paciente. A mão esquerda apoia o outro lado da cabeça, para que ela permaneça imóvel durante a manobra.

b - faz a mesma manobra do lado esquerdo do paciente, alterando a posição de suas mãos (mão esquerda desliza enquanto a direita apoia).

c - usando as duas mãos simultaneamente, faz deslizamentos com a ponta dos dedos sobre cada lado do rosto do paciente, indo do centro para a periferia, desenhando seus contornos e seguindo a borda dos ossos da testa e das cavidades oculares, deslizando também sobre os ossos nasais, os ossos zigomáticos, as maxilas (que constituem o maxilar) e a cartilagem das orelhas. Faz, em seguida, deslizamentos na mandíbula, um na parte inferior e outro contornando a parte abaixo da boca (sem tocar os lábios), indo sempre do queixo até as orelhas.

d - o terapeuta coloca as mãos no topo da cabeça do paciente e desliza-as lentamente pelas laterais do rosto, até chegar embaixo do queixo. A seguir, as mãos do terapeuta se separam, indo até as orelhas.

3 - Massagem nos membros superiores

Observação: nas manobras a seguir, toda vez que as mãos do terapeuta alcançarem as mãos do paciente, ele as segura por uns 10 segundos, dando ao mesmo a sensação do limite de seu corpo.

a - posicionar-se à direita do paciente e fazer um deslizamento a partir do alto da cabeça, descendo pela face, pescoço, ombro, braço, cotovelo, antebraço, punho, mão, até as pontas dos dedos da mão direita.

b - posicionar-se à esquerda do paciente e repetir desse lado a mesma sequência feita do lado direito.

c - colocar as mãos no osso esterno do paciente e deslizá-las pelas clavículas, descendo pelos ombros, braços, cotovelos, antebraços, punhos, até as mãos.

d - colocar as mãos no topo da cabeça do paciente e deslizá-las pela face, pescoço, clavículas, ombros, braços, cotovelos, antebraços, punhos, até as mãos, num movimento de integração das partes que já foram massageadas.

4 - Massagem no tórax e abdômen

O terapeuta coloca suas mãos sobre o osso esterno do paciente, próximo à garganta, e desliza pelo centro do tórax, contornando as bordas inferiores das costelas, descendo pelos flancos e contornando as cristas ilíacas em direção ao centro.

5 - Massagem na pelve e nos membros inferiores

Observação: nas manobras a seguir, toda vez que as mãos do terapeuta alcançarem os pés do paciente, ele os segura por uns 10 segundos, dando a ele a sensação do limite de seu corpo.

a - posicionar-se à direita do paciente. Colocar as mãos sobre a crista ilíaca direita, deslizando pela coxa, joelho, perna, tornozelo e pé, indo até a ponta dos artelhos. Fazer sempre pequenas pausas nas articulações.

b - à esquerda do paciente, repetir desse lado a sequência do item anterior.

c - colocar cada uma de suas mãos sobre as cristas ilíacas do paciente, esquerda e direita, e fazer um deslizamento simultaneamente por ambos os membros inferiores, indo até a ponta dos pés.

6 - Manobras de integração

a - o terapeuta faz um deslizamento lento, trabalhando simultaneamente com as duas mãos. Inicia com as mãos colocadas no topo da cabeça do paciente e desliza pelos membros superiores até a ponta dos dedos.

b - em seguida, também trabalhando com as duas mãos, faz um outro deslizamento lento, indo do topo da cabeça até a ponta dos artelhos dos pés

B - Paciente em decúbito ventral

1 - Massagem na cabeça, pescoço e membros superiores

a - o paciente deita-se com o rosto voltado para o lado direito. O terapeuta coloca-se à sua esquerda. Com a mão direita toca a testa e com a esquerda o topo da cabeça do paciente. Desliza a mão direita pelo rosto e pescoço, enquanto a outra desliza pela parte posterior da cabeça. Sem interromper o movimento, desliza as duas mãos pelo ombro, braço, cotovelo, antebraço, punho, indo até a ponta dos dedos da mão esquerda.

b - o paciente vira o rosto para o lado esquerdo. O terapeuta coloca-se à sua direita e repete desse lado a mesma sequência do item a, adaptando a posição das mãos para trabalhar sobre o lado direito do paciente.

c - coloca as mãos no topo da cabeça do paciente e faz um deslizamento de modo que cada uma das mãos desça por um lado do corpo, percorrendo o mesmo trajeto dos itens anteriores. Ao final, suas mãos tocam as mãos dele, segurando-as por 10 segundos.

2 - Massagem nas costas e glúteos

O terapeuta faz um deslizamento dos ombros até os glúteos. Deve-se tomar cuidado com a possibilidade de que alguns pacientes considerem o toque na região glútea como algo invasivo, e a observação é válida também para as manobras descritas a seguir.

3 - Massagem nos glúteos, pernas e pés

a - o terapeuta posiciona-se à esquerda do paciente. Coloca suas mãos sobre o lado esquerdo dos glúteos, deslizando-as a partir daí, passando pela coxa, joelho, perna, tornozelo, indo até a ponta do pé.

b - posiciona-se à direita do paciente e repete a mesma sequência (item a) do lado direito.

c - coloca agora as duas mãos sobre os glúteos do paciente (uma no lado esquerdo, outra no lado direito) e faz um deslizamento simultâneo, semelhante ao descrito acima. No final do deslizamento, as mãos do terapeuta tocam os pés do paciente, segurando-os por 10 segundos.

4 - Deslizamento global

Observação: é fundamental ter sempre em mente que os deslizamentos são lentos, e com pequenas paradas nas articulações e bordas ósseas, e que, ao tocar os pés ou as mãos, deve-se sempre segurar por cerca de dez segundos.

a - as mãos do terapeuta deslizam do topo da cabeça até as mãos do paciente.

b - em seguida, suas mãos deslizam do topo da cabeça até a ponta dos pés do paciente.

5 - Manobras finais

Para realizar essas manobras o terapeuta pede que o paciente se deite sobre o seu lado esquerdo, em posição fetal, e posiciona-se atrás das costas dele. Dali realiza os toques a seguir (a, b, c, d), permanecendo cerca de um ou dois minutos em cada um. É importante também observar se a respiração do paciente está livre e fluida.

a - colocar uma das mãos no topo da cabeça e a outra na região sacral do paciente.

b - colocar as mãos paralelas, bem próximas à coluna do paciente, deslizando-as desde a região cervical até o sacro.

c - colocar uma das mãos nas costas, na altura do coração, e a outra na barriga, na região umbilical do paciente.

d - colocar uma das mãos no topo da cabeça e a outra na sola dos pés do paciente.

6 - Deslizamento final

Para finalizar o trabalho, o terapeuta faz as seguintes manobras:

a - coloca as mãos no topo da cabeça e as desliza até os pés do paciente, desenhando o contorno e os limites do seu corpo.

b - faz o mesmo deslizamento anterior, mas, agora, com as mãos bem próximas ao corpo, sem tocar a pele.

***

Polarizações

Trabalha-se com o equilíbrio da energia polarizada partindo-se do pressuposto que correntes de força vital fluem naturalmente em todos os indivíduos. O terapeuta auxilia na restauração do fluxo energético harmonioso do paciente com a imposição das mãos. A polarização direciona o fluxo natural da energia, diminuindo a estase e preenchendo vazios.

Finalidade

É comum fazermos uso das técnicas de polarização quando um paciente chega ao consultório muito agitado ou ansioso. É útil também para finalizar uma sessão. Essas técnicas podem, no entanto, ser usadas em diferentes contextos, podendo produzir vários efeitos, dentre os quais podemos citar:

a - provoca relaxamento, podendo trazer sensação de bem-estar;

b - traz à consciência a região tocada;

c - favorece a integração de conteúdos mobilizados;

d - auxilia na regulação do peristaltismo;

f - vitaliza quem a recebe;

g - faz o escoamento da energia;

h - traz a experiência do enraizamento.

Considerações gerais

1 - Na polaridade, as mãos do terapeuta ficam imóveis

durante o tempo necessário para se trabalhar uma determinada região. Ao terminar, as mãos são retiradas de modo lento, gradual e suave, antes de serem pousadas em outro local.

2 - Toda a superfície das mãos do terapeuta deve se moldar, o máximo possível, aos contornos do corpo do paciente, e é importante que suas mãos estejam aquecidas.

3 - O toque deve ser efetuado com as duas mãos, de modo lento, gradual, iniciando com uma suave pressão, até que se perceba um contato energético intenso. A pressão deve ser adequada a cada indivíduo.

4 - O relaxamento alcançado será tanto mais profundo quanto mais ampla for a respiração do paciente. Se o terapeuta desejar um aprofundamento do contato com o paciente, procurará sincronizar sua respiração com a dele.

5 - Normalmente, o terapeuta permanece com as mãos num mesmo local até que tenha a sensação de que se restabeleceu o fluxo energético (sensação de correnteza entre uma mão e a outra).

6 - Na aplicação dessas técnicas podem aparecer alguns sinais do fluxo de energia, tais como formigamento, vibração ou sensação de calor ou frio.

7 - Para alcançar determinados resultados é de muita relevância a intenção que o terapeuta mentaliza durante a aplicação da manobra.

Técnicas utilizadas na polarização

1 - Polarização biodinâmica básica

Dentro de uma abordagem biodinâmica, utiliza-se essa técnica em seguida a trabalhos intensos de mobilização, após a realização de massagem de cunho regressivo, quando o paciente estiver confuso, agitado, disperso ou quando se deseja estimular a peristalse. É comum fazer-se essa polarização em final de sessão.

O terapeuta convida o paciente a deitar-se sobre o seu lado esquerdo, na posição fetal (joelhos e cabeça fletidos). Apoia sua mão esquerda na base da região occipital do paciente e com a mão direita toca o seu umbigo, fazendo maior ou menor pressão, conforme a necessidade. Permanece assim por alguns minutos, à espera da integração dos conteúdos mobilizados durante a sessão ou dando o suporte que for necessário ao paciente.

Variações dentro dessa técnica

Sempre com o paciente deitado em posição fetal, pode-se fazer as seguintes variações:

a - enquanto estiver fazendo contato com as duas mãos, como foi descrito acima, o terapeuta senta-se atrás do paciente, de tal modo que a parte externa da sua coxa fique encostada nas costas dele, ao longo da coluna vertebral. A ideia é que esse toque reproduza a sensação de contato experimentada pelo feto no interior do útero. Esse procedimento requer, obviamente, muito cuidado, para que não seja percebido como invasivo pelo paciente.

b - o terapeuta coloca a mão esquerda no alto da testa e a mão direita no umbigo do paciente.

c - coloca a mão esquerda no alto da cabeça e a mão direita na sola dos pés.

d - coloca a mão esquerda na região torácica da coluna vertebral e a mão direita no umbigo.

2 - Polarizações na cabeça

Com o paciente em decúbito dorsal, o terapeuta senta-se atrás da cabeça do paciente e aplica uma ou mais dessas manobras:

a - coloca as palmas das suas mãos na testa do paciente, com os dedos pousados sobre suas bochechas. Os polegares devem estar cruzados na base do nariz para não pressionar os olhos ou o nariz do paciente.

b - toca, suavemente, com seus indicadores, o canto interno dos olhos do paciente, tomando cuidado para que só a polpa dos dedos encoste no local.

c - coloca sua mão direita na mandíbula direita e sua mão esquerda na mandíbula esquerda do paciente.

d - coloca os dedos mínimo e anular atrás da orelha do paciente e os dedos médio e indicador na frente da orelha, nas duas orelhas simultaneamente.

e - coloca, delicadamente, cada uma de suas mãos em concha sobre cada orelha do paciente. O terapeuta deverá retirar as mãos dessa posição muito vagarosamente.

f - após friccionar suas próprias mãos, o terapeuta coloca-as, com grande delicadeza, sobre os olhos do paciente.

3 - Polarizações nos pés

A - Com o paciente em decúbito dorsal
O terapeuta coloca-se em frente aos pés do paciente e aplica uma ou mais dessas manobras:

a - usando toda a superfície da palma de suas mãos, toca a sola dos pés do paciente.

b - usando as pontas dos dedos, toca no arco dos pés. A intenção nessa manobra poderá ser a de injetar energia, ou de fazer fio terra para escoar seu excesso, conforme a necessidade do paciente, ou ainda a intenção de convidá-lo a experimentar um maior enraizamento.

c - com as mãos em concha, envolve suavemente os dedos dos pés de modo que ocupem o côncavo de suas mãos.

B - Com o paciente em decúbito ventral
O terapeuta coloca-se em frente aos pés do paciente e aplica as seguintes manobras:

a - toca no arco dos pés com a maior superfície possível dos seus dedos.

b - coloca a palma de suas mãos em contato com a sola dos pés do paciente, de tal modo que seus polegares fiquem na parte interna e os outros dedos na parte externa.

4 - Polarizações no tronco e pescoço

Essas manobras são feitas com o paciente em decúbito dorsal.

a - *trabalho na região pélvica* : o terapeuta coloca-se ao lado do paciente e lhe pede para elevar a pelve. Coloca uma das mãos sob o sacro, introduzindo-a lateralmente, de modo que o osso repouse sobre a palma da sua mão. Coloca a outra mão sobre o baixo ventre, pouco acima da região púbica. Movimenta essa mão lentamente, e em seguida conserva-a parada no local. A intenção deverá ser a de fazer conexão entre as partes anterior e posterior do corpo e o tempo de permanência deverá ser o necessário para que isso aconteça. Outra forma de alcançar o sacro é passando a mão pelo espaço entre as duas pernas do paciente. Como na manobra anterior, o terapeuta pede para que ele levante a pelve e encaixa sua mão sob a mesma, de tal forma que a parte mais saliente do osso sacro fique repousando bem no meio da palma. A mão de cima fica do mesmo jeito descrito na manobra anterior. Nessa segunda opção alcança-se um melhor resultado, porém, só deverá ser aplicada se houver certeza de que o paciente não se sentirá invadido.

b - *trabalho na região do diafragma:* o terapeuta coloca uma das mãos sobre o tórax do paciente, no extremo inferior do osso esterno, na altura do músculo diafragma. A outra mão fica na mesma direção, sob as costas. Para introduzir a mão de baixo, deve pedir que o paciente levante o tórax. Permanece durante algum tempo, com a intenção de conectar a parte da frente do tronco com a parte de trás.

c - *trabalho na região torácica:* o terapeuta coloca uma das mãos embaixo das costas do paciente, entre as escápulas, deixando a coluna vertebral apoiada na sua mão. Para que sua mão fique em posição confortável para o paciente, ele deverá introduzi-la, obliquamente, na região entre o ombro e o pescoço. Com a outra mão ele faz uma leve pressão em cada um dos ombros, para diminuir seu fechamento, muitas vezes provocado pelo medo. Com a intenção de transmitir segurança, massageia levemente a área do chacra do coração (região que fica na parte mediana do osso externo), tomando cuidado para não tocar os mamilos. Em seguida, repousa a mão delicadamente sobre a região. As duas mãos devem permanecer abertas e relaxadas, e a intenção deve ser conectar as duas partes do tronco, a anterior e a posterior.

d - *trabalho na região do pescoço:* o terapeuta introduz lateralmente uma das mãos sob o pescoço do paciente, de modo que a palma fique em total contato com o corpo. Com a outra mão, faz contato com a garganta do paciente usando os dedos indicador e polegar, em forma de U. Permanece algum tempo fazendo esse contato com a intenção de conectar a área anterior com a área posterior do pescoço. A aproximação da mão sobre a garganta deverá ser feita de modo lento e cuidadoso, pedindo-se permissão para o paciente. Isso, porque algumas pessoas poderão sentir certo mal-estar. Se o paciente não suportar que se encoste a mão na sua garganta, o terapeuta deverá permanecer com a mão a alguma distância, e, sessão após sessão, ir aproximando aos poucos, até que consiga encostá-la na garganta do paciente.

5 - Polarizações conectando as diferentes regiões

A - Conexão pescoço/ tórax

O terapeuta introduz uma das mãos, lateralmente, sob pescoço do paciente, e coloca três dedos encostados em três vértebras cervicais, aplicando pressão média. Coloca a outra mão sobre o tórax, na região do chacra cardíaco. Faz, através de sua intenção, uma conexão entre essas duas áreas. Em seguida, movimenta os dedos da mão de baixo, como se estivesse tocando piano nas vértebras cervicais. Depois de algum tempo, poderá perceber que são as vértebras que parecem tocar piano nos seus dedos.

B - Conexão pescoço/ diafragma

O terapeuta continua com os dedos nas vértebras cervicais e

desliza a outra mão até apoiá-la sobre o diafragma, no extremo inferior do osso esterno. Permanece aí por algum tempo, com a intenção de conectar o pescoço e o diafragma.

C - Conexão pescoço/ pelve

Ainda com os dedos nas vértebras cervicais, o terapeuta desliza a outra mão até o baixo ventre, apoiando-a um pouco acima do púbis. Faz conexão entre o pescoço e a pelve do paciente, sempre através de sua intenção.

D - Conexão pelve/ tórax

O terapeuta conserva a mão sobre a pelve e retira a mão que estava no pescoço, colocando-a no tórax, sobre o chacra cardíaco. Nessa posição, através de sua intenção, faz a conexão entre a pelve e o coração.

E - Conexão pelve/ diafragma

O terapeuta continua com a mão sobre a pelve e desliza a outra mão até o diafragma. Permanece assim por algum tempo, com a intenção de conectar a pelve ao diafragma.

F - Conexão diafragma/ tórax

O terapeuta desliza a mão que estava sobre o diafragma para a região do chacra cardíaco e, simultaneamente, a mão que estava na pelve para a região do diafragma. Permanece algum tempo, com a intenção de conectar o diafragma do paciente ao seu coração.

6 - *Técnica de Richard Gordon*

Essa técnica foi descrita por Richard Gordon no livro *A cura pelas mãos ou a prática da polaridade.*[19] Também é conhecida como "Princípio das Polaridades". De acordo com o autor, a parte alta do corpo humano

19 GORDON, Richard. *A cura pelas mãos ou a prática da polaridade.* São Paulo: Ed. Pensamento, s/d

(do diafragma até o alto da cabeça) possui carga positiva, e a parte que vai do diafragma até os dedos dos pés possui carga negativa. O lado direito do corpo possui carga positiva, e o lado esquerdo, carga negativa.

Usando esse princípio, o terapeuta, com suas mãos, cria um polo de atração, alinhando e estabelecendo as polaridades vitais do corpo do paciente. Uma região positiva do paciente — o alto da cabeça, por exemplo — deve ser tocada com a parte negativa do corpo do terapeuta, nesse caso, sua mão esquerda. A outra mão do terapeuta deve tocar uma parte negativa do corpo do paciente — lado esquerdo ou uma parte abaixo do seu diafragma. Deve-se ter a intenção de conduzir a energia de um ponto tocado para o outro. De acordo com esse princípio, são muitas as possibilidades de polarização. E apesar de seus pressupostos questionáveis, a mencionamos porque tem mostrado bons resultados na prática clínica.

✶✶✶

Toques de Sustentação[20]

Essa massagem é aplicada principalmente quando queremos ampliar a respiração. Tem efeito harmonizador e traz bem-estar. É realizada com o paciente em decúbito dorsal.

Procedimento

Essa massagem consta de duas partes:

A - Inicial
O terapeuta senta-se à cabeceira do paciente e realiza as seguintes manobras:

    1 - Coloca uma das mãos em concha sob o pescoço do paciente, e a outra mão sob o occipital. Fica nessa posição o tempo

---

20 Técnica apresentada por Alberto D'Enjoy.

que achar necessário, sem nenhuma pressa. Se a respiração do paciente se aprofundar, o terapeuta poderá perguntar o que ele está sentindo e, depois de escutá-lo, passar para a etapa seguinte.

2 - O terapeuta coloca as palmas de suas mãos sob as escápulas do paciente e permanece nessa posição o tempo que achar necessário.

3 - Apoia suas mãos delicadamente sobre o tórax do paciente, de tal maneira que seus polegares fiquem sobre o músculo peitoral e o restante das mãos nas laterais do peito, na região adjacente às axilas.

B - Sequência

O terapeuta muda de posição, colocando-se do lado direito do paciente para realizar as seguintes manobras:

1 - Introduz a mão esquerda sob as costas do paciente, de tal modo que o centro da palma fique em contato com a região vertebral, na altura do plexo solar. A outra mão toca levemente o ventre, também na altura do plexo solar. Inicialmente, só presta atenção à respiração do paciente. Depois, quando o paciente estiver expirando, faz pressão com a mão. No final de cada expiração, durante a pausa que precede a nova inspiração, o terapeuta retira a mão fazendo um movimento rápido para cima.

2 - Continua com a mão esquerda em contato com a coluna e com a mão direita trabalha a aura do paciente em duas etapas:

a - inicialmente, levanta a mão, devagar, até mais ou menos 5 cm de distância do corpo do paciente, sempre com a palma voltada para baixo, e faz o movimento que achar necessário nessa região.[21]

b - em seguida, levanta a mão mais um pouco e trabalha nesse outro plano da aura. A sensibilidade do terapeuta é que determina a altura em que sua mão deverá trabalhar.

3 - Para finalizar, coloca a mão esquerda sob o pescoço do paciente pressionando a nuca. A outra mão fica pousada no

---

21 Ver o item "Massagem no Biocampo Sutil" para exemplos de manobras que podem ser feitas no campo energético.

baixo ventre, de tal modo que o dedo mínimo fique paralelo ao osso púbico, tocando o seu início.

***

Massagem e Relaxamento

O que fazer quando queremos utilizar a massagem biodinâmica como instrumento de relaxamento? Que técnicas devemos usar? Não é uma questão de fácil resposta. Não podemos, simplesmente, dizer que realizando esta ou aquela massagem ou manobra específica alcançaremos o nosso intuito. Ao utilizar a massagem biodinâmica, sempre pensamos no indivíduo como um todo. Assim, uma massagem que normalmente é relaxante para a maioria das pessoas poderá, para um determinado paciente, ter o efeito oposto. Por outro lado, até as massagens mais vitalizantes — como a Massagem Orgonômica ou uma massagem com o paciente em pé, de olhos abertos — podem trazer uma sensação de relaxamento, desde que o objetivo mais amplo seja promover a autorregulação. Independentemente da técnica que escolhemos aplicar, as sensações, emoções e sentimentos que os pacientes experimentam ao longo do trabalho é que vão determinar se o resultado é um relaxamento, uma mobilização ou outro desfecho qualquer.

Considerações importantes na busca do relaxamento muscular

1 – Os fatores psíquicos devem ser considerados quando buscamos um relaxamento. O estado de contração ou relaxamento de cada músculo depende de comandos do sistema nervoso central, e nesse aspecto o estado emocional é determinante. A tensão muscular quase sempre está relacionada a um estado subjetivo de medo, preocupação, ansiedade,

desconfiança ou similares. É fundamental que a atitude do terapeuta e o *setting* no qual o paciente está sendo atendido estejam alinhados a um cuidado na criação de condições que propiciem acolhimento e confiança.

2 - Em massagem biodinâmica, o uso do estetoscópio pode ser um guia seguro. Os sons peristálticos, especialmente os mais líquidos, revelam se o paciente está desfrutando do predomínio do ramo parassimpático do sistema nervoso autônomo, que regula o nosso funcionamento visceral — um estado que normalmente indica condições subjetivas favoráveis ao relaxamento muscular. O paciente pode sentir, por exemplo, que não precisa se preocupar com o ambiente, interno ou externo, e assim ter certeza de que não corre nenhum perigo. Pode, portanto, entregar-se às suas percepções mais profundas, aos devaneios, às mensagens do corpo e do *self*.

3 - Em um tratamento biodinâmico, o terapeuta não deve se preocupar com o que coloquialmente chamamos de "mostrar serviço". Ou seja, não é necessário utilizar muitas manobras diferentes nem tocar várias regiões do corpo. Quase sempre é mais efetivo que o toque se concentre em poucos locais, porém com tranquilidade e sem pressa. O terapeuta pode, por exemplo, permanecer por trinta minutos ou mais massageando a mão do paciente, se perceber que é isso que ele necessita. Se uma intervenção específica estiver sendo efetiva e levando aos resultados desejados, não há necessidade de mudar o tipo de toque ou o local trabalhado. Do mesmo modo, deve-se evitar que o paciente mude de posição muitas vezes ao longo da massagem. Em outras palavras: "o pouco é muito".

4 - Durante a massagem, se for necessário perguntar ou dialogar com o paciente por algum motivo, é importante atentar para o tom de voz. Em geral é mais adequado falar num tom profundo e suave, com a intenção de se comunicar mais com o inconsciente do que com o ego do paciente.[22]

5 - Se a massagem estiver confortável para quem a pratica,

---

22 Gerda Boyesen denominava esse modo de falar, quando o paciente encontra-se num nível de consciência menos alerta, de nível *trágico* de comunicação.

quem a recebe provavelmente estará fazendo um bom proveito. Gerda enfatizava que, se estivermos trabalhando com prazer, nosso paciente tenderá a sentir o mesmo, e o prazer provocado pelo toque, em geral, ajuda a acalmar e a derreter.

6 - Outra consideração é que "cada um é um", ou seja, as pessoas são diferentes umas das outras, e o que serve para uma poderá ser inútil ou prejudicial para outras. Portanto, é fundamental estar atento à especificidade da pessoa que está sendo atendida, em vez de aplicar o mesmo método ou técnica para todos.

7 - Outro aspecto essencial é o uso da intenção no toque. O contato físico que ocorre no contexto de uma intenção adequada ao momento terapêutico é muito mais efetivo quando o terapeuta coloca uma intenção consciente (que irá variar segundo a especificidade do paciente e do momento que ele está vivendo).

8 - Se o objetivo é levar ao relaxamento, o terapeuta deve evitar manobras que possam provocar contrações, como o cutelo ou a percussão com as mãos em concha.[23] Ao invés de percussão, costuma-se alcançar melhores resultados quando são utilizadas vibrações na região contraída. O terapeuta pode realizar essas vibrações com as polpas dos dedos ou com a palma da mão.

9 - Quando um paciente tem dificuldade, ou mesmo impossibilidade de se entregar, muitas vezes é preciso prepará-lo antes de receber uma massagem, "amaciá-lo", como costumamos dizer. Um bom modo de conseguir é soltando as articulações, e para isso temos o precioso recurso da movimentação passiva. Apesar da dificuldade ou mesmo impossibilidade de um paciente descansar seus membros, inferiores ou superiores, nas mãos do terapeuta, mesmo assim a técnica é benéfica como preparação para receber outros toques.

10 - Algumas vezes, o terapeuta tem a sensação de que o toque "não entra em contato". É como se houvesse algo imper-

23 Como já ressaltamos, as pessoas reagem de formas diferentes à mesma intervenção. Para alguns, tais manobras podem ser percebidas como prazerosas e propiciar relaxamento.

meável entre sua mão e o corpo do paciente. Como as mãos do terapeuta não conseguem contato real com a pessoa que habita aquele corpo, ele não encontra acesso para o *self* do paciente. Nesse caso, mais do que nunca, faz-se necessário que o terapeuta tenha paciência e a firme intenção de pedir permissão para chegar até o paciente, num diálogo silencioso que o tranquilize. O paciente torna-se ciente de que o terapeuta está ali para ajudá-lo, e, eventualmente, pode ser conduzido a um estado de maior confiança e entrega.

11 - O objetivo de obter relaxamento muscular deve estar sempre subordinado às necessidades do paciente e do tratamento. Podemos, por exemplo, estar buscando o relaxamento, mas, se em algum momento da massagem ocorre uma mobilização, como um choro ou uma manifestação de raiva ou medo, não faz o menor sentido desconsiderá-la e insistir na meta inicial de conseguir um relaxamento. Ao desconsiderarmos essa manifestação, o paciente poderá interpretar que é melhor engolir o choro, ou mais conveniente ficar comportado. Mesmo que isso nos afaste do projeto inicial, é mais biodinâmico seguir a onda e acolher a pessoa em suas manifestações. Muitas vezes, é exatamente depois que a onda emocional sobe e desce, seguindo seu curso natural, que pode ocorrer um relaxamento muscular e psíquico.

Hipertonia e hipotonia

Conforme assinalou Reich, a couraça do caráter neurótico é sempre acompanhada de alterações crônicas do tônus muscular. Inicialmente, vamos considerar uma pessoa cuja musculatura seja hipertônica, sendo que queremos trabalhar algum músculo tenso com a intenção de obter relaxamento. Nesse caso, fazendo-se fricções a hipertonia do músculo massageado tenderá a se dissolver nas mãos do terapeuta. É recomendado que se inicie a massagem no músculo correspondente do outro lado do corpo, por exemplo, se a contração for no lado direito do trapézio, a massagem deve ser feita primeiro no lado esquerdo. Dessa forma, o corpo se prepara para receber aquilo de que está precisando, e quando a área comprometida vier a ser trabalhada fica mais permeável e receptiva ao toque.

Em massagens biodinâmicas, sempre evitamos provocar dor; então, a fricção deve ser feita na intensidade que o paciente aguenta, e, à medida que o músculo for se soltando, vai-se aumentando a intensidade do toque. Se a pele ficar vermelha na área massageada, deixa-se a região descansar enquanto se massageia uma outra área do corpo, para depois voltar à área comprometida — sempre se deve respeitar a resistência. Além da fricção, os amassamentos locais também oferecem um bom resultado quando desejamos soltar um músculo mais tenso.

Agora vamos considerar um paciente que tenha a musculatura predominantemente hipotônica. Se quisermos trabalhar nessa pessoa um músculo tenso, a fricção talvez não seja indicada; deve-se dar preferência ao amassamento, já que provavelmente ao receber fricções a pessoa sentirá dor. Outro fator a ser considerado é que, nos hipotônicos, a energia se encontra guardada nos ossos; a contração muscular pode estar sinalizando uma defesa frágil, que, se tirada apressadamente, poderá deixar a pessoa desvitalizada, ou até mesmo confusa. Recomenda-se, nesses casos, que os amassamentos sejam feitos com toques calorosos, utilizando-se toda a palma das mãos e transmitindo, através da intenção, a mensagem de que ela não precisa se defender, pode se entregar sem medo ao toque do terapeuta.

Conclusão

Com esta discussão, o que se pode concluir a respeito da maneira com que os terapeutas biodinâmicos podem promover um relaxamento em seus pacientes é que sempre se deve pensar além da técnica. Entre outros fatores, a segurança e o conforto do *setting*, a confiança no terapeuta, o estado emocional do paciente, e as variações individuais que levam cada pessoa a reagir de modo diverso são algumas das condições que devem ser levadas em conta num trabalho desse tipo.

Em resumo, se o terapeuta estiver presente, com a intenção de oferecer sensações de relaxamento, poderá utilizar qualquer uma das massagens biodinâmicas: se bem realizadas, e adaptadas àquele momento específico, provavelmente, ao final, o paciente fará um relato de bem-estar e tranquilidade.

***

Calatonia (BTT - *Brazilian Toe Therapy*)

Essa massagem é indicada para melhorar a percepção corporal. Através de toques nos pés, induz à entrega e à confiabilidade, provocando um relaxamento profundo. Por abrandar as defesas, possui grande abrangência, sendo muito útil para se trabalhar com pacientes que nunca tiveram experiência com abordagens corporais. Após sua aplicação, os pacientes relatam sensações de expansão, calma, segurança e bem-estar, sendo também comum a ocorrência de lembranças, imagens, formas e cores.

Considerações

A calatonia básica é descrita na literatura junguiana,[24] e é com base nela que apresentamos essa massagem.

Em uma das viagens que realizou ao Brasil, Gerda Boyesen tomou conhecimento das técnicas de toques sutis desenvolvida por Pethö Sándor e incorporou ao seu trabalho uma dessas abordagens, denominada Calatonia, passando a chamá-la de BTT (*Brazilian Toe Therapy*). Na página 6 do livro *Cadernos de Psicologia Biodinâmica 3* há uma foto em que ela aparece aplicando calatonia e utilizando seu estetoscópio.

---

24 Ver, por exemplo, DELMANTO, Suzana. *Toques Sutis*. São Paulo: Summus, 1997.

Procedimento

Segundo Sándor, ao utilizar essa técnica não se deve ter expectativas, apenas observar o que acontece no decorrer da aplicação.

O paciente deve estar em decúbito dorsal, braços ao longo do corpo, de preferência com os olhos fechados. O terapeuta deverá orientá-lo para que respire naturalmente, pedir-lhe que deixe a mente fluir, sem se fixar nos pensamentos, sensações, sentimentos e imagens que porventura ocorram durante o trabalho.

Senta-se em frente aos pés do paciente, posicionando-se de forma a não cansar seus braços durante o trabalho, e observa atentamente as reações musculares involuntárias e/ou neurovegetativas que venham a ocorrer no paciente.

Trabalha os dois lados simultaneamente, tocando cada um dos pés do paciente com uma de suas mãos. O toque em cada local deve durar aproximadamente três minutos, e deve ser o mais leve possível. A sequência é de nove toques, sendo cinco nos artelhos (dedos dos pés), dois na planta dos pés, um no calcanhar e um no tornozelo.

O terapeuta inicia seu trabalho nos artelhos do paciente tocando-os muito suavemente, da seguinte maneira:

a - colocando a mão em forma de pinça, toca a polpa do artelho mediano com a polpa do seu polegar, e a base da unha do mesmo artelho com a polpa do seu dedo médio.

b - faz o mesmo toque de pinça colocando o seu polegar por baixo do segundo artelho do paciente e o seu dedo indicador em cima.

c - repete o mesmo procedimento para o quarto artelho, usando seu polegar e dedo anular.

d - no quinto artelho, usa seu polegar e o dedo mínimo.

e - coloca o polegar por baixo do hálux (dedão) do paciente e com os outros quatro dedos toca em volta da falange distal (base da unha) do mesmo artelho.

É interessante observar que os dedos do terapeuta que ficam por cima dos artelhos do paciente são equivalentes, ou seja, o dedo mediano do terapeuta fica sobre o terceiro artelho, o indicador sobre o segundo artelho, o anular sobre o quarto artelho e o mínimo sobre o quinto artelho. No hálux, os quatro dedos do terapeuta tocam a parte de cima.

Ao terminar o trabalho nos artelhos, o terapeuta segue trabalhando no restante dos pés, sem nenhuma interrupção, da seguinte maneira:

> a - com as mãos em concha, toca a planta dos pés no início do arco longitudinal. Utiliza seus dedos indicador, médio, anular e mínimo juntos.

> b - repete o procedimento tocando a parte mais côncava do arco longitudinal.

> c - apoia suavemente os calcanhares nas palmas de suas mãos em forma de concha. deve-se introduzir as mãos lateralmente para não assustar o paciente.

> d - desliza as palmas das mãos por baixo dos tornozelos, apoiando os calcanhares do paciente nos seus punhos. os dedos indicador, mediano e anular ficam no início da panturrilha, e os outros dedos se distribuem naturalmente.

Ao finalizar o trabalho, o terapeuta deve, em voz baixa, orientar o paciente para que vire a cabeça suavemente, para um lado e para o outro, pisque os olhos, movimente-se bem devagar e se levante sem pressa.

✷✷✷

Massagem com o Paciente Sentado

Essa massagem é recomendada quando o paciente apresenta alguma resistência para se deitar ou quando o terapeuta achar que essa posição é preferível, para evitar estados regressivos. É pouco invasiva, tanto pela posição, quanto pelo fato de ser realizada com o paciente vestido. Também é muito útil quando no local não houver maca ou colchão.

Procedimento

Deve-se tomar cuidado com a postura do paciente. O terapeuta pede que alinhe a coluna, os ombros e o tronco, e coloque os pés paralelos, bem apoiados no chão. Só então inicia a massagem.

1 - Deslizamento inicial

a - o terapeuta coloca as mãos no alto da cabeça do paciente e as desliza, simultaneamente, em direção aos ombros, percorrendo os membros superiores e indo até as mãos.

b - coloca novamente as mãos no alto da cabeça do paciente e as desliza em direção aos ombros, descendo pelas laterais das costas até a região lombossacral.

c - coloca as mãos no alto da cabeça do paciente e as desliza em direção à nuca, descendo pela coluna até o osso sacro.

2 - Trabalho na cabeça

Essa massagem é realizada sempre com as duas mãos trabalhando simultaneamente.

a - o terapeuta faz uma fricção no couro cabeludo como se espalhasse xampu, realizando depois trações suaves nos cabelos.

b - em seguida, usando os nós dos dedos, faz percussões suaves no couro cabeludo.

c - faz uma pressão suave com as mãos espalmadas, na nuca e na testa simultaneamente.

d - faz deslizamentos no rosto (testa, nariz, bochechas e mandíbula), indo do centro para as laterais.

e - mexe suavemente na orelha, fazendo pequenas fricções, tanto na mesma como ao longo de toda a sua inserção posterior.

f - faz fricções no queixo e na mandíbula.

3 - Trabalho nos ombros e pescoço

a - o terapeuta começa fazendo toque básico no músculo trapézio e em toda a musculatura posterior do pescoço.

b - em seguida faz amassadura nos mesmos músculos.

c - faz uma movimentação passiva nos ombros, levantando e abaixando.

d - segura os braços do paciente e, em um movimento rítmico, faz os ombros irem alternadamente para o centro e para as laterais.

4 - Trabalho nos membros superiores

Nessa parte da massagem, o terapeuta trabalha primeiro um lado e depois o outro.

a - começa fazendo um deslizamento do ombro até a mão.

b - faz, em seguida, uma amassadura nos músculos da mesma região (do ombro até a mão).

c - segurando a mão do paciente, balança suavemente o seu membro superior.

d - faz uma movimentação passiva no membro superior, alongando-o com leve tração.

e - torce o membro superior sobre o próprio eixo (pronação e supinação).

5 - Trabalho no tronco

a - o terapeuta faz uma fricção ao longo de toda a coluna vertebral, de cima para baixo.

b - trabalha na região entre as escápulas fazendo toque básico.

c - pede ao paciente que se incline para a frente e faz percussão nas suas costas (primeiro com as mãos em posição de karatê, depois com os punhos, finalizando com as palmas das mãos).

d - pede ao paciente que volte à postura ereta, dando-lhe apoio na testa com uma das mãos.

e - mantendo uma das mãos na testa, com a outra faz deslizamentos circulares que abrangem toda a região das costas.

f - em seguida, com as duas mãos, faz amassadura nos flancos.

g - apoia as costas do paciente com uma das mãos e com a outra faz um deslizamento forte no peito.

6 - Trabalho com polaridades

O terapeuta trabalha com polaridades colocando as mãos simultaneamente em duas regiões do corpo:

a - uma na testa do paciente e outra na nuca.

c - uma no peito e a outra nas costas, na altura da região torácica.

d - uma no umbigo e outra nas costas, na altura da região lombar.

7 - Deslizamento geral e suave

Para finalizar a massagem, o terapeuta repete os deslizamentos descritos no item 1, trabalhando com suavidade.

***

Massagem com o Paciente em Pé

Essa massagem é indicada para vitalizar e despertar, além

de dar enraizamento. É realizada com o paciente em pé, e por ser de rápida aplicação, é recomendada para iniciar trabalhos em grupo ou para encerrar sessões quando o paciente estiver deprimido ou desvitalizado.

Procedimento

O paciente mantém-se de pé, com os pés paralelos e separados na largura do quadril, joelhos ligeiramente fletidos (posição de *grounding*). Como a finalidade da massagem não é o relaxamento, o terapeuta pede ao paciente que mantenha os olhos abertos no decorrer da aplicação, de preferência fixando, sem tensão, um ponto à sua frente.

Algumas vezes o paciente é estimulado a respirar profundamente, expressando sons se assim o desejar. O terapeuta o estimula verbalmente ou através de sua própria respiração. Como as manobras são realizadas rapidamente, e a realização de toda a sequência poderá ser cansativa para o terapeuta, é recomendável que ele também cuide de sua respiração.

Em trabalhos grupais, em formação de duplas, deve-se orientar que os pares tenham altura semelhante.

O ritmo das manobras deve ser rápido, e as sequências devem ser repetidas três ou quatro vezes.

Importante: as diversas manobras devem ser realizadas respeitando o bem-estar de quem as recebe. Intervenções dolorosas, incômodas ou que sejam percebidas como invasivas devem ser evitadas. O paciente deve ser estimulado a se manifestar caso não esteja gostando de algum toque ou manobra. Em determinados casos, o terapeuta pode escolher realizar uma versão abreviada do procedimento descrito, escolhendo quais manobras serão utilizadas.

1 - Trabalho na cabeça

O terapeuta deve se posicionar atrás do paciente.

a - fazer vigorosas fricções circulares na cabeça, procurando massagear toda a sua superfície. Deve-se utilizar a polpa de todos os dedos, massageando como se quisesse mover o couro cabeludo.

b - fazer fricções circulares mais leves e mais rápidas, como se aplicasse xampu.

c - finalizar com deslizamentos suaves ao longo dos cabelos.

2 - Trabalho no pescoço

O terapeuta deve se posicionar à esquerda do paciente.

Primeiramente, deve pedir que ele tombe a cabeça para a frente apoiando-lhe a testa, usando, para isso, a palma da sua mão esquerda. A extensão do pescoço deve ser pequena, suficiente para expor a base do osso occipital e as vértebras cervicais, regiões que serão massageadas. Em seguida, deve tocar com toda a palma da sua mão direita a base do osso occipital, a nuca e o pescoço do paciente, fazendo amplos amassamentos nessas regiões. Para finalizar, deve, com sua mão esquerda, induzir delicadamente o paciente a levantar a cabeça.

3 - Trabalho nos ombros e na 7ª cervical

O terapeuta deve se posicionar atrás do paciente.

a - fazer amassamentos vigorosos no lado direito do ombro, com as duas mãos, repetindo várias vezes. Fazer o mesmo do lado esquerdo.

b - fazer fricção na região da 7ª vértebra cervical.

c - finalizar fazendo amassamentos nos músculos próximos à 7ª vértebra cervical, usando a palma da mão ou as polpas dos dedos.

4 - Trabalho nos membros superiores

a - o terapeuta deve fazer amassamentos no braço direito com as duas mãos, descendo do ombro até o punho e repetindo algumas vezes. Em seguida, repete a sequência no membro superior esquerdo.

b - usando as bordas externas das mãos, o terapeuta faz batidinhas alternadas (cutelo ou caratê), cuidando para que a manobra seja vital, porém suave. As mãos e punhos do terapeuta devem estar bem soltos e moles. A manobra deve ser repetida algumas vezes ao longo do braço direito (descendo e subindo e sempre terminando no punho). O mesmo deve ser feito no membro superior esquerdo.

c - o terapeuta segura os dois braços do paciente ao mesmo tempo, na região dos músculos deltoides, levantando e abaixando os ombros ritmicamente. Esse movimento provocará um chacoalhar com o intuito de flexibilizar as articulações da região.

d - *percussão vitalizante:* o terapeuta se posiciona à frente do paciente e pede que ele fique em posição de *grounding*. Orienta-o para que faça contato visual, explica que a manobra é forte e talvez provoque um pouco de desconforto; na sequência, o terapeuta levanta e abre seus braços, deixando suas mãos na altura das articulações dos ombros do paciente a uma distância de mais ou menos 30 cm. Com os punhos fechados (polegares por fora), dá uma batida forte e seca nos dois ombros, simultaneamente, afastando rapidamente suas mãos. Essa manobra é feita com a intenção de realizar uma sucção na região. Apesar de um pouco desconfortável, é altamente vitalizante, apresentando ótimos resultados, principalmente quando realizada em pessoas deprimidas.

5 - Trabalho nas costas

a - o terapeuta se posiciona à esquerda do paciente e apoia a mão esquerda em seu peito para dar sustentação. Com o punho direito, faz fricções circulares no lado direito da coluna, descendo da 7ª vértebra cervical até a região sacral. Deve descer e subir três ou quatro vezes, terminando embaixo, e repetir o procedimento no lado esquerdo.

b - agora ele se posiciona atrás do paciente. Faz tapotagens (com as mãos em concha) na musculatura paravertebral, descendo e subindo algumas vezes e concluindo a manobra na descida, sobre o osso sacro. O trabalho é feito primeiro num dos lados e depois no outro, tomando-se muito cuidado para não bater nas vértebras, e sim nas laterais das mesmas.

c - faz fricção vigorosa na região do osso sacro usando o punho da mão. Se desejar, poderá fazer percussões alternadas com os punhos fechados. A seguir, deve fazer tapotagens com ambas as mãos.

6 - Trabalho nas pernas

Esse trabalho é feito nas duas pernas, primeiro numa e depois na outra.

a - o terapeuta se posiciona ao lado da perna que será massageada, e, com as duas mãos, faz amassamentos generosos e vigorosos em toda a parte lateral do membro, indo da articulação coxofemoral até o tornozelo, descendo e subindo algumas vezes e concluindo sempre embaixo.

b - o terapeuta se coloca atrás do paciente e repete procedimento do item "a" na parte posterior do membro, indo dos glúteos até o calcanhar, descendo e subindo, e mais uma vez concluindo embaixo.

c - o terapeuta faz tapotagens percorrendo as mesmas regiões da perna mencionadas nos itens "a" e "b".

d - em seguida, faz a manobra do cutelo, percorrendo as mesmas regiões da perna dos itens anteriores.

7 - Repetindo a percussão vitalizante

Ver acima, no item "4-d". Sempre percutir os dois lados simultaneamente. Essas percussões nas várias partes do corpo são feitas apenas uma vez em cada região.

a - novamente na articulação dos ombros.

b - nas articulações coxofemorais.

c - na metade lateral das coxas.

d - nas laterais dos joelhos.

e - na metade lateral da panturrilha.

8 - Trabalho no biocampo sutil

Todos os movimentos nesse trabalho são feitos sem tocar o paciente.

a - o terapeuta deve se posicionar ao lado do paciente, a uma distância de 10 ou 20 cm do corpo dele. Com as duas mãos acima da cabeça do paciente, faz um movimento como se empurrasse o ar para longe do corpo (cada mão vai num sentido). Essa manobra deve ser repetida enquanto as mãos descem (uma na parte da frente e outra atrás), de modo que percorram toda a extensão do corpo, indo até o chão. Em seguida, o terapeuta coloca-se na frente do paciente e repete o mesmo procedimento, limpando as laterais do campo energético.

b - nesse procedimento as mãos do terapeuta devem ficar entre 20 e 50 cm distantes do corpo do paciente. Seguindo as linhas imaginárias da manobra anterior ("a"), o terapeuta desce com as mãos fazendo deslizamentos, primeiro nas duas laterais do corpo simultaneamente e depois percorrendo as partes anterior e posterior, também simultaneamente.

c - para finalizar, o terapeuta ativa os centros energéticos do paciente, trabalhando, continuamente, uma a uma, as quatro posições: anterior, posterior e laterais do corpo. Trabalha inicialmente na parte anterior; em seguida, em uma das laterais; depois na parte posterior; e, finalmente, na outra lateral. Para isso, deve fazer com seus braços movimentos formando círculos amplos, que se cruzam no centro da manobra. São vários círculos contínuos, que se iniciam nos pés e vão subindo, do chão para alto, até acima da cabeça do paciente. A intenção colocada nesses movimentos é que a energia suba vitalizando o campo sutil de toda a área que envolve o corpo.

ALGUMAS ILUSTRAÇÕES CLÍNICAS

Dinorah Poletto Porto, Dulce C. Amabis, Maria Forlani, Ricardo "Guará" Amaral Rego e Sandra Ferreira Martins

A massagem biodinâmica não segue um padrão pré-determinado. Cada paciente tem necessidades específicas, e o prosseguimento de cada intervenção que utiliza o toque decorre de um encontro vivo, que tem desdobramentos imprevisíveis e não cabe numa programação rígida.

O Manual de Massagens apresentado neste livro descreve procedimentos padronizados, que não devem ser vistos como algo fixo e rígido. São elementos que devem ser adaptados a cada pessoa, a cada momento de um trabalho de massagem, como parte de um processo que se modifica ao sabor dos acontecimentos da relação terapêutica.

Para melhor ilustrar, apresentamos a seguir alguns relatos de vivências reais de massagem biodinâmica. São três relatos de um terapeuta descrevendo seus atendimentos e dois ilustrando as impressões de pacientes que receberam uma massagem biodinâmica.

Relatos de terapeutas

1 - Uma massagem para cada paciente

O paciente tem hipotonia no tórax e braços, manifestando o

desejo de trabalhar essas regiões. Como apresenta alguma tensão nas têmporas e região dos olhos, pediu para antes ser tocado ali. Fiz, a princípio, toques utilizando as palmas das mãos, com suavidade, permanecendo um bom tempo em cada lugar tocado. Havia poucos sons no estetoscópio, sem continuidade. Minha impressão era de que o paciente ainda não "havia chegado" ou "sido encontrado". Toquei as orelhas, próximo ao conduto auditivo, fazendo pequenas fricções, e a resposta no estetoscópio continuava a mesma, embora eu já sentisse que havia alguma entrega. Toquei também atrás da orelha, fazendo pequenos deslizamentos, subindo e descendo. Depois toquei perto da orelha, na articulação temporomandibular, subi, tocando as têmporas, e permaneci massageando essa região. Trabalhei então sobre a porção superior da órbita, e ali havia uma ótima resposta no estetoscópio quando eu massageava esse osso no lado direito, com pequeninas fricções. Mas ainda não sentia o paciente totalmente conectado à massagem. Aconteceu um rápido sono enquanto eu massageava os olhos.

Como o paciente acordou assustado com seu próprio ressonar, aproveitei para fazer toques mais vitais nas laterais do pescoço, o que foi muito bem recebido, segundo seu relato. Massageei todo o pescoço com movimentos mais rápidos, utilizando toda a palma das mãos. Desci massageando os peitorais, fazendo um convite para que a energia viesse para as minhas mãos. Na região das axilas notei uma hipotonia maior. Permaneci um bom tempo ali, realizando uma Massagem Hipotônica adaptada ao paciente, que se beneficia muito com toques localizados, realizados por longo tempo no mesmo lugar. Enquanto isso, eu convidava a energia para vir àquele lugar e ali permanecer.

Quando me dirigi à articulação do ombro, ele verbalizou que sentia um corte no local. Fiz então uma Massagem Hipotônica associada a uma forma adaptada de Massagem de Distribuição de Energia, com amassamentos antes dos deslizamentos que percorriam a região das axilas, ombros, bíceps, deltoide, indo até o cotovelo. Os sons no estetoscópio tornaram-se abundantes e aquosos. Segurei o braço, apoiando-o no cotovelo; e como percebi um pequeno movimento nessa região e no punho, acrescentei uma ligeira movimentação passiva. Permaneci fazendo fricção no cotovelo enquanto segurava o braço.

A expressão no rosto do paciente era de muita entrega, prazer, serenidade. Então, permaneci um bom tempo nessa "dança". Quando perguntei se queria ser tocado no outro braço ou outra parte do corpo, escolheu ser tocado no outro braço, deitado sobre seu lado direito. A peristalse estava totalmente aberta. Fiz grandes amassamentos no ombro, peitoral, região da escápula, e desci pelo braço. Sentia que tudo aquilo era muito prazeroso, que a adaptação dos meus toques ao corpo dele era completa. Os sons no estetoscópio pareciam confirmar um contato profundo estabelecido entre nós.

Comentários

1 - Percebe-se nesse trabalho o quanto é fundamental conquistar o contato com o paciente. A fase inicial consistiu em pesquisar regiões e tipos de toque que pudessem viabilizar o que aconteceu depois.

2 - Em um mesmo trabalho foram utilizadas diversas manobras e tipos específicos de massagem, combinadas e adaptadas ao paciente. A Massagem Hipotônica clássica, por exemplo, consiste de um amassamento seguido de uma tração forte do músculo massageado, durante a inspiração da pessoa massageada. Na inspiração seguinte puxamos mais um pouco o mesmo músculo, mantendo a tração por mais três respirações completas. Ao final dessas ondas respiratórias, soltamos o músculo tracionado e o sustentamos na mão por alguns minutos; em seguida deslizamos para trabalhar a seção seguinte da musculatura. Nesse atendimento, os únicos músculos trabalhados foram os das axilas, e a permanência nesse local foi muito além dos três tempos de respiração, não havendo, por parte do terapeuta, a preocupação com esse aspecto. Da mesma forma, a Massagem de Distribuição de Energia foi adaptada, restando da clássica apenas a intenção e a sequência de toques de amassamento, que substituíram os deslizamentos.

Note-se também que, apesar de ter havido pouca comunicação verbal, quando esta ocorreu serviu de condução para o terapeuta. Um aspecto singular da massagem biodinâmica é a possibilidade de comunicação verbal, desde que a fala do paciente esteja conectada às suas emoções.

2 - A importância da transferência

O paciente se deita para o atendimento e diz que tem certa tensão na região da cabeça, pescoço e ombros. Começo tocando a cabeça, não só porque era a região de tensão, mas por ele ser mais mental e controlador. Fiz alguns movimentos com as pontas dos dedos no couro cabeludo, tentando atingir suas saliências e reentrâncias. Depois desci para o pescoço com cuidado, massageando os músculos dessa região.

Percebi que o paciente controlava cada movimento que eu fazia, não conseguia se entregar ao trabalho. Estava concentrado em meus movimentos e não entrava em contato com o que estava sentindo. Não me cabia naquele momento instigar, apressar ou arrancar qualquer emoção que envolvesse a resistência protetora do *self*, que tinha uma razão de ser.

Continuei massageando os ombros com amassamentos e fricções, mas percebia que não havia entrega nem sons peristálticos no estetoscópio.

Então, resolvi fazer um deslizamento pelo corpo todo, obedecendo uma determinada sequência. Partindo dos ombros, fui para os braços e depois para o músculo peitoral, músculos respiratórios (intercostais e diafragma), quadril, pernas e pés. Fiz deslizamentos firmes com a mão espalmada, para que o paciente me sentisse presente e em contato com ele. Minha intenção principal naquele momento era dar "segurança" para que ele sentisse que estava sendo cuidado com sabedoria.

Voltei para a cabeça, e dessa vez fiz movimentos mais lentos e suaves. Ainda sentia falta de entrega, e nesse momento o paciente me disse: "Preciso de alguém poderoso para me tratar". Percebendo a resistência e o controle, ousei dizer que eu poderia ser esta pessoa.

Senti sua fala como uma provocação, mas também como uma súplica, e por isso tive coragem de dizer que eu poderia ser quem ele desejava que eu fosse. Era importante aí que eu valorizasse essa vivência transferencial.

A transferência é um processo de atualização de desejos inconscientes, que em grande parte vem da infância, mas que surge com uma sensação de atualidade acentuada.

Devo ter sido suficientemente firme no que disse, porque a reação de alívio do paciente era visível através de sua respiração e postura. A partir desse momento, houve entrega, e os sons no estetoscópio começaram a aparecer. A relação comigo, enquanto terapeuta, intensificou as cargas afetivas, mobilizando os conteúdos inconscientes e os trazendo para a relação atual.

Os procedimentos e técnicas são disparadores emocionais, e fazem o paciente entrar em contato consigo mesmo, com suas emoções e suas dificuldades (resistências).

Fiquei por muito tempo massageando a cabeça e a região das orelhas, com fricções e espirais. Trabalhei a região temporomandibular e a dos olhos, usando toques básicos e deslizamentos. A psicoperistalse abriu completamente. Os sons eram aquosos e constantes.

Depois de ter comprovado que poderia entregar-se à massagem, tudo passou a funcionar de modo diferente para o paciente.

3 - Cuidando da fragilidade

A paciente estava no início de uma gestação muito desejada. No momento que foi diagnosticada a impossibilidade de engravidar sem tratamento, a gravidez aconteceu naturalmente. Estava muito feliz e bastante amedrontada. A alegria de estar grávida era imensa, e também o medo de o bebê não ser saudável, ou de que viesse a perdê--lo.

Chegou à sessão chorando, dizendo-se fragilizada, como se fosse feita de um vidro muito fininho, que poderia quebrar-se ao mais leve toque. Considerando a inundação de sentimentos da paciente, decidi tocá-la utilizando a Massagem Shantala para Adultos. Após a massagem, ela permaneceu por alguns minutos deitada em silêncio. Pude observar que a cor havia voltado ao seu rosto e o choro havia cessado. Relatou que a sensação de ser feita de vidro havia desaparecido; o sentimento mais presente era de alegria e se sentia fortalecida para aguardar o próximo exame, que daria notícias sobre a saúde do seu bebê.

Comentários

Devido às idealizações que permeiam a nossa cultura, que as levam a pensar que gravidez, quando desejada, deve trazer só alegria, satisfação e plenitude, as gestantes frequentemente se decepcionam com seus sentimentos e sensações. Nas primeiras semanas de gestação, a maioria das mulheres é inundada por sentimentos muitas vezes contraditórios. Alternam-se os estados de alegria, tristeza, medo, plenitude, insegurança, confiança, fragilidade ou irritação. Nos casos em que o sentimento dominante for de fragilidade, insegurança ou medo, a Shantala ou a Massagem Suave de Contorno e Limites Corporais seriam as mais indicadas. Quando a gestante se sente muito irritada, seria mais adequada a Massagem de Distribuição.

Relatos de pacientes

1 - O toque reparador

Sinto grande agitação interna, tenho muitos pensamentos, enquanto preparo mentalmente uma aula a ser ministrada. Sensação de cansaço, quase exaustão.

Muito pouca presença no início da massagem, pensamento às voltas com tarefas do dia, decisões, providências, reflexões sobre o tema da aula etc. A tônica é: "Parece que hoje não vai dar... não vai dar para relaxar, não vai dar para permanecer aqui, não vai dar para aproveitar o momento de descanso..."

Balanço da cabeça com estiramento do pescoço: algo começa a acontecer. Pequena sensação gostosa, verbalizada como "ai, que gostoso". A massagista se anima, mas não muito. É preciso tempo para a apropriação deste "gostoso" e qualquer alteração na manobra pode colocar tudo a perder. O encontro ainda é uma promessa, uma troca de olhares, um flerte.

Outros toques, outras sensações, mais pensamentos organizados. Toques leves nas órbitas. Oba, minha esquizoidia? Que nada, é tão bom, não pode ser patologia. Fica mais um pouquinho desse jeito mesmo, nesse lugar. Como é bom ter um corpo que pede e duas mãos com ouvido: posso ficar aqui nos meus olhos, sem pensar, sem falar, só sentindo e sendo... Um bom tempo, me acalmando. Por dentro, por fora, entre.

Sentindo que o que está sendo tocado é o meu olho, não um mecanismo de defesa. E como esse olho já foi motivo de gozação das crianças na escola: "olho de gato, 44, foi à missa sem sapato". Ir à missa sem sapato? Que heresia! Tinha que ir com os paramentos do domingo. O vestido vermelho de tule era muito bonito, mas pinicava tanto; o sapato de verniz tão apertado, porque o pé tinha crescido.

Que vergonha desses olhos tão grandes, e com essa cor diferente das outras crianças. Seria bom ouvir de alguém que eram diferentes, mas bonitos.

Sou tocada no queixo: hoje ele está duro. Já foi bem mais duro. Mas também às vezes fica bem molinho. Paciência. Hoje ele está assim.

Toques na cabeça... na nuca... no peito. Agora já não sei direito das coisas, de mim. Parece que flutuo numa nuvem de algodão. Ou será numa piscina quentinha? Vou não sei para onde, sinto não sei o quê, sou tocada não sei onde. É um embalo, é como se eu dormisse com um olho só e o outro ficasse acordado, mas tranquilo, sem vigilância, sem desconfiança. Entregue às sensações sem forma, entregue sabe Deus a quê. Talvez à vida, ao gostoso de estar vivo, respirar, sentir. Só. Só? É muito bom. Parece que o mundo sumiu: sumiu tudo desse ambiente tão conhecido. Também sumiu quem toca. Ficou só o toque quentinho, gostoso, cuidadoso. Aquele inglês, o tal do Winnicott, talvez chamasse de "toque devotado".

Êpa. Passou um tempo. Quanto? Sei que estou na massagem, mas se abrir os olhos vou me surpreender — como sempre — com essa sala tão familiar. Nunca me lembro da minha posição nela, antes de abrir os olhos.

Toque nos ombros, nos braços. O calor das mãos nos braços é muito bom, acalentador.

Eureca! Entendi o cansaço. O trabalho intelectual não é para mim. É para o meu pai. Por isso pesa tanto. Desde os cinco, seis anos, tentando entender a "moral da história" nos filmes da TV. A coleção de livros no Natal, quando o pedido era um relógio. A melhor aluna da classe exibida para toda a família.

Não, hoje não quero trabalhar a hipotonia dos meus braços. Hoje quero ficar quietinha, deitada sobre o meu lado esquerdo. Quem quiser que faça por mim. Fui... É tão bom que me deixem ir... E que estejam me esperando quando eu voltar.

Comentários

Nessa sessão podemos perceber quatro momentos distintos, que bem ilustram as possibilidades de resultados da massagem biodinâmica.

No primeiro momento, foi realizado um convite à entrega, e o trabalho delicado com a resistência foi trazendo a paciente para si, promovendo um relaxamento, afrouxando a censura. A partir desse relaxamento inicial, aconteceu o que chamamos de *relaxamento dinâmico,* que ocorre quando é estabelecido um ambiente de confiança e são afrouxadas as resistências, permitindo assim que aflorem conteúdos recalcados.

Nesse segundo momento é relembrada, com relativa carga emocional, a dor de se sentir diferente, zombada, sem apoio. Porém, o toque amoroso vai atenuando, dissolvendo essa dor antiga, trazendo uma suave compreensão do que faltou. Quando isso acontece, dizemos que um *ciclo vasomotor* se completou, e geralmente ouvimos sons líquidos no estetoscópio.

No terceiro momento acontece uma "digestão" da dor antiga. Os toques remetem a estados de bem-estar, sensações agradáveis que são respostas ao ato de tocar. O estado descrito, de perda de referências espaciais e temporais, juntamente com essas sensações agradáveis, confiantes, guardam semelhança com o que D. Winnicott descreveu como os *estados de não integração,* tão preciosos para os bebês, porque nesse estado acontece a continuidade de ser.

No quarto momento, novamente o toque poderia provocar outra recordação dolorosa, revelando o quanto a paciente estava capturada pelo desejo paterno, captura atualizada, conforme se compreende do relato. E mais uma vez, ao invés de reviver a experiência da dor, a relação terapêutica parece ter conduzido a um *final feliz,* pois a paciente parece adquirir a possibilidade de escolher vivenciar aquilo que necessita no momento. Sua necessidade fala mais alto que o desejo paterno!

Numa sessão de massagem biodinâmica, procuramos completar alguns *ciclos vasomotores*, condição para que o paciente vá experimentando sua capacidade inata de autorregulação.

2 – "O pouco é muito" e a escuta biodinâmica

Amparada nas mãos da terapeuta na região das escápulas, sinto muito conforto. Relaxo, me entrego. Aos poucos, sinto que ocorrem pequenos tremores pelo meu corpo. Acho que minha energia está fluindo melhor, e isso me traz sensações prazerosas e sentimentos de grande bem-estar.

A terapeuta põe-se a movimentar suavemente meu pescoço, mantendo seus braços em contato com grande extensão das minhas costas. Minha cabeça, solta, gira de um lado para o outro. Solta-se também a mandíbula e esboço alguns sons, espontâneos e inesperados. Estranho, porque tenho muita inibição, especialmente verbal. Falar em público é minha tortura! Poucas vezes, nas sessões de massagem, há liberação sonora, sendo esta, portanto, uma ocasião especial. Solta-se mais o pescoço, os sons são espontâneos e alegres.

Na tentativa de fazer expandir esses movimentos, a terapeuta passa a ampliar e acelerar um balanço nas costas que vinha fazendo, e escapa-me um "ai" sentido e magoado. Os tremores cessam, apesar do pedido de desculpas da terapeuta. Após algum tempo, viro-me de lado e peço para ser massageada na coluna, na altura das últimas vértebras torácicas, início da região lombar. Conto que senti uma dor, como se minha coluna se quebrasse naquela região. Sinto-me triste, mas não sei por quê.

A terapeuta passa a me massagear delicadamente, e logo começo um choro contido. Lembro-me das grosserias dos familiares do sexo masculino que marcaram minha infância, comprometendo minha vivacidade e espontaneidade. Lembro que várias vezes tive que me calar para não provocar reações de ironia e gozações dos meus tios. Digo que experimentei esse comportamento dos familiares, como se tivessem me "quebrado". Peço à terapeuta que me faça uma massagem que "costure" as vértebras rompidas, e em seguida me sinto triste, mas em paz.

Comentários

Na massagem biodinâmica, procuramos ouvir o pedido do paciente como derivado de necessidades básicas que não foram atendidas. No caso dessa paciente, ela relatava as situações de humilhação a que se sentia exposta algumas vezes, e a solidão ao se deparar com elas. Na sua concepção infantil de criança malcuidada, não tinha a quem recorrer. Ter podido gritar sua dor, ter pedido um tipo de massagem e ser atendida pela terapeuta, viva e prontamente, lhe permitiu não apenas reviver uma dor psíquica, sentida inicialmente no corpo, sem simbolização, como também estabelecer essa conexão e possivelmente viver uma reparação.

Essa sessão ilustra o pressuposto winnicotttiano de que o paciente pode se valer do erro da terapeuta (uma manobra que "interrompeu a continuidade de ser"), caso ela reconheça que errou e não considere a manifestação do paciente como sendo resistência. Essa postura, traduzida por Gerda como "o paciente tem sempre razão", amplia a confiabilidade do *setting*, entre outras coisas.

A confiabilidade, por sua vez, faz acontecer o "relaxamento dinâmico", aquele que vai além do relaxamento usualmente conhecido. Promove o relaxamento da censura, permitindo que conteúdos recalcados ou esquecidos emerjam e possam ser experienciados de uma maneira diferente na sessão, já que a terapeuta pode ouvir e oferecer o cuidado necessário.

Com o incentivo para deitar-se sobre o lado esquerdo — postura muito valorizada na Biodinâmica, porque facilita a abertura da peristalse —, e com o toque mais suave realizado no local da dor, a paciente logo entrou em contato com as lembranças das situações acima referidas.

Note-se também que essa sessão traz outra marca da massagem biodinâmica. Em outras técnicas pede-se ao massageado que se mantenha em silêncio, e dele se espera uma atitude mais passiva. Ou então, fala-se sobre amenidades. Na Biodinâmica, dependendo da dinâmica que esteja ocorrendo, há espaço para a interação verbal, desde que a fala seja conectada a um nível mais regressivo do paciente. O terapeuta, por sua vez, mantém um tom de voz acolhedor e propiciador daquele estado regressivo.

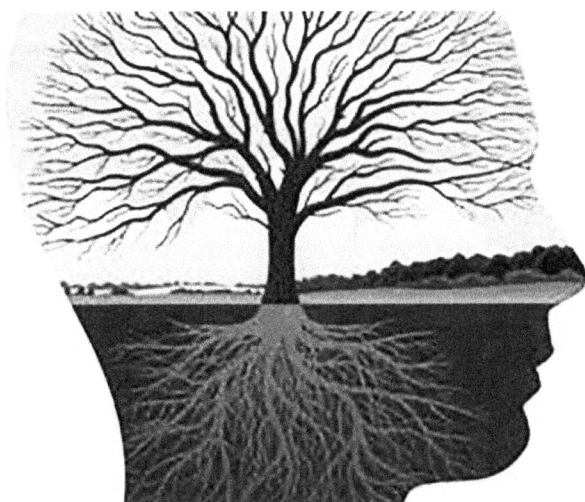

Parte 5
Usos e contraindicações da massagem em Análise Biodinâmica

Tocar o corpo para ouvir a alma

Ricardo "Guará" Amaral Rego

Vivemos num plano no qual a sutileza do espírito se equilibra instavelmente sobre a pulsação da carne. Não é fácil compreender essa articulação entre os meandros da subjetividade, intrinsecamente impalpáveis, e a concretude do corpo, em sua multiplicidade de tecidos e órgãos acessíveis à observação objetiva.

O que é mais importante para entender o fenômeno humano? As pulsões, sentimentos e apetites que emanam de nossa realidade somática? Ou as narrativas, crenças, mitos, ideologias e fés que fundamentam nossa identidade? Tal como a água não pode ser separada da lama, do mesmo modo a dimensão subjetiva sustenta, organiza e participa de cada movimento, de cada função, de cada pulsação do organismo. O animal que habita em nós impele para o aqui e agora, o tempo presente onde a vida acontece. As histórias e ideias que compõem nosso senso de eu emanam do passado pessoal e cultural, e nossa imaginação e nossos anseios especulam sobre o futuro com tal força que muitas vezes deixamos de estar presentes ao momento presente. Talvez por ser difícil compreender tal dualidade, é muito comum observarmos enfoques que procuram separar uma parte da outra, e assim o progresso do conhecimento frequentemente ocorre de maneira cindida.

Como consequência, muitas profissões de cura preferem concentrar-se apenas em um dos polos. Assim, normalmente, a medicina, a fisioterapia, as diversas terapias corporais e outras abordagens assemelhadas priorizam o entendimento dos aspectos objetivos do sofrimento humano e as formas de intervenção condizentes com esse ponto de vista. A atenção aos aspectos subjetivos é comumente relegada a um segundo plano. Por exemplo, não é raro ouvir-se a reclamação de que tal médico é supercompetente em termos técnicos, porém "insensível", "opaco", ou mesmo um "cavalo", quando se trata de lidar com os sentimentos dos doentes e seus familiares com delicadeza.

Por outro lado, muitas escolas de psicoterapia destacam a dimensão subjetiva, e os aspectos corporais são levados em conta apenas na medida em que são percebidos e simbolizados. Ou seja, a corporeidade passa a ser apenas mais um dos aspectos presentes na subjetividade, e não uma instância autônoma, a merecer atenção por si mesma.

Brincando um pouco com as palavras, é possível dizer que o corpo biológico quase sempre aparece como um corpo estranho dentro do corpo teórico da maioria das abordagens de análise ou psicoterapia.[25]

E esse estado de coisas é até compreensível, na medida em que quanto menos elementos levamos em conta, mais fácil é compreender e agir: uma equação com menos variáveis apresenta menor dificuldade de resolução. Sabendo que a articulação entre o corpo e a mente é considerado, talvez, o maior desafio da ciência atual, é claro que um enfoque cindido parece mais sensato e seguro.

Na Psicologia Biodinâmica preferimos enfrentar o desafio, caminhar na direção de uma compreensão integrada do fenômeno humano, que leve em conta as diversas dimensões que o constituem. Procuramos, portanto, encontrar formas de atuação que tenham como base uma visão em que os aspectos subjetivos e objetivos sejam considerados como elementos que se influenciam mutuamente e compõem uma mesma totalidade. Gerda Boyesen, criadora desse método, sempre enfatizou a necessidade de uma compreensão holís-

---

25 McRae (2009, p. 41) relata que uma pesquisa realizada com psicólogos clínicos norte-americanos mostrou que cerca de 90% deles raramente tocava seus pacientes. Uma discussão sobre as controvérsias relativas ao contato físico no campo da psicoterapia pode ser encontrado em Zur (2007).

tica, de levar em conta que a natureza humana é composta de múltiplos níveis que interagem entre si e é melhor compreendida quando não se perde a visão do todo. Parafraseando o que se proclama nos casamentos, nosso lema poderia ser: "O que Deus (ou a Natureza[26]) uniu, não o separe o Homem".

Tocando o corpo

O uso de massagem e toque em análise ou psicoterapia é um assunto polêmico. Normalmente, a análise é entendida como um processo baseado na interação verbal, aquilo que Freud chamava de *talking cure*, e a maior parte das abordagens se restringe a isso.

Não tenho nada contra a linguagem verbal, pelo contrário, a utilizo com muito gosto e bons resultados, tanto no meu trabalho de analista como na vida em geral. Não se trata de uma opção, trabalho corporal OU conversa. Sou muito mais pelo E, ou seja, uma atitude de inclusão, que explora e utiliza as dimensões verbais E também pode ir além delas, levando em conta a realidade somática da nossa existência. Gosto do piano como analogia: é possível criar música apenas com as teclas brancas, mas... por que não incorporar também as teclas pretas à sua composição?

Para pessoas cuja visão de mundo se baseia na crença de que corpo e mente são dois elementos muito distintos e separados, pode parecer estranho falar em massagem como uma técnica a ser usada em psicoterapia. Talvez seja mais apropriada, diriam, para tratar contusões e outros problemas ortopédicos, algo que parece ter mais afinidade com os esportes do que com o intelecto e os sentimentos. Ou então, algo ligado ao erotismo: existem por aí muitas "casas de massagem", um eufemismo para designar prostíbulos.

Diversos estudos[27] mostram uma variedade de benefícios terapêuticos obtidos com o uso de toque e massagem na psicoterapia: facilitam a abertura do paciente para revelar conteúdos, melhoram

---

26 Conforme Espinosa (2010), *Deus sive natura* ("Deus, ou seja, a natureza": de acordo com visão do filósofo, estes termos são sinônimos).
27 Ver McRae, 2009; Zur, 2007.

o vínculo com o terapeuta, resultam em maior conexão com o momento presente e com as próprias sensações; dão acesso a material pré-verbal, proporcionando experiências emocionais corretivas com maior facilidade, e têm ainda o efeito de acalmar ou consolar em situações estressantes, fortalecer a aliança terapêutica e a confiança no tratamento e, também, a sensação de segurança e acolhimento.

O uso de massagem em psicoterapia pressupõe, obviamente, um ponto de vista diferente do enfoque cindido citado acima. A grande referência aqui é Wilhelm Reich, criador da psicoterapia corporal e de uma forma de conceber o humano que procura superar essa dissociação entre os aspectos psíquicos e somáticos (ver Reich, 1984a, 1995). Nas análises e psicoterapias de orientação reichiana e neorreichiana é tido como natural o uso do toque e de formas específicas de massagem, e dentre essas abordagens destaca-se a Psicologia Biodinâmica criada por Gerda Boyesen, que aprimorou e desenvolveu a utilização desse recurso.

O toque e a massagem realmente ocupam lugar de destaque na Análise Biodinâmica, a ponto de algumas pessoas identificarem esta abordagem como uma forma de tratamento que *sempre* utiliza a massagem. Nada está mais longe da verdade. Como se verá a seguir, existem muitas contraindicações, e, além disso, outros recursos terapêuticos podem ser mais indicados, conforme o caso.[28]

Quando explico o que é massagem biodinâmica, gosto de dizer que o objetivo é tocar a alma;[29] e como essa alma habita um corpo, um dos caminhos para atingi-la é mexendo nele. Não é algo automático, pois muitas vezes ao tocar um corpo o que se encontra é uma carne desabitada, como se a pessoa não estivesse ali.

Realmente é possível que em algumas sensações oriundas do

---

28 "No decorrer da terapia podem existir longos períodos nos quais o trabalho se processa mais frutiferamente através de vários métodos mais ativos" (Southwell, 1983, p. 63). Para uma visão mais abrangente da técnica e da teoria biodinâmica atual, ver Rego (2014).

29 O termo "alma" é usado aqui não em sua conotação espiritual ou religiosa, mas no sentido coloquial, tal como Freud utilizava a expressão *Seele* (ver Bettelheim, 1982, pp. 86-93; Hanns, 1996, pp. 332-337). Note-se, ainda, que "alma" é uma tradução corrente em várias línguas para o termo grego psyché (ψυχή) (ver, por exemplo, Reale & Antiseri, 2003, pp. 91-92).

corpo a atenção não esteja presente. Em geral, é necessário um longo treino para que se consiga evitar o contato com a sensorialidade somática, ou, em outras palavras, para deixar de perceber a si mesmo. Mas, no fim das contas, pode-se facilmente constatar que em nossa cultura a maioria dos indivíduos conquistou essa capacidade de se distanciar do próprio corpo, e isso tem um lado bom: proteger contra aquilo que é angustiante e desagradável. Mas quando se trata de conhecer a si mesmo, ou por constituir barreiras a um tratamento analítico, pode apresentar um aspecto negativo. A esse fenômeno, que tem a anulação de determinadas percepções somáticas como uma de suas características, Reich deu o nome de "couraça".

Se a situação permanecer assim, sem que encontremos a "alma" do paciente, de pouca valia será o trabalho de massagem. O processo funciona de verdade quando conseguimos que a pessoa inteira, ou seja, incluindo sua subjetividade, esteja presente à comunicação não verbal entre duas pessoas que se desenrola por meio do contato físico.

Como diz Southwell (1983, p. 49), "a Massagem Biodinâmica é, essencialmente, um convite à mudança". Para que isso possa realmente ocorrer, é claro que a intervenção do analista deve ser algo bem mais abrangente do que uma mera técnica de manipulação de certas áreas do organismo. Neste sentido, é fundamental cuidar da intenção aplicada ao toque. O terapeuta escolhe essa intenção de acordo com o caso, e o contato físico transmite ao paciente uma comunicação que (espera-se) o afetará e à qual ele responderá de alguma maneira.

É menos a aplicação de um tratamento (como, por exemplo, um fisioterapeuta aplicando calor local a um tornozelo contundido), e muito mais uma conversa não verbal, em que as mãos do terapeuta falam e ouvem, e o organismo do paciente também escuta e responde. Informações são passadas, afetos circulam. E descobertas acontecem.[30]

Para que esse diálogo ocorra a contento, é necessário que o

---

30 Complementarmente a essa atitude de lidar com a massagem como sendo uma conversa, muitas vezes é útil pensar no diálogo verbal como uma massagem por meio de palavras: imagino que o som da minha voz funciona como uma mãozinha, que entra pelos ouvidos do paciente e vai massagear seu cérebro.

terapeuta aprenda as bases desse novo código de comunicação. Como uma criança sendo alfabetizada, unidades simples de informação vão sendo assimiladas, até que se possa incorporar tudo isso numa forma mais sofisticada de expressão. A criança aprende a escrever "vovó viu a uva" (uma consoante), e depois "o bebê babou na babá" (duas), e vai indo até poder fazer uma poesia, escrever uma carta de amor, um artigo científico. Do mesmo modo, o massagista biodinâmico aprende as manobras básicas, depois as massagens específicas padronizadas, mas isso é só o começo. Chega um momento em que ele utiliza esse aprendizado como sílabas que agora se misturam, e assim vai compondo uma intervenção apropriada para aquele encontro, aquela ocasião única. Dessa tensão entre a forma estabelecida e a criatividade, surge, de forma lúdica e fácil, uma forma de tocar, um gesto de contato que viabiliza o diálogo vivo entre duas pessoas.

A proposta deste texto é discutir algumas possibilidades do uso da massagem e do toque na Análise Biodinâmica, com atenção para algumas de suas contraindicações. O marco teórico básico tem seu fundamento nas ideias de Gerda Boyesen e outros autores biodinâmicos, mas não se limita a isso. Tomo aqui como pontos de partida a visão psicodinâmica (baseada no conflito entre pulsão e defesa) e a visão energética (fundamentada nos conceitos de bioenergia e autorregulação). Indo além disso, encontram espaço a neurociência, a biologia evolucionista e o pensamento de Donald Winnicott, entre outros. São enfoques não estanques, que se interpenetram e se complementam. Mas acredito ser útil, para fins didáticos, abordar cada um separadamente.

A teoria do recalque (entre a psicanálise de Freud e a vegetoterapia de Reich)

Iniciaremos nosso percurso por aqui tendo em vista que Gerda se referiu ao seu trabalho como uma "massagem que funciona como psicanálise" (Boyesen, 1986, p. 34). A expressão demanda uma explicação, pois psicanálise é uma abordagem estritamente verbal. Então, como poderia uma massagem ter os mesmos efeitos?

A resposta vai nos levar ao conceito freudiano de recalque, "operação pela qual o sujeito procura repelir ou manter no inconsciente representações (pensamentos, imagens, recordações) ligadas a uma pulsão" (Laplanche & Pontalis, 1991, p. 430).

A teoria do recalque é, nas palavras do próprio Freud (1914, p. 26), "a pedra angular sobre a qual repousa toda a estrutura da psicanálise. É a parte mais essencial dela". A importância do recalque está ligada ao seu papel central na vida psíquica como o mecanismo que dá origem ao inconsciente dinâmico, que está na base da psicopatologia. As diversas formas de neurose, especialmente, podem ser compreendidas a partir do conflito entre elementos pulsionais recalcados e os mecanismos de defesa do ego, entre os quais se destaca o recalque.[31]

Depois de sua ruptura com a psicanálise, na década de 1930, Reich criou uma nova forma de psicoterapia que denominou "vegetoterapia caracteroanalítica", na qual combinava elementos teóricos da psicanálise e intervenções corporais. Um dos pilares teóricos de sua proposta era a ideia de que a hipertonia muscular representaria o componente somático do mecanismo do recalque. Dessa forma, uma ação sobre a musculatura teria um efeito psicológico equivalente à eliminação do recalque. Reich deu ao conjunto das defesas do ego ancoradas somaticamente na musculatura hipertônica o nome de "couraça muscular do caráter".

Essa matriz freudiana/ reichiana aparece muitas vezes nas formulações de Gerda. De acordo com ela, "assim que a contração muscular relaxa e que cessa a capsulação da energia emocional, então o processo é análogo ao descrito por Freud: assim que diminui o recalque e que tombam as defesas, a neurose ou a psicose aparecem (...). Que o organismo seja capaz de recalcar as emoções e conflitos por tensões musculares e por uma contração crônica do diafragma foi uma outra revelação" (Boyesen, 1986, p. 35). Estaria aí, segundo ela, a explicação para os efeitos psíquicos do trabalho com toque físico: "a massagem assim dissolvia a couraça e uma pressão dinâmica das pulsões manifestava-se em mim" (idem, p. 33). A prática clínica comprova com frequência a efetividade desse ponto de vista.

---

31 Os fundamentos da teoria freudiana do recalque e sua aplicação no contexto das psicoterapias corporais de inspiração reichiana foram apresentados e discutidos em trabalhos anteriores (Rego, 2003b, 2005b, 2014).

Uma das contribuições importantes de Gerda à teoria e à técnica das abordagens reichianas foi a ideia de que, além da musculatura, outras estruturas corporais podem estar envolvidas nessa função de defesa, constituindo o que ela chamou de "couraça tissular" e "couraça visceral" (Boyesen, 1986). A partir dessa noção, foram desenvolvidas técnicas que lidam, por exemplo, com a pele, o tecido conjuntivo e os intestinos, e apresentam efeito de desbloqueio semelhante ao obtido com o trabalho sobre a musculatura.

Desta forma, um dos possíveis efeitos de uma massagem dentro de um processo de Análise Biodinâmica é fazer com que surja uma maior quantidade de material analítico. As defesas psíquicas são como que dissolvidas, e a barreira que separa os elementos conscientes dos inconscientes fica mais permeável, menos poderosa, os conteúdos recalcados aparecem com mais facilidade e mais vigor. Memórias, sentimentos e desejos antes ocultos podem, então, vir à luz da consciência. Os sonhos são recordados com mais frequência e vivacidade, a produção de imagens e associações verbais fica mais fluente, as recordações significativas aparecem com maior facilidade, os sentimentos podem ser acessados sem tantas barreiras e a fala torna-se menos vazia, mais enraizada.

Esse efeito é atribuído à alteração do equilíbrio na dinâmica que opõe a pressão (*Drang*) dos conteúdos recalcados (id) aos mecanismos de defesa (ego). A diminuição do poder do recalque por meio da ação do analista sobre as couraças é uma das maneiras de se obter tais resultados, ou seja, este seria um trabalho no polo defensivo.

Entre as formas específicas de massagem recomendadas quando se quer obter uma diminuição das defesas psíquicas, podemos citar a massagem respeitando as resistências (*lifting*), a movimentação passiva, manobras gerais que agem sobre a musculatura (couraça muscular) ou que levam à abertura do peristaltismo (couraça visceral).

Indo além da técnica, qualquer coisa que leve o paciente a ficar mais à vontade, seguro e confiante, tem como resultado uma diminuição das resistências e defesas. Uma conversa calorosa, um analista realmente presente e atento, um ambiente agradável e acolhedor, a garantia do sigilo quanto ao que acontece na sessão, um massagista que não pressiona por resultados: tudo isso é de fundamental importância para que o sujeito abandone gradualmente seu habitual estado desconfiado e reservado, no qual as defesas estão mais ativadas. Uma analogia útil pode ser a dos castelos medievais, com muralhas altas e um fosso à sua volta: se o dono do castelo não tiver confiança no visitante, não baixará a ponte levadiça que permite acesso ao interior de seus domínios.

Outra forma de se chegar ao mesmo resultado é a vitalização, ou seja, métodos que tenham como resultado aumentar a pressão (*Drang*) das pulsões — uma inovação decorrente das propostas de Reich, na medida em que a postura psicanalítica habitual concentra-se no trabalho sobre as defesas e resistências. Em Psicologia Biodinâmica, do mesmo modo que em diversas outras abordagens de psicoterapia corporal, utilizam-se diversas técnicas de massagens e exercícios cuja meta é aumentar a vitalidade do organismo. O resultado desejado é que os elementos pulsionais adquiram mais vigor e superem com mais facilidade as barreiras dos mecanismos de defesa.

É interessante notar que Freud (1915, p. 181-2) não estava desatento a essa possibilidade:

> É um fato corriqueiro que uma representação derivada não sofra recalque, apesar de possuir um conteúdo potencialmente propício para entrar em conflito com um conteúdo consciente dominante. Isso acontece porque a representação derivada está representando pouca energia (...). Portanto, no que diz respeito ao recalque, um aumento do investimento de energia produz efeito análogo ao de uma aproximação ao inconsciente, ao passo que uma diminuição do investimento tem efeito análogo ao de um distanciamento do inconsciente ou de uma deformação. Nesse sentido, as tendências recalcantes, em vez de servirem-se do recalque, podem lançar mão do recurso de enfraquecer o aspecto incômodo.

A Massagem Orgonômica, a Massagem no Periósteo e a Massagem Hipotônica, entre outras, apresentam efeito desse tipo. As diversas formas de massagem peristáltica são muito utilizadas em

Biodinâmica, pois agem tanto no afrouxamento das defesas como no campo da vitalização, constituindo uma abordagem de grande valor no trabalho clínico.

A massagem sintomática é um exemplo de intervenção fundamentada na visão psicanalítica. O analista trabalha partindo de um sintoma físico (por exemplo, dores, náuseas, tonturas, tremores, parestesias etc.), mas não no sentido de eliminar ou acalmar sintomas. O objetivo aqui é remontar o sintoma às suas causas inconscientes, e não simplesmente aplacá-lo. A massagem é então dirigida à percepção e mobilização dos conteúdos subjacentes à manifestação física, para, com o auxílio dos relatos do paciente, do uso terapêutico da imaginação e de exercícios — como a associação livre de movimentos —, aproveitar o material resultante para trazer à consciência os conteúdos recalcados.

O que foi descrito acima é uma forma de intervenção bastante comum em Análise Biodinâmica, mas isso não quer dizer que tal postura seja sempre a mais indicada. Em casos específicos, pode, sim, ser recomendável trabalhar na direção de alívio dos sintomas. Por exemplo, quando a ansiedade ou uma dor de cabeça são tão intensas que impedem qualquer processamento psíquico, talvez se ganhe mais reduzindo essas manifestações de modo que seja possível o trabalho analítico. Também em situações nas quais já existe mobilização emocional de grande intensidade pode ser indicado remover um sintoma que surja durante o processo, especialmente se estiver cumprindo uma função de resistência, de desviar a atenção dos elementos que buscam irromper na consciência.

O efeito de acesso aos desejos e afetos inconscientes pode ocorrer mesmo em trabalhos sobre o corpo que não se propõem a cuidar da subjetividade da pessoa atendida nem da dinâmica relacional — era o que acontecia quando Gerda se propunha a ser simplesmente uma massagista (ver Boyesen, 1986). Isso pode ocorrer também em abordagens corporais como eutonia, rolfing e Feldenkrais, e mesmo em sessões de fisioterapia ou massagem estética. Há um valor terapêutico nesse tipo de tratamento, pois o indivíduo ganha em termos de autoconhecimento e pode lidar com seus conflitos, sentimentos e desejos de uma maneira mais consciente. Claro, desde que tudo permaneça dentro do espectro do assimilável.[32]

Entretanto, o verdadeiro valor de uma intervenção que incorpora o contato físico só se manifesta plenamente num contexto em que são considerados tanto os aspectos subjetivos quanto os objetivos. Para que essa proposta se desenvolva a contento, dois conceitos ganham relevância: a resistência e a transferência, no sentido de que a aplicação da teoria do recalque não deve ser feita de modo mecânico e/ ou ingênuo. Uma maneira simplória de se entender o tema é pensar que há uma porta trancada impedindo o acesso ao material inconsciente; aí, o analista vai lá, destranca... e pronto! Não é assim que funciona, e o manejo adequado de uma clínica que utiliza o toque deve incluir o domínio dos aspectos mencionados acima, e que serão discutidos a seguir.

Massagem, resistência e transferência

Na Análise Biodinâmica, a massagem é um dos diversos instrumentos à disposição do analista para atingir seu objetivo, um recurso visto como um meio para se chegar a uma meta, não um fim em si mesmo. Sua aplicação dependerá de uma correta avaliação da psicodinâmica envolvida, o que abrange uma apreciação do que está acontecendo a cada momento, no que diz respeito à resistência (ver Rego, 2003a, 2003b, 2014), à transferência e contratransferência e aos elementos de comunicação não-verbal (leitura corporal), entre outros.

Vejo muitos profissionais do campo biodinâmico e reichiano preocupados em aprender muitas técnicas, como se a clínica dependesse essencialmente de saber qual é a técnica apropriada para uma dada situação e ter a capacidade de aplicá-la corretamente. Considero esse ponto de vista um equívoco, fruto de uma não com-

---

32 Quando a irrupção de material inconsciente atinge um ponto em que se torna excessiva, seja em termos qualitativos ou quantitativos, o efeito pode ser reverso, com perturbação do equilíbrio emocional e criação de novas barreiras em relação ao contato com o material recalcado (ver Samson, 1994).

preensão da importância dos aspectos psicodinâmicos na evolução de um tratamento analítico. Se o terapeuta é competente no manejo da resistência e da transferência, praticamente qualquer técnica[33] que ele utilize vai ser eficiente. O inverso também é verdadeiro: por maior que seja o domínio das diversas técnicas, isso não garante um bom resultado. Uma boa técnica aplicada na hora errada, ou num contexto transferencial inadequado, pode levar a efeitos verdadeiramente desastrosos.

Em relação à resistência e à transferência, vale assinalar que são aspectos essenciais da teoria e da técnica da psicanálise, a ponto de Freud (1914, p. 26) afirmar que

> (...) a teoria da psicanálise é uma tentativa de explicar dois fatos surpreendentes e inesperados que se observam sempre que se tenta remontar os sintomas de um neurótico a suas fontes no passado: a transferência[34] e a resistência.[35] Qualquer linha de investigação que

---

33 Creio ser importante ressaltar que utilizo aqui o termo "técnica" em seu sentido restrito, de um molde específico de comportamento e expressão que o analista propõe ao paciente como forma de facilitar o acesso ao material inconsciente. Exemplos: a massagem peristáltica, um exercício respiratório, a associação livre de ideias. Num sentido mais amplo, a técnica analítica abrange, claro, todos os aspectos do cuidado com o *setting* e com a relação terapêutica, inclusive o manejo da resistência e da transferência.

34 O termo transferência "designa em psicanálise o processo pelo qual os desejos inconscientes se atualizam sobre determinados objetos no quadro de um certo tipo de relação estabelecida com eles (...). Trata-se aqui de uma repetição de protótipos infantis vivida com um sentimento de atualidade acentuada" (Laplanche & Pontalis, 1991, p. 514). Ou seja, as vivências afetivas infantis geram padrões de relacionamento que tendem a reaparecer na vida adulta. Deste modo, sentimentos que parecem ser motivados por fatos e relações atuais podem se revelar como atualizações ou reproduções de algo constelado no início da vida.

35 "Chama-se resistência a tudo o que nos atos e palavras do analisando, durante o tratamento psicanalítico, se opõe ao acesso deste ao seu inconsciente" (Laplanche & Pontalis, 1991, p. 458). Considerações sobre o conceito de resistência na Psicanálise e na Psicologia Biodinâmica podem ser encontradas em um de meus trabalhos anteriores (Rego, 2003b, especialmente no item 3.15). Um panorama geral sobre o manejo do processo analítico conforme os diversos graus de resistência pode ser encontrado em Rego (2014).

reconheça estes dois fatos e os tome como ponto de partida de seu trabalho tem o direito de chamar-se psicanálise, mesmo que chegue a resultados diferentes dos meus.

Concordo com a valorização atribuída a esses dois temas, e acredito que eles devem ser levados em consideração em todo tratamento biodinâmico.[36] Deve-se estar sempre atento a eles, a cada momento, a cada encontro, e também ao se olhar a evolução do paciente ao longo de um processo analítico. Como está a resistência? É pouca ou é intensa? Que formas ela assume? Qual é o melhor jeito de lidar com ela?

A forma biodinâmica de lidar com a resistência segue basicamente a proposta de Reich (1995, p. 49): "no período de resistência, recai sobre o analista a difícil tarefa de dirigir o andamento da análise. O paciente só tem comando nas fases livres de resistência". Ou seja, num processo analítico que está fluindo sem que alguma resistência importante atrapalhe seu andamento, não se faz necessária nenhuma intervenção do analista, incluindo aí qualquer forma de toque, massagem ou exercício. O paciente deve apenas ser incentivado a se expressar, corporal e verbalmente, no âmbito daquilo que é chamado de associação livre de ideias e movimentos. Gerda denominou essa forma de atuação do analista como "método da parteira", ou "método de seguir o impulso interior".

Cabe aqui uma pergunta: nesses casos, a massagem é apenas desnecessária, ou chega a ser prejudicial? Minha tendência pessoal vai na direção de desaconselhar o uso de qualquer forma de toque, caso ele não seja claramente necessário. É muito fácil atrapalhar o fluxo de manifestações espontâneas de uma pessoa, seja por ela se sentir invadida, pressionada, ou por haver um excesso de material que a inunda e chega a um grau que vai além do assimilável.

A interferência externa, por atrapalhar a autorregulação do paciente, pode eventualmente causar efeitos indesejáveis: muitas ve-

---

36 É interessante notar que esta forma de conceber a Biodinâmica faz com possamos ser considerados, de acordo com o próprio texto de Freud citado acima, como uma abordagem psicanalítica! Existiriam, assim, os psicanalistas kleinianos, os lacanianos, os bionianos... e os psicanalistas biodinâmicos.

zes o conteúdo que se manifesta tem um ritmo próprio, com pausas que não significam resistência, mas apenas uma tomada de fôlego, antes da próxima onda. A ação do analista pode quebrar esse ritmo e inibir o fluxo espontâneo.

Quando ocorre uma resistência, e se julgamos que um de seus componentes se manifesta na forma de uma couraça somática (muscular, visceral ou tissular), aí, sim, está indicada uma intervenção do analista por meio do toque ou da massagem. Note-se que estamos falando de resistência em sentido amplo, incluindo as diversas formas de desvitalização e hipotonia muscular como fatores que impedem a pressão pulsional (*Drang*) de trazer os conteúdos recalcados à consciência, como visto no item anterior.

Na prática, distinguir não é tão simples. Acontecem casos, por exemplo, em que a expressão de um paciente pode estar indo bem, aparentemente sem resistência. Porém, se ele é tocado do jeito certo, tudo se intensifica, e surgem conteúdos mais profundos e com maior carga emocional. A avaliação teórica dessa situação levaria à conclusão de que havia uma pequena resistência, quase imperceptível, que só se fez evidente após a intervenção do analista. Mas, como saber, diante de um caso desses, se o contato físico vai ajudar ou atrapalhar? Muitas vezes o melhor a fazer é ir com bastante cuidado, prestando atenção às manifestações verbais e não-verbais que se seguem à introdução do toque, sempre lembrando a recomendação de Gerda de que *a little is a lot* (o pouco é muito) — recomendação válida, especialmente, no início de um tratamento, quando ainda conhecemos pouco o paciente, suas defesas, seu caráter. Com o decorrer do tempo, em geral vai ficando mais claro o quanto é ou não adequada a intervenção do analista, no sentido de tentar influir nas expressões que se manifestam num dado momento. A resposta dos sons peristálticos pode ser outro recurso útil nessa distinção.[37]

No que diz respeito à transferência, é importante sempre considerar em que contexto transferencial se dá a intervenção por meio do toque. Qual é a dinâmica transferencial vivida pelo paciente nesse momento? Como tem se manifestado a transferência no decorrer do

---

37 Ver adiante o item sobre "Neurobiologia e massagem", no qual se discute a importância clínica dos ruídos abdominais produzidos pelo funcionamento dos intestinos.

tratamento? Que sentimentos essa transferência do paciente evoca em mim? O analista deve sempre lembrar que aquilo que o paciente manifesta não tem a ver com ele, analista, e sim com modelos relacionais de seu passado que se cristalizaram e se repetem. Só assim o terapeuta pode lidar adequadamente com esses conteúdos e não ficar tomado por uma resposta pessoal ao que acontece. Nas situações em que os conteúdos transferenciais assumem o primeiro plano, procuro sempre manter na minha tela mental um aviso luminoso piscante: "NÃO É COMIGO".

Boa parte das contraindicações do uso de massagem ocorre exatamente por motivos desse tipo, e o assunto é tratado com mais detalhes adiante. No momento, cabe apenas assinalar alguns contextos transferenciais que devem ser considerados em relação ao uso do toque e da massagem.

A questão da passividade é um deles, pois quase sempre uma intervenção em que se usa a massagem é caracterizada pela nítida divisão entre alguém que é ativo (o analista que faz, e supostamente sabe o que faz e por que o faz) e outro que é passivo (que recebe a ação, se deixando levar, abrindo-se para receber). Isso pode ser útil em certos contextos, por exemplo, quando se deseja facilitar a evocação de estados regressivos, ou em pacientes controladores e/ ou excessivamente ativos, uma situação em que se evidencia muito facilmente a dificuldade de entrega e de confiança. Por outro lado, porém, pode prejudicar as vivências transferenciais de enfrentamento, ou, de um modo geral, as diversas formas de transferência negativa.

Essa delimitação de papéis pode ainda ter influência nos conflitos de poder, sobre quem dirige ou comanda o rumo dos acontecimentos. O manejo inadequado, decorrente da não flexibilidade do analista, pode levar a um certo engessamento do *setting*, dificultando vivências transferenciais que comportem um papel ativo do paciente, podendo inibir suas iniciativas e infantilizá-lo. Interfere, ou pode interferir, em dinâmicas edípicas ligadas à luta pelo poder com um dos genitores.

Um analista ativo demais pode induzir no paciente uma atitude do tipo "não preciso cuidar de mim mesmo, pois já há alguém competente se preocupando com isso", e, desta forma, dificultar o desenvolvimento de uma postura de assumir a responsabilidade pela própria vida. Em outras palavras, a massagem e o toque podem ter um significado muito diferente para o paciente, conforme a dinâmica transferencial apresente um predomínio de conteúdos pré-genitais (orais e anais), edípicos ou genitais.

Nesses casos, do mesmo modo que nas possibilidades listadas a seguir, há uma ruptura com a neutralidade do analista, pois este dá uma direção e tem uma proposta clara quanto ao rumo que se deve tomar. Disso decorre uma perda, já que os resultados obtidos em termos de material analítico terão sempre essa marca de "contaminação" pela intervenção externa. Cabe ao profissional, em cada caso específico, analisar se os ganhos superam os prejuízos, e em seguida decidir se deve ou não utilizar as técnicas ativas que conhece.[38]

O toque físico, que facilmente evoca sensações de estar sendo cuidado, é uma situação em que o paciente se entrega passivamente a alguém que lhe dá atenção, que pode aliviar dores e desconfortos. Em contextos de maternagem (ver adiante as considerações sobre o enfoque winnicottiano em massagem), isso pode ser muito útil e válido. Entretanto, em muitos casos, vale mais a pena seguir a ideia de que uma análise tem mais a ver com a conscientização de desejos, e não com a satisfação dos mesmos, o que evidencia a necessidade de um diagnóstico correto em relação ao que está em jogo num determinado momento clínico: tratar-se-ia, ali, de necessidades primárias que não foram atendidas no desenvolvimento emocional primitivo daquele paciente? Ou seriam conflitos edípicos e desejos predominando na dinâmica psíquica que se manifesta?

Numa cultura em que o contato físico habitual é restrito a ocasiões sexuais ou de agressão, para muitas pessoas o toque traz manifestações eróticas. O medo desse tipo de reação também poderá constituir um fator a ser considerado num tratamento. A erotização artificial e indesejada do *setting* pode atrapalhar o processo analítico, e esta possibilidade deve ser levada em conta ao se considerar a propriedade ou impropriedade da utilização da massagem num determinado caso.

---

38 Note-se que estas considerações de custo-benefício se aplicam também a outras formas de intervenção ativa, como exercícios, trabalhos com respiração e outros.

Por último, mas não menos importante, existe o tema de o contato físico ser percebido como invasivo, uma entrada não autorizada num espaço pessoal. Pessoas que tiveram mães controladoras, ou com história de abuso físico e/ ou sexual, podem facilmente desenvolver por conta disso uma transferência negativa danosa à análise.

Decorre das considerações acima que o analista deve ser prudente e parcimonioso no uso do toque e da massagem, apesar das potencialidades terapêuticas desse tipo de trabalho.

A massagem e as ideias de Donald Winnicott

Reich rompeu com o movimento psicanalítico em 1934, mas em suas formulações posteriores continuou a utilizar muitas ideias de Freud. O mesmo ocorreu com boa parte do campo reichiano, que, até uma ou duas décadas atrás, considerava a visão freudiana (descrita em linhas gerais nos itens anteriores) como sinônimo de psicanálise.

Entretanto, "a teoria psicanalítica cresceu, a partir de Freud, por aposição de uma grande quantidade de escolas, correntes de pensamento, grupos, autores, cada um com seu enfoque particular (...). Poderíamos dizer que, neste momento, não há uma psicanálise, mas muitas" (Bleichmar & Bleichmar, 1992, p. 17).

Mezan (1996, 2007) propõe classificar as várias abordagens psicanalíticas em três grandes grupos, conforme seguem o paradigma pulsional[39] (Freud, Abraham, Reich), o paradigma relacional ou objetal (Fairbairn, Winnicott, Sullivan) ou o paradigma do sujeito (Lacan).

Em relação ao paradigma objetal, a constatação de que alguns tipos de pacientes pareciam não se enquadrar no quadro de referência teórico da psicanálise tradicional levou ao surgimento, a partir da década de 1950, de uma "outra forma de compreender o inconsciente, que recusa a centralidade do conceito de pulsão. Trata-se de uma perspectiva na qual a experiência humana não é primordialmente

---

39 O conceito de pulsão é apresentado em detalhes no capítulo 6 de *Psicanálise e Biologia: uma discussão da pulsão de morte em Freud e Reich* (Rego, 2005a).

moldada pelo interjogo das pulsões, mas pela maneira como se organizam as primeiras relações do bebê com os outros seres humanos" (Mezan, 1996, p. 350-351).

Esta é uma discussão complexa, cujo aprofundamento não cabe aqui. Importa ressaltar que, no âmbito do que é ensinado no Instituto Brasileiro de Psicologia Biodinâmica, utilizamos outras referências psicanalíticas além do modelo tradicional freudiano/ reichiano, mais sintonizadas com o paradigma objetal.

Mais especificamente, uma referência teórica importante para pensar a relação entre massagem e psicoterapia pode ser encontrada na obra de Donald Winnicott, um autor que não está explicitamente presente nas formulações originais de Gerda. Porém, em anos recentes, um crescente número de autores do campo da Psicologia Biodinâmica e de outras abordagens de psicoterapia corporal vêm destacando a possibilidade de assimilar conceitos e posturas de Winnicott com a finalidade de enriquecer e ampliar nossos horizontes.

Deve-se ressaltar que a proposta de utilização de um referencial winnicottiano no campo da Psicologia Biodinâmica implica uma inovação que não está inteiramente de acordo com a visão tradicional dos seguidores de Winnicott, especialmente no que diz respeito ao contato físico com os pacientes, como se verá na discussão a seguir.

Não cabe aqui uma exposição detalhada das ideias de Winnicott e nem de suas possíveis conexões com a Psicologia Biodinâmica.[40] Meu objetivo é fornecer um panorama geral, que permita entender um possível papel do toque físico e da massagem num contexto analítico.

Winnicott foi um teórico do desenvolvimento precoce do ser humano. Segundo ele, muitos problemas emocionais se originam na

---

40 Ao leitor interessado em conhecer melhor o pensamento de Winnicott, pode ser útil a consulta a textos introdutórios, como Bleichmar e Bleichmar (1992) e o livro de Elsa Dias (2003). A relação com a Psicologia Biodinâmica e o campo reichiano em geral é apresentada, entre outros, em textos de Glória Cintra (1999, 2002) José Cotta (2003, 2010), Vera Laurentiis (2008) e William Cornell (1998). Existe também o curso "O pensamento de Winnicott e a Psicologia Biodinâmica", oferecido pelo Instituto Brasileiro de Psicologia Biodinâmica e ministrado por Glória Cintra e Maria Forlani, gravado em DVDs e disponível para o público.

época em que ainda somos bebês. O papel da mãe (ou, mais generi-camente, do ambiente) seria crucial nesse período, e muitas de suas propostas clínicas decorrem da ideia de prover ao paciente aquilo que lhe faltou, ou que o ambiente falhou em proporcionar adequadamente no primeiro ano de vida.

De acordo com a visão winnicottiana, o bebê nasce com uma tendência para o amadurecimento, e a mãe deve prover um suporte adequado a isso, protegendo-o contra os perigos, cuidando do conforto físico, sendo responsiva aos seus estados emocionais, um cuidado pessoal, amoroso e atento às características e necessidades específicas de seu bebê. Trata-se, assim, da "capacidade que leva a mãe a adaptar-se a um certo bebê, singular, e não em uma técnica de criação de bebês" (Dias, 2003, p. 126). Ou seja, uma mãe "é suficientemente boa porque atende, ao bebê, na medida exata das necessidades deste, e não de suas próprias necessidades" (idem, p. 133).

Para que isso aconteça, a mãe desenvolve, do fim da gestação em diante, um estado psicológico especial chamado de "preocupação materna primária", que lhe permite a sintonia com o bebê. Esse vínculo físico e emocional entre mãe e bebê proporciona a ele a base para a passagem do estado de não-integração para a integração. Desta forma, "a adaptação da mãe às necessidades da criança não tem relação com a sua inteligência, nem advém do conhecimento que pode ser adquirido em livros ou palestras. (...) O que a orienta é a sua capacidade de identificar-se com o bebê. Essa aptidão vem da sua própria experiência de ter sido um bebê e de ter sido cuidada" (idem, p. 135).

O bebê nasce não integrado, com os núcleos do ego dispersos. Ele vive uma unidade com o ambiente, em estado de dependência absoluta. Entre as metas vivenciadas nesse momento estão a integração dos núcleos do ego numa unidade e o alojamento gradual da psique no corpo, uma integração que se dá a partir de fora (a mãe que alimenta, protege, embala, banha, cuida, nomeia) e de dentro (experiências pulsionais).

Nessa fase, "quase tudo depende da mãe ser ou não adequada, de poder se aproximar do bebê, sustentá-lo, personalizá-lo e ajudá--lo a amadurecer. A conflitiva edípica, ainda que não seja rechaçada, é secundária, em grande parte, à forma como evoluem os vínculos diádicos" (Bleichmar & Bleichmar, 1992, p. 241-242).

Acho muito interessante essa visão de que a integração entre o psiquismo e o corpo não é algo automático, e sim uma conquista gradual que pode não acontecer, ou acontecer de modo incompleto, de acordo com as vicissitudes do processo de amadurecimento. Para Winnicott (1990c, p. 37), "a base da psique é o soma e, em termos de evolução, o soma foi o primeiro a chegar. A psique começa como uma elaboração imaginativa das funções somáticas, tendo como sua tarefa mais importante a interligação das experiências passadas com as potencialidades, a consciência do momento presente e as expectativas para o futuro. É desta forma que o *self* passa a existir". Assim, "o soma é o corpo vivo que vai sendo personalizado à medida em que é elaborado imaginativamente pela psique" (Dias, 2003, p. 104). Ainda conforme Dias:

> O corpo elaborado imaginativamente é o corpo vivo de alguém que respira, se move, busca algo, mama, esperneia, chupa o polegar, descansa, é acalentado, trocado, envolvido pela água do banho etc. Seja o que for que esteja sendo experienciado — e tudo, no início, é experienciado no corpo e por meio do corpo — está sendo personalizado pela elaboração imaginativa (...). Qualquer experiência é vivida não como uma simples e anódina sensação física, mas com um sentido. Ou seja, a experiência direta que o bebê faz do funcionamento, das sensações e dos movimentos do corpo tem para ele um sentido, pelo fato de estar sendo imaginativamente elaborada (idem, p. 106).

Às vezes, me parece que, em nosso ambiente cultural, o mais comum é que as pessoas funcionem de um modo no qual esse alojamento da psique no corpo ainda não se realizou integralmente. O "normal" é dizer (e sentir) "eu tenho um corpo", e não "eu sou um corpo". Minha boca e meu pé são algo que possuo, do mesmo modo que possuo um carro, um computador, um livro: parece haver um ente imaterial que é o proprietário de certos bens materiais, entre os quais está o seu próprio corpo.[41] Não é raro que o paciente de massagem biodinâmica relate uma mudança em sua percepção de si mesmo, no sentido de passar a "ser um corpo" e não apenas "ter um corpo".

A dimensão corporal ocupa um lugar de destaque na teorização winnicottiana (ver Loparic, 2000; Josgrilberg, 2006), o que facilita uma aproximação com a visão biodinâmica e reichiana. Exemplo disso é o uso da expressão "animal humano" para se referir ao seu objeto de estudo (Winnicott, 1990c, p. 25), termo que Reich utilizou muitas vezes para enfatizar a importância dos elementos biológicos e corporais em suas formulações.

A maturação vai da dependência absoluta em direção à independência. O êxito se evidencia pela capacidade para a criatividade e a fantasia no adulto, que é capaz de construir uma existência inédita e pessoal, possuindo um trânsito saudável no mundo da realidade compartilhada, produzindo para a sociedade e fazendo uso do que ela lhe oferece.

Quando esse processo ocorre satisfatoriamente, desenvolve--se o que Winnicott chamou de "*self* verdadeiro": o gesto espontâneo do bebê é correspondido pelo ambiente, e ele pode viver a ilusão de sua onipotência primária. Com isso, as diferentes manifestações somáticas e psíquicas vão aos poucos se integrando, num todo que pode abarcar a multiplicidade de experiências vividas. A pessoa é o que ela é, e isso é bom para ela mesma e para o ambiente que a rodeia. Há uma inteireza e coerência no existir, um modo espontâneo e pessoal de realizar as tarefas cotidianas.

No caso contrário, o gesto espontâneo é interrompido, e o comportamento do bebê pautado pela procura de estar no mundo respondendo ao que se espera dele. O resultado dessa submissão ao ambiente constitui, então, um *falso self*. Suas expressões deixam de ser ensaios de autonomia, e cada vez mais a vida interior se dissocia daquilo que se manifesta na vida familiar e social. No extremo pato-

---

41 Fico imaginando como seria uma linguagem encarnada na qual, em vez de se dizer frases como "minha boca está seca", "meu braço está coçando", ou "meus olhos viram aquilo", a mesma coisa fosse dita assim: "o eu-boca está seco, o eu-braço coça, o eu-olhos viu aquilo". Ou talvez fosse mais personalizado ainda dizer: o eu-boca estou seco, o eu-braço coço, o eu-olhos vi aquilo.

lógico, o falso *self* acompanha-se de uma sensação de vazio, futilidade e irrealidade.

O relato de um paciente transmite bem a ideia do que significa subjetivamente a vivência de um falso *self*: "Fui socializado antes de me tornar uma pessoa. Sei muito bem o que se espera de mim e cumpro meus deveres com exatidão, mas nada, jamais, fez qualquer sentido. Não me sinto real, não sinto o mundo ou os outros reais" (Dias, 2003, p. 123).

Essa distinção entre o falso *self* e o *self* verdadeiro constitui um dos elementos que facilitam a aproximação com a teoria biodinâmica, pois há grande semelhança entre esse modo de olhar o ser humano e os conceitos de personalidade primária e personalidade secundária propostos por Gerda Boyesen.[42]

Em relação ao lugar que o pensamento winnicottiano ocupa dentro do edifício teórico da psicanálise, o próprio Winnicott (1990c, p. 54) afirma que "quase todos os aspectos do relacionamento entre pessoas totais foram abordados pelo próprio Freud (...) apontando para a realidade e a força do inconsciente, chegando à dor, à angústia e ao conflito que invariavelmente se encontram na raiz da formação de sintomas (...). Qualquer teoria que negue ou ignore estas questões é inútil". Assim, Winnicott vê a sua concepção como uma complementação à teoria psicanalítica tradicional; afirma que continua válida a formulação freudiana, acrescentando, porém, que para ser possível a um indivíduo vivenciar as dinâmicas psíquicas descritas por Freud, existe todo um processo preliminar de amadurecimento que deve ter sido bem-sucedido,[43] ele deve ter chegado a um estágio de integração suficiente para ser considerado o que Winnicott chama de um "ser humano total" ou "completo".

---

42 Para uma discussão deste tema, ver Rego (1996).

43 "Para Winnicott, portanto, diferentemente de Freud, a integração da psique no corpo não acontece automaticamente, como um a priori inevitável do desenvolvimento, e requer a facilitação de um ambiente sustentador. Como este último é um elemento imponderável, trata-se de uma conquista que pode não acontecer" (Dias, 2003, p. 111). "Para os psicóticos, cujos distúrbios derivam dos estágios mais primitivos da vida, é exatamente essa a conquista que não pôde ser realizada" (idem, p. 96).

Quando isso não ocorre, as falhas no desenvolvimento emocional primitivo podem acarretar perturbações psíquicas, como a psicose, transtornos *borderline*, delinquência e comportamento antissocial. Se o indivíduo teve êxito em seu amadurecimento inicial, seu eventual adoecer se dá em outro campo da psicopatologia, aquele que é caracterizado pelos conflitos neuróticos e vicissitudes pulsionais.

Mesmo quando não há um transtorno psíquico evidente, as falhas do desenvolvimento emocional primitivo podem deixar marcas, que dificultam à pessoa ter uma vida plena. Observam-se muitos problemas em termos da confiança básica no outro, e o indivíduo tende a ver as pessoas com quem convive mais como uma fonte de perigo do que como companheiros solidários, com quem se pode contar. Por conta do retraimento e do medo de sofrer, desenvolve-se como que uma incapacidade de entrega e de abrir-se significativamente para as trocas afetivas e para a possibilidade de ser influenciado. Existem várias formas de massagem (por exemplo, a movimentação passiva) que evidenciam esse fato, pois ou o paciente resiste ao movimento que está sendo feito ou ele o faz voluntariamente, sem se deixar realmente conduzir pelo analista.

Em determinadas pessoas, a insuficiência de cuidados físicos na infância produz um quadro que é chamado de "fome de toque" — uma sensação de falta, de mal-estar, que só é aliviada através do toque ou do contato com o calor. Fica em geral muito difícil trabalhar isso apenas por meio das palavras ou de exercícios. O uso adequado da massagem pode abrir muitas portas no contato com o paciente, e ouvimos, frequentemente, relatos de uma sensação "como se algo tivesse finalmente se encaixado" dentro de si.

No enfoque winnicottiano, o enquadramento analítico favorece a regressão à dependência, ou seja, um retorno a etapas primitivas do desenvolvimento emocional, onde o mundo se resume à relação com a mãe. Há no tratamento analítico uma segunda oportunidade para o desenvolvimento, com o analista provendo a sustentação suficientemente boa que não houve na infância. Desta forma, "a análise viria, então, preencher um vazio na história do sujeito, que ficou à espera de ser ocupado" (Bleichmar & Bleichmar, 1992, p. 237).

De acordo com Dias (2003, p. 122) "este será, portanto, um

dos aspectos centrais do trabalho terapêutico: fornecer as condições para que aquilo que não foi experienciado o seja, pela primeira vez, nas condições especiais do *setting* analítico". Em outras palavras, "a mãe suficientemente boa é o paradigma do analista na clínica winnicottiana" (idem, p. 133).

Diferentemente da visão freudiana, "Winnicott acredita que, na regressão, o vínculo entre analista e analisando é diádico. Não há, como nas neuroses de transferência, um terceiro sujeito, ausente na sessão. O enquadramento da análise representa a mãe, com sua técnica de maternagem, e o paciente é uma criança pequena" (Bleichmar & Bleichmar, 1992, p. 238).

Winnicott propõe um manejo específico do *setting* terapêutico que visa criar o que ele chama de ambiente de sustentação (*holding*), que proporcione ao sujeito a possibilidade de experienciar os cuidados que não teve no início da vida. De acordo com Abram (2000, p. 168), "para o paciente que não teve um início de vida suficientemente bom, o analista é a primeira pessoa em toda sua vida a suprir certos aspectos essenciais do ambiente".

Dentro da perspectiva biodinâmica, o toque físico e a massagem seriam dispositivos úteis para o manejo de pacientes regredidos, pois eles muitas vezes convidam os núcleos primitivos a se fazerem vistos e ouvidos, na medida em que constituem algo que tem grande semelhança com os cuidados que os bebês recebem no período de dependência absoluta. É claro que aqui o fundamental não é a técnica, e sim a presença terapêutica.[44] Mas a massagem pode ser um bom veículo para essa presença fazer-se perceptível. Acredito que o toque é uma linguagem mais natural do que a fala para dar suporte à comunicação de conteúdos desse período, dado que o ser humano nessa fase só recebe e emite sinais não-verbais.

Conforme Dias (2003, p. 155), "no campo experiencial, envolvendo bebês e psicóticos, a compreensão não acontece por via exclusivamente intelectual ou mental, mas exige um tipo de proximidade e de comunicação com o paciente, semelhante ao contato entre a

---

44 Para que isso ocorra a contento, é necessário que o analista desenvolva sua capacidade de empatia e seja capaz de se colocar num estado semelhante ao que Winnicott chamou de "preocupação materna primária".

mãe e o bebê. A essa linguagem pertence, essencialmente, o silêncio, a comunicação pré-verbal e a pré-representacional".

A massagem pode trazer à sensorialidade do paciente, de um modo bem concreto, a noção de que está recebendo atenção e cuidado, que aquele tempo é só dele, que alguém que o conhece e reconhece sabe de suas necessidades, e é capaz de compreendê-las e satisfazê-las.

O contato físico é considerado algo de extrema importância no âmbito da relação de sustentação. Para Abram,

> O toque é parte do *holding* proposto por Winnicott — a forma com que a mãe toca seu bebê nos cuidados maternos do dia a dia (...). O toque que é suficientemente bom inaugura uma 'psique que habita o soma'; Winnicott refere-se a isto como 'personalização', o que significa que o bebê passa a sentir, como uma consequência do toque amoroso, que seu corpo constitui-se nele mesmo (o bebê) e/ou que seu sentimento de *self* centra-se no interior de seu próprio corpo (2000, p. 138).

Davis e Wallbridge (1982, p. 113) parecem compartilhar este ponto de vista: "o suporte [*holding*] inclui principalmente o segurar fisicamente o bebê, que é uma forma de amar".

Não só os bebês se beneficiam do contato físico. Seu papel continua significativo para crianças maiores, como se pode ver no relato de Winnicott (*apud* Davis e Wallbridge, 1982, p. 115): "Uma criança está brincando no jardim. Um avião voa sobre ela muito baixo. Isto pode ser doloroso mesmo para um adulto. Nenhuma explicação é útil para a criança. O que é valioso é que se retenha a criança junto de você, e a criança usa o fato de que você não está inapelavelmente assustado, e logo está longe de tudo isto, brincando novamente".

Entretanto, apesar da valorização do toque físico da mãe em seu bebê, preconiza-se que o analista não deve fazer o mesmo: "na teoria winnicottiana, o *setting* analítico fornece um *holding* literal sem que haja o emprego do toque" (Abram, 2000, p. 169). "Do conceito de *holding* proposto por Winnicott no *setting* terapêutico não faz parte a ideia do analista tocar o paciente" (idem, p. 139). "Embora Winnicott admita tocar em seus pacientes regredidos, devemos acrescentar que, em sua obra, o conceito de *holding* é predominantemente metafórico. O analista pode proporcionar literalmente um *holding* sem que haja o toque" (ibidem, p. 208).

O próprio Winnicott não parece compartilhar dessa restrição categórica, conforme se pode avaliar a partir de seu relato do atendimento de uma mulher de 40 anos, no qual, em determinado momento, "acabou por eu e ela ficarmos juntos, eu com a cabeça dela em minhas mãos. Sem uma ação deliberada por parte de qualquer de nós, desenvolveu-se um ritmo de embalo (...). Sem palavras, estávamos nos comunicando um com o outro, e isto estava se dando em um nível de desenvolvimento que não exigia que o paciente tivesse maturidade mais avançada daquela que se descobrira possuindo na regressão à dependência da fase da sua análise" (Winnicott, 1969, p. 200). Ele defende esse tipo de procedimento ao comentar que "os analistas com uma moralidade analítica rígida, que não permite o contato, perdem muita coisa do que está sendo descrito" (idem, p. 199).

Porém, "sua atitude quanto a tocar foi grandemente criticada por alguns setores do mundo psicanalítico" (Abram, 2000, p. 71). É uma polêmica interessante, esta da validade ou não de tocar o paciente no decorrer de um tratamento psicanalítico. Certamente, há vantagens e desvantagens nesse tipo de abordagem. Os psicanalistas tradicionais dão mais destaque aos prejuízos do que aos benefícios, e, por este motivo, propõem a abstinência do contato físico. Nós, da Biodinâmica, como se pode depreender ao longo deste livro, somos de opinião diferente. Mas podemos aproveitar a visão psicanalítica para entender melhor os problemas que podem ocorrer, devido à abertura de um tratamento analítico para o uso do toque e da massagem. Isso pode nos ajudar a não utilizar tais recursos de maneira ingênua ou simplória, estando atentos aos riscos e complicações oriundos dessa abordagem.

Em outras palavras, dada a quantidade de riscos que esse tipo de intervenção acarreta, faz muito sentido a proibição do contato físico no contexto de um processo psicanalítico. Porém, também faz muito sentido utilizar técnicas que incorporem o toque e a massagem como instrumentos válidos, devido aos ganhos que se pode obter com isso. Cria-se, então, um dilema, do qual os psicanalistas priorizam a primeira parte, e nós, biodinâmicos e reichianos, priorizamos a segunda. Na minha opinião, é pouco inteligente levar à frente esse debate de forma sectária, desqualificando os adversários e achando que os que pensam diferente são simplesmente idiotas mal informados, que não sabem de nada. O reconhecimento de que há um valor nos argumentos do outro lado pode levar, por exemplo, a que um analista biodinâmico se abstenha de tocar seu paciente em certos casos, ou a que um psicanalista possa aconselhar um paciente específico a receber massagens, como forma de prover certas experiências que não cabem no *setting* psicanalítico tradicional, mas que podem complementar e auxiliar a evolução do seu processo de amadurecimento.

Assim, as restrições ao contato físico com o paciente, enfatizadas por diversos teóricos da psicanálise, não invalidam, a meu ver, a possibilidade de se utilizar o referencial teórico winnicottiano como forma de compreender os fenômenos relacionados ao uso da massagem e do toque dentro de uma Análise Biodinâmica. Considerando-se que os fenômenos descritos ocorrem originariamente num período pré-verbal, onde o contato corporal é um componente essencial na comunicação mãe-bebê, não parece inadequado supor que uma intervenção terapêutica baseada no toque possa constituir uma forma válida de manejo do tema.

A questão do tocar ou não o paciente pode ainda ser colocada em outra perspectiva, quando nos voltamos para observar o que a Biologia tem a dizer. O contato físico é visto como algo essencial, especialmente no início da vida dos mamíferos, e mais ainda entre os primatas. Um bom apanhado do conhecimento[45] sobre o tema pode ser encontrado no livro *Tocar*, de Ashley Montagu (1988), o qual, aliás, bem poderia ter como subtítulo *"As bases biológicas do pensamento de Winnicott"*, tal a compatibilidade entre a visão da psicanálise winnicottiana e as evidências científicas ali comentadas com relação aos humanos e outros animais. Com a ressalva de que nós, humanos,

---

45 Com a ressalva de que sua última edição data da década de 1980. Porém, até onde é de meu conhecimento, os fatos essenciais não se alteraram, e continuam sendo confirmados pelas pesquisas mais atuais. Mais comentários sobre o conteúdo dessa obra e sobre outros aspectos biológicos do contato físico podem sem encontrados adiante.

somos entes tanto culturais quanto naturais, esse olhar da Biologia torna evidente que faz todo sentido — e está mais perto de nossa natureza de primata e mamífero — tocar nossos pacientes como parte de uma relação e de um contato que visa ajudar o amadurecimento e o desenvolvimento de cada indivíduo.

Outro tema winnicottiano de interesse é a "capacidade para estar só", que "é um dos sinais mais importantes do amadurecimento do desenvolvimento emocional" (Winnicott, 1958, p. 31). Segundo o autor, tal capacidade é um fenômeno altamente sofisticado, que se desenvolve na criança pequena a partir da experiência de ficar só na presença de uma mãe (ou substituta) que está confiantemente presente, identificada temporariamente com seu lactente.

Segundo Winnicott (idem, p. 35), "o impulso do id ou perturba um ego fraco ou então fortalece um ego forte", e o apoio do ego da mãe compensa a imaturidade e a fraqueza do ego da criança pequena, permitindo-lhe assimilar e integrar os impulsos do id. Isso levaria ao fortalecimento e desenvolvimento progressivo do ego da criança, permitindo-lhe estar só mesmo sem a presença física real da mãe ou outra pessoa.

Winnicott (1958, p. 35-36) descreve o que acontece ao bebê quando a mãe proporciona a sustentação adequada:

> A criança tem a capacidade de se tornar não-integrada, de devanear, de estar num estado em que não há orientação, de ser capaz de existir por um momento sem ser nem alguém que reage às contingências externas nem uma pessoa ativa com uma direção de interesse ou movimento. A cena está armada para uma experiência do id. Com o passar do tempo surge uma sensação ou um impulso. Nesse estado, a sensação ou o impulso será sentido como real e será verdadeiramente uma experiência pessoal.

Esta me parece uma descrição muito fiel do que sinto ao receber uma massagem biodinâmica. É muito comum que eu fique num estado não integrado nesses momentos, que o mundo externo se torne uma realidade difusa e distante e a noção de tempo se dilua. Nessa hora, pareço estar conectado a sensações, sentimentos e imagens que surgem de algum lugar que não conheço, mas que de certo modo sei que diz respeito a mim, faz parte do meu eu. A vivência de estados desse tipo é bastante revigorante, e resulta num estado de ser mais leve e mais vivo. Encontro algo muito semelhante no relato de colegas, alunos e pacientes, o que me leva a crer na viabilidade da utilização de certos tipos de massagem como forma de acessá-lo.

A indução desse estado pode ocorrer tanto num contexto de massagem quanto em um *setting* puramente verbal, sem contato físico. Note-se que ambos não são excludentes, e numa Análise Biodinâmica estas duas possibilidades se complementam. Me refiro aqui à possibilidade de ampliar os recursos clínicos, incorporando (literalmente) mais uma forma de atingir e fortalecer a capacidade de estar só. A presença do analista num *setting* que promova a sustentação (*holding*) é o fator decisivo na formulação original de Winnicott, e isso vale igualmente para a Análise Biodinâmica.

O referencial winnicottiano parece abrir aqui uma possibilidade de explicação do estado de bem-estar, integração e tranquilidade que ocorre após certas massagens. Talvez parte do efeito da massagem se dê exatamente por essa possibilidade de assimilação de impulsos do id, de com isso viver um contato com o *self* verdadeiro. Isso ocorreria a partir do fortalecimento do ego do paciente pela presença do terapeuta/ mãe funcionando como "alguém disponível, alguém presente, embora sem fazer exigências" (idem, p. 36), o que se somaria ao efeito do estado de relaxamento, que, de acordo com as ideias de Winnicott, proporcionaria uma pausa à cansativa tarefa humana de separar o que é dentro do que é fora, realidade e fantasia.

A massagem seria, assim, um meio de proporcionar ao paciente momentos de fortalecimento temporário de seu ego imaturo, para poder assimilar conteúdos do id. Idealmente, a repetição desse procedimento levaria à introjeção do cuidador, de modo que este, ao fim de algum tempo, se tornasse desnecessário.

Para que isso ocorra, é importante a presença terapêutica de um profissional preparado para propiciar um toque que leve ao paciente a sensação de *holding*, que o faça sentir concretamente a existência de alguém atento a ele, que deseja seu bem-estar e sabe como consegui-lo, uma presença real, que se materializa e se confirma na estimulação sensorial oriunda do toque. Quando o paciente sente a confiança de que não precisa se preocupar com os perigos e vicissitudes do mundo externo, de que aquele que o toca saberá cuidar de seu conforto e de sua integridade física e psíquica, ele se desliga do exterior, passa o comando e pode se voltar quase totalmente para o contato com seu mundo interior. Apaga-se a noção de tempo, e as formas se dissolvem num caleidoscópio ao mesmo tempo fascinante e tranquilo de cores e imagens em contínua mudança, que conduz a um estado de serenidade, leveza e bem-estar.

Após uma vivência desse tipo, não é raro que os pacientes agradeçam por ter sido retirado de dentro de si um caminhão de entulho, uma carga pesada que carregavam sem nem mesmo ter consciência disso. Muitas vezes relatam que, como consequência, o mundo parece ter se tornado mais luminoso, mais leve, mais fácil, mais acolhedor.

Esse contato e esse vínculo vão proporcionar, ao longo do tempo, um substituto da mãe suficientemente boa que faltou, o que permitirá a introjeção de um ambiente benigno. Esse ego fortalecido e maduro poderá enxergar as emanações do id mais como um desafio e um estímulo do que como uma ameaça que o levará a se desintegrar.

Conforme o enfoque winnicottiano, algumas massagens específicas são especialmente indicadas para lidar com a temática das vicissitudes do amadurecimento. Dentre elas, recomendo a massagem de contorno, a Shantala para adultos, as polarizações em geral. Dependendo do contexto, outros tipos podem ser utilizados, de acordo com as especificidades da pessoa e do momento clínico. A intenção é um elemento fundamental, devendo ser apropriada às necessidades do caso. O prazer e a confiança são parâmetros básicos nesse tipo de trabalho, ajudando a assegurar o êxito quando são alcançados pelo paciente. Alguns analistas biodinâmicos, ao se referir à forma de intervenção buscada nesses casos, falam metaforicamente numa "massagem parque de diversões", enfatizando a dimensão do lúdico como algo que facilita a abertura para um contato emocionalmente significativo.

Concluindo o exame das ideias de Winnicott, é importante

citar que nem todos concordam que seja possível reconstruir as estruturas psíquicas danificadas no desenvolvimento emocional precoce por meio de um tratamento analítico. Conforme Bleichmar e Bleichmar (1992, p. 249), "esta teoria teria um aspecto onipotente, quando se pensa que podemos resolver e fazer de novo tudo o que não ocorreu ou que falhou na infância. Um analista pode dar interpretações e até criar funções mentais, mas não pode fazer de novo seu paciente, tornando-se a mãe que o sujeito não teve; teríamos de apagar os fatos reais e colocar outros em seu lugar".

Antes de passarmos ao tópico seguinte, e fazendo uma transição para ele, é interessante notar que Reich, em suas formulações psicanalíticas, filia-se de forma nítida e clara aos pressupostos que caracterizam o paradigma pulsional, e Gerda Boyesen assimilou essa linguagem e essa forma de compreender o psiquismo em boa parte de seus escritos.

Entretanto, nas formulações mais tardias de Reich, posteriores ao nascimento de seu filho Peter em 1944, incluem-se conceitos, propostas e posicionamentos mais próximos ao paradigma objetal,[46] apesar de não se encontrarem nos textos reichianos referências aos autores psicanalíticos que se voltaram para esse enfoque. Ele afirma, por exemplo, que "as necessidades emocionais do bebê não são satisfeitas de modo algum através de cuidados puramente mecânicos" (Reich, 2009, p. 393), e comenta os danos causados ao desenvolvimento do bebê quando não há uma resposta adequada do ambiente às suas manifestações. Conforme Reich:

> No início, a mãe capta a expressão dos gestos do bebê através do contato orgonótico (pela identificação, em termos psicológicos). Se seu próprio organismo estiver livre e emocionalmente expressivo, ela compreenderá o bebê. Porém, se for encouraçada, rígida caracterologicamente, tímida ou inibida de qualquer outra maneira, ela não conseguirá compreender a linguagem do bebê e, portanto, o

---

46 Este ponto de vista é explorado principalmente em *Crianças do Futuro* (Reich, 1984b) e no capítulo 9 do livro *A Biopatia do Câncer* (Reich, 2009, pp. 353-411). Ver também, sobre o tema, a dissertação *Wilhelm Reich e a formação das Crianças do Futuro* (Faria, 2012).

desenvolvimento emocional da criança será exposto a diversos tipos de influências prejudiciais. As necessidades do bebê só podem ser satisfeitas se suas expressões forem compreendidas (...). Toda criança recém-nascida possui sua individualidade, seu próprio tom de expressão emocional, que deve ser reconhecido para que suas reações emocionais individuais sejam compreendidas (idem, p. 395).

Nesse mesmo texto, o autor relata o tratamento bem-sucedido de um bebê de poucas semanas que apresentava ataques de angústia. A intervenção de Reich consistiu em orientar a mãe para que pegasse o bebê no colo sempre que ele gritava, e também massagear seus ombros, que estavam retraídos: "Fiz isso em tom de brincadeira, rindo e fazendo sons que a criança adorou. O procedimento foi adotado diariamente durante cerca de dois meses, sempre como se fosse brincando" (ibidem, p. 400). Percebe-se aqui a importância do brincar, do contato físico, do *holding* e do trabalho corporal, elementos nem um pouco estranhos à postura biodinâmica.

O ponto de vista energético

A partir de sua ruptura com o movimento psicanalítico, em 1934, Reich vai progressivamente deixando de lado o referencial teórico freudiano. Suas pesquisas fazem com que considerações energéticas[47] e biológicas passem a predominar em seus escritos.

Em 1944, ele afirma que o "vegetoterapeuta é essencialmente um bioterapeuta e não mais um psicoterapeuta" (Reich, 1995, p. 10). Em 1949, diz que o orgonoterapeuta "está treinado a ver um paciente acima de tudo como um organismo biológico (...) o aspecto psicológico do sofrimento emocional continua a ser importante e indispensável; já não é, contudo, o aspecto mais importante da biopsiquiatria orgonômica" (idem, p. 11-12). Sua visão da biologia está intimamente ligada aos

---

47 Em relação ao conceito de uma força vital ou bioenergia, Reich parece se mostrar próximo de várias tradições espirituais (por exemplo, o hinduísmo e o taoísmo) e de cura (como a acupuntura e a homeopatia), apesar de não fazer referência a essas abordagens em seus escritos (ver Rego, 1992; Heller, 2012).

fenômenos energéticos: "devemos entender o organismo vivo como uma parte organizada do oceano cósmico de orgone" (Reich, 2003, p. 157).

Esse enfoque teve grande influência no campo biodinâmico, como se pode ver, por exemplo, no texto de Clover Southwell (1983, p. 47), em que ela afirma:

> Tudo o que acontece em nós — psicologicamente, mentalmente, emocionalmente — é uma manifestação do movimento energético: nossos processos de pensamento, memória, fantasia, criação; nossa construção celular, corrente sanguínea, tremores e inchações; nossas ações, impulsos, êxtase e dor. Todas essas são manifestações do movimento da energia vital através de planos inter-relacionados da existência.

Nesse mesmo sentido, Peg Nunneley (2000, p. 15) diz que "Biodinâmica significa o fluxo natural e espontâneo da energia vital, força vital ou bioenergia através do corpo, mente, espírito, alma e organismo".

Os objetivos do tratamento são igualmente norteados com base na visão energética: "(...) nossa meta é que cada cliente possa desenvolver um relacionamento positivo com a maior gama de energia com a qual seja capaz de lidar com equilíbrio: da energia emocional e libidinal mais profunda à mais intensa vitalidade, das experiências mais íntimas e pessoais às mais universais e da força mais primitiva à mais refinada" (Southwell, 1983, p. 53).

Esse tema da bioenergia constitui um campo controverso, havendo os que defendem e os que negam sua validade. Não cabe aqui uma discussão aprofundada desse assunto, que já foi examinado em trabalho anterior (ver Rego, 1992). O que importa, para a compreensão da prática da massagem e seu uso em tratamentos analíticos, é discutir se o ponto de vista energético ajuda ou atrapalha o profissional que adota essa visão em sua clínica.

Minha opinião pessoal é que o debate teórico sobre se há ou não uma energia orgone nos moldes que Reich propôs é muito interessante, mas em termos práticos a resposta a esta pergunta não afeta o que se faz na clínica de modo importante.[48] Apesar de ter muitos questionamentos quanto à sua existência, vejo que o conceito de bioenergia me permite pensar sobre o que faço ao atender meus pacientes, e esse tipo de raciocínio frequentemente conduz a resultados satisfatórios. Além disso, permite que eu me comunique com colegas e ensine aos alunos conceitos e técnicas, que, de outra forma, seriam difíceis de explicar.

Em outras palavras, encaro o tema da bioenergia como uma metáfora útil, que, no âmbito da clínica, possui um valor explicativo que me serve e me orienta. Talvez não seja um conceito aplicável a todos os fenômenos, como Reich pretendia; porém, no contexto limitado em que proponho seu uso, parece ter um poder operacional que sustenta e orienta intervenções eficazes. Uma analogia possível se dá com a teoria da terra plana: errônea e ineficaz em termos mais amplos e gerais, funciona bastante satisfatoriamente no âmbito dos mapas rodoviários e guias de ruas de uma cidade.

Mas o que vem a ser esse ponto de vista energético? Basicamente, ele nos leva a compreender o organismo em termos de fluxo e estase, uma visão que se pode chamar de "hidráulica". Como um encanador, procuram-se os "entupimentos", "vazamentos", locais em que falta água (energia) ou há excesso dela. Por meio de desbloqueios, vitalizações e descargas, seus objetivos são: restaurar um fluxo potente e geral, fazendo com que a pulsação da energia alcance todo o organismo e não haja pontos de estase; que esse fluxo contínuo vitalize o organismo e o capacite a enfrentar os desafios da vida, proporcionando prazer e autoconfiança ao indivíduo como consequência de sua circulação; e que rompa as inibições à sexualidade e à agressividade saudável.

Há algo de poético nessa visão que enxerga a natureza do ser humano como comportando um fenômeno que pulsa, circula, tem ciclos de intensificação e atenuação, tem dentro de si algo que flui e influi nos tecidos, nas emoções, no comportamento. Essa forma de olhar traz intrinsecamente uma impressão de vida (bio) e movimento (dinâmica) que sintoniza a mente do analista para um processo que

---

48 Ver neste livro texto anterior sobre "O conceito de bioenergia e a prática clínica biodinâmica".

gera formas continuamente, para a incessante trans-form-ação que constitui a existência humana. Quase que automaticamente, brotam ideias sobre o que fazer com o paciente, clareiam-se compreensões, abrem-se caminhos. E esta utilidade clínica constitui (para mim) o principal fator que justifica o uso e a valorização desse conceito, dentro do quadro de referência teórico da Análise Biodinâmica.

Quando trabalhamos atentos ao plano energético, percebemos muitas vezes um quadro onde a "energia" aparece como desorganizada e/ ou fragmentada. Uma boa maneira de lidar com isso é através de massagens específicas (por exemplo, a massagem de distribuição).

Em outras ocasiões, o que sobressai é um problema de baixa vitalidade, uma diminuição global da energia circulante, como, por exemplo, em casos de depressão ou de defesas hipotônicas. Essa pode ser uma boa indicação de massagens que tragam vitalidade aos tecidos, de maneira global ou local. Em nossa cultura, mesmo a chamada pessoa "normal" padece de certa desvitalização, que se reflete numa inibição do pleno aproveitamento da capacidade para o trabalho e o amor. Também nesses casos pode ser indicada a vitalização, através da massagem isolada ou em combinação com outros recursos (por exemplo, o exercício da medusa[49] — *jellyfish*).

Uma terceira possibilidade é a vitalização de áreas específicas onde haja bloqueio, no caso de o analista julgar adequada uma mobilização dos conteúdos a elas relacionados. Seria um trabalho inicial, preparatório para uma conversa ou um exercício expressivo. Esse tipo de trabalho dá a impressão de haver partes do corpo que funcionam como "belas adormecidas": jazem ali conflitos, memórias, sofrimentos, medos, belezas e poderes que foram como que postos a dormir pelas dinâmicas do organismo; os mecanismos de defesa psíquicos e somáticos tiveram como resultado um tipo de anestesia, um amortecimento da pulsação vital em alguma área do corpo. Talvez uma certa percepção vaga desse estado de coisas, extremamente comum em humanos, tenha dado origem a várias narrativas de contos de fadas que

---

49 O exercício da medusa (*jellyfish*) foi desenvolvido por Reich como um dispositivo utilizado em sua vegetoterapia caracteroanalítica, tendo sido incorporado ao repertório biodinâmico por Gerda Boyesen (ver Heller, 1993,1994).

falam da esperança de alguém vindo de fora (o analista!) com o poder de acordar aquilo que dorme, despertar a lembrança perdida de si mesmo que ficou soterrada pela dor nos porões da memória. Lamentavelmente, ao contrário do que dizem as lendas e mitos, esse retorno do recalcado não nos torna felizes para sempre, apenas mais inteiros e donos de nós mesmos para enfrentar as novas ondas de sofrimento e desafios com os quais a existência nos brinda incessantemente.

Existem ainda casos em que o problema é um excesso de energia, global ou localizado. O que importa é que se possa encontrar um meio de escoá-la. Muitas vezes isso é feito através da expressão emocional, e em muitos casos tal procedimento é adequado e suficiente para lidar com a questão. Porém, em outros momentos, talvez seja útil fazer isso de outra maneira, e aí a massagem realmente é capaz de ter um papel relevante, com o uso de técnicas específicas que ajudam a drenagem daquilo que pode ser chamado de "energia excessiva" ou "estagnada".

Muitas vezes os pacientes relatam a sensação de ter um organismo intoxicado, como se tivessem dentro de si um depósito de lixo. Em casos como esse, paralelamente à elaboração verbal, pode ser útil um trabalho orgânico de limpeza e drenagem, e não é raro que após esse tipo de intervenção a pessoa relate a impressão de que lhe foi tirado um peso, e que agora está muito mais leve, com a mente mais clara. Note-se que esse mesmo tipo de efeito foi relatado no âmbito da discussão do conceito da capacidade de estar só (ver item sobre Winnicott e massagem) — um exemplo de como os enfoques se complementam e se fertilizam mutuamente. Essa visão energética aqui exposta pode levar à mesma conduta e ao mesmo efeito que uma compreensão baseada na psicodinâmica relacional winnicottiana.

É importante destacar o desenvolvimento e o refinamento da capacidade de realizar uma leitura corporal, que irá revelar os locais a serem trabalhados. É também essencial que o profissional que vai realizar esse tipo de intervenção tenha sido tratado, com o objetivo de eliminar pelo menos parte dos bloqueios à sua circulação energética — não no sentido de se tornar perfeito, mas tendo sido minimamente trabalhado naquilo que pretende fazer seu paciente alcançar. Ou seja, considera-se um bom investimento em si próprio e na profissão que o massagista biodinâmico cuide de seu crescimento pessoal, em termos de trabalho corporal e analítico.

Do ponto de vista energético, as couraças constituem exatamente os elementos a serem cuidados: grupos musculares que apresentam alterações de tônus (couraça muscular), intestinos com funcionamento perturbado (couraça visceral), bloqueios ou excesso de permeabilidade na pele, tecido conjuntivo, ossos e tendões (couraça tissular) são pontos ao alcance das mãos nessa tarefa de desimpedir, tornar livre o fluxo energético.

Dentro das concepções reichianas, a bioenergia é entendida como algo que não apenas circula dentro do organismo, mas também forma um campo energético à sua volta. Muitas técnicas de trabalho sobre esse campo sutil podem ser utilizadas, com efeitos bastante intensos e benéficos quando corretamente aplicadas.[50] Normalmente, seu efeito é mais perceptível em pacientes que tendem à hipotonia muscular na maior parte do corpo.

Para algumas pessoas, pode parecer estranho que uma intervenção que não atue no corpo físico tenha algum efeito. Mas a prática clínica comprova a utilidade desse tipo de trabalho, e fica difícil entender isso sem recorrer à visão energética.

Outro fenômeno "energético" valorizado por Reich e Gerda são as chamadas "correntes vegetativas" — termo que tem sido usado com sentidos diferentes, o que pode dar margem a confusões. Por exemplo, numa afirmação de Reich (1984a, p. 231) esse conceito aparece com um significado amplo: "classifiquei como 'correntes vegetativas' todos os fenômenos somáticos que, em contraste com as couraças musculares rígidas, se caracterizam pelo movimento". Em Boadella (1992, p. 10) encontramos uma definição um pouco mais específica: "o conceito central da Biossíntese é que existem três correntes energéticas fundamentais, ou 'fluxos vitais', fluindo no corpo e ligadas às camadas germinativas celulares (ectoderma, endoderma e mesoderma)".

Para as finalidades do presente texto, a corrente vegetativa é entendida no sentido bem delimitado de uma "sensação mista de for-

---

50 "Às vezes pode ser muito útil trabalhar inteiramente fora das fronteiras da pele, na aura, afinando-a onde está muito densa, 'reunindo-a' onde está muito dispersa, reforçando sua forma e fronteiras" (Southwell, 1983, p. 56).

migamento e de numerosas correntes elétricas que se espalham pelo corpo todo. Os antigos estudiosos da erótica as denominavam de *frisson* (francês) — frêmito em português" (Gaiarsa, 2005, p. 100).

Essa sensação surge muitas vezes no decorrer de uma massagem ou de um movimento corporal, e parece uma corrente elétrica prazerosa que se espalha pelo corpo. Seu aparecimento é considerado um sinal benéfico, tanto pelo aspecto de prazer e vitalização, como por indicar o derretimento de uma couraça, ou, o que dá no mesmo, o afrouxamento de uma defesa. Gerda atribui grande valor ao fenômeno quando comenta que "estas correntes purificam o organismo eliminando os resíduos metabólicos. Quando as correntes de energia são muito fortes (...) se despejam no movimento de ab-reação. É a catarse de tudo o que foi recalcado (...) estas correntes vegetativas forçam a personalidade (...) a realizar seus dons, a cantar, a dançar, a escrever, a compor etc." (Boyesen, 1986, p. 167).

Outro aspecto que deve ser considerado é a diferenciação feita por Gerda entre a energia ascendente, originada nas profundezas do corpo, e a energia descendente, "proveniente do cosmos" (Boyesen, 1986, p. 64). A bioenergia ascendente seria gerada nos intestinos, dando origem às manifestações pulsionais e expressões emocionais. Ela pode se transformar em energia descendente, que teria a propriedade de harmonizar e pacificar o organismo.

A visão reichiana tradicional sobre a bioenergia parece ter muitas semelhanças com as noções do Hinduísmo. Diferentemente, a concepção da Psicologia Biodinâmica

> parece estar mais próxima dos conceitos taoístas que fundamentam as práticas curativas da medicina chinesa: acupuntura, do--in, shiatsu etc. Segundo esta, há uma energia Yin, oriunda da Terra, e uma energia Yang, oriunda do Céu, do Cosmos. Estas energias circulam no organismo humano através de canais de energia denominados meridianos. Se considerarmos uma pessoa em pé, com os braços levantados, podemos verificar que a energia Yin circula nos meridianos ascendentes, e a energia Yang nos meridianos descendentes, mostrando assim uma semelhança com o conceito de energia da Psicologia Biodinâmica (Rego, 1992, p. 11).

Tal influência é explicitada por Gerda: "(...) a Psicologia Biodinâmica parece se colocar entre a acupuntura, psicanálise, terapia reichiniana e neo-reichiniana, massagem e meditação" (Boyesen, 1983, p. 7). "Decidi chamar o psicoperistaltismo de 'acupuntura natural do corpo'. Quando faço massagens peristálticas, posso sentir os meridianos" (Boyesen, 1986, p. 90).

Talvez algum dia se alcance uma compreensão dos fenômenos aqui mencionados que nos permita prescindir da explicação energética. Ou, por outro lado, pode ser que a ciência chegue à conclusão de que Reich estava certo em muitos dos pontos hoje criticados. Mas, por enquanto, cabe ao analista biodinâmico (na minha opinião) recorrer a esse tipo de concepção com espírito crítico, utilizando-a por seu poder explicativo, sem cair, entretanto numa idolatria ingênua que negue os questionamentos epistemológicos que o tema suscita.

Na conceituação do que é (ou pode ser) a bioenergia, assim como em relação a inúmeros conceitos e teorias de diversos tipos no campo da psicologia e da psicoterapia, "recomenda-se não cair na bem conhecida armadilha de achar que uma metáfora útil é uma descrição da realidade" (Heller, 2012, p. 348).

Neurobiologia e massagem

O enfoque neurobiológico tem sido crescentemente valorizado em muitos campos relacionados à saúde, e isso é também verdadeiro para a massagem biodinâmica. São muitos os aspectos cuja compreensão pode ser enriquecida pelo contato com esse tipo de fundamentação.

Um dos tópicos mais importantes é o que diz respeito à teoria vegetativa reichiana, que foi em grande parte incorporada por Gerda Boyesen em sua formulação da Psicologia Biodinâmica. De acordo com Reich:

> Todos os impulsos biológicos e sensações biológicas do organismo podem ser reduzidos a expansão (alongamento, dilatação) e contração (encolhimento, constrição). Como se relacionam essas

duas funções básicas com o sistema nervoso autônomo? A pesquisa nas complicadíssimas inervações vegetativas dos órgãos mostra que o parassimpático (vagus) sempre funciona quando há expansão, dilatação, hiperemia, tensão e prazer. Inversamente, os nervos simpáticos funcionam sempre que o organismo se contrai, que o sangue foge da periferia e aparecem a palidez, a angústia e a dor (...) o sistema nervoso parassimpático opera na direção da expansão 'para fora do eu, em direção ao mundo', do prazer e da alegria; ao contrário, o sistema nervoso simpático opera na direção da contração 'para longe do mundo, para dentro do eu', da tristeza e do desprazer (1984a, p. 245-246).

O conhecimento atual permite refinar essas formulações, especialmente no sentido de maior valorização das instâncias do sistema nervoso central que comandam o funcionamento das funções vegetativas. Um bom sumário dessa nova visão pode ser visto em Xavier (2004, p. 231-242), para quem "dentre as lacunas na teoria de Reich, destaca-se a ênfase conferida aos aspectos autonômicos em detrimento dos agenciamentos centrais produtores de emoções" (idem, p. 231). Ou seja, "Reich negligencia o conjunto das funções cérebro-espinhais, operando apenas com a parte de saída do sistema nervoso da vida vegetativa" (ibidem, p. 232).

Este é um assinalamento importante, que remete à busca de uma maior compreensão da neurodinâmica envolvida nessas manifestações periféricas. Ganha importância aqui o entendimento do processamento cognitivo e emocional, que resultará em um dado padrão específico de ativação vegetativa. Neste sentido, a ênfase passaria a ser colocada na atenção aos processos que ocorrem no sistema nervoso central, que, por decorrência, ativariam ou não o sistema nervoso autônomo. Numa analogia possível, seria a diferença entre estudar o revólver ou as motivações da pessoa que puxou o gatilho na tentativa de elucidação de um crime.

Além disso, a equiparação da ativação simpática com angústia e desprazer, por um lado, e, por outro, da atividade parassimpática com o prazer e a expansão em direção ao mundo, é vista como reducionista e equivocada, na medida em que ambos os ramos do sistema nervoso autônomo atuam em conjunto na autorregulação do organismo, sendo sua maior ou menor ativação dependente das necessidades adaptativas de cada momento.

Assim, "embora a metáfora da expansão ao mundo como prazer e alegria e a fuga para dentro de si como tristeza e desprazer seja intuitivamente válida, a tese autonômica que a sustenta revela-se frágil, pois o concurso de várias funções orgânicas (como o próprio ato sexual, p. ex.) requer a participação de ambos os ramos do SNA" (ibidem, p. 232-233).

Hoje, sabe-se que o comando do sistema nervoso autônomo (SNA) cabe em grande medida ao hipotálamo, um dos principais responsáveis pela homeostase do organismo por meio da regulação neuroendócrina. Este, por sua vez, recebe projeções do sistema límbico,[51] que influenciam grandemente seu funcionamento. Para compreender o que se manifesta ao nível do SNA, é preciso entender as múltiplas relações entre o hipotálamo, o sistema límbico e as diversas outras áreas corticais e subcorticais, responsáveis pelos processos cognitivos e emocionais que fundamentam as reações do organismo.[52]

Quando se utiliza a massagem peristáltica, uma compreensão das manifestações vegetativas que leve em conta os processos do sistema nervoso central que as determinam é particularmente útil para o manejo do *setting*. Sabe-se que, em situações de perigo ou alerta, ocorre uma ativação simpática como parte da preparação do organismo para reações de luta ou fuga. Nesses casos, o processamento das informações privilegia a atenção ao que se passa no ambiente, e emocionalmente estão ativados os circuitos de medo, alerta, desconfiança e persecutoriedade. A atenção está voltada para fora, com consequente diminuição da percepção do mundo interno, um conjunto harmônico que visa garantir a sobrevivência nos momentos em que ela está em risco devido a uma ameaça, real ou imaginária. As funções de autorregulação interna estão em segundo plano, dado que a prio-

---

51 Conjunto de estruturas cerebrais de grande importância no processamento e expressão das emoções.

52 Do mesmo modo, é importante conhecer como se dá a determinação do tônus muscular no sistema nervoso central para que se possa compreender melhor o que é a couraça muscular do caráter descrita por Reich (ver Rego, 2008).

ridade de utilização dos recursos do organismo envolve os sistemas locomotor e cardiovascular. O quadro intestinal, nesses casos, é de inibição do peristaltismo. Como se costuma dizer na clínica biodinâmica, ele está "fechado".

Quando não há risco detectado, e o ambiente é visto como acolhedor, não hostil, as funções autorreguladoras (como a alimentação, digestão e sexualidade) podem ser priorizadas. A desativação cardiovascular e motora acompanha-se de um estado mais propício à introspecção, o que favorece a tomada de consciência de necessidades e desejos, componentes subjetivos dos processos homeostáticos em curso. A dissolução dos estados de medo e desconfiança cria uma condição relacional mais propícia ao intercâmbio afetivo construtivo e à cooperação com outras pessoas, o que diminui as barreiras à atuação do analista e favorece a efetividade do tratamento. O processo digestivo é reativado e os intestinos se movimentam de modo mais pleno; por isso eles "cantam", ou seja, produzem ruídos hidroaéreos de vários tipos. Um estetoscópio pousado sobre o ventre pode proporcionar informações extremamente úteis sobre o estado subjetivo do paciente, na medida em que a produção de ruídos peristálticos constitui um indicador razoavelmente confiável de que o paciente encontra-se num estado mais favorável à influência analítica, tanto pela diminuição das defesas contra o contato como pela maior capacidade de introspecção.

Em outras palavras, considera-se o peristaltismo como um possível indicador fisiológico que, pelo fato de ser regulado com base nos processos afetivos, proporciona informações sobre o que se passa na psique de um indivíduo.[53] Ou seja, é um dado objetivo, que permite fazer inferências sobre o que está se passando no campo subjetivo. Neste sentido, o termo psicoperistaltismo parece bastante apropriado para descrever as implicações psicológicas incorporadas ao monitoramento do funcionamento intestinal por meio da ausculta dos ruídos peristálticos.

---

53 Note-se que esta maneira de entender o significado do peristaltismo e dos ruídos peristálticos é diferente (porém não incompatível) com a visão biodinâmica tradicional (ver Boyesen, 1986), baseada nos conceitos de couraça visceral, de digestão emocional do estresse e de alívio da pressão energética por meio do funcionamento dos intestinos.

Não é nenhuma novidade a utilização de parâmetros fisiológicos decorrentes da atividade do SNA, para tentar obter conhecimento sobre a subjetividade de uma pessoa. O polígrafo (popularmente chamado de "detector de mentiras"), por exemplo, é um instrumento bem conhecido. A lógica de seu funcionamento é que o sujeito, ao mentir, por medo de ser flagrado ou por culpa, apresentaria uma reação simpaticotônica[54] detectável pelo aparelho. Seu uso em tribunais foi desacreditado pelo fato de que em alguns casos ele pode dar respostas falsamente positivas ou negativas.[55] Como na clínica não necessitamos ter certezas absolutas, o peristaltismo nos traz uma informação relevante, válida na maioria dos casos, e o bom senso se encarrega de nos tornar atentos à possibilidade de que, em certos casos específicos, podemos encontrar exceções à regra.

Em outras palavras, é importante deixar bem claro que os sons peristálticos não constituem um guia infalível. A prática clínica comprova a enorme utilidade de se contar com essa informação para orientar as intervenções, especialmente no caso de massagens. Mas, pelo fato de o peristaltismo não depender unicamente do estado emocional do indivíduo, podem ocorrer casos em que o trabalho terapêutico é adequado, mesmo que não se ouçam ruídos peristálticos (falso negativo). O inverso também pode ocorrer: existem casos em que o peristaltismo está aberto, mas isso não garante que a intervenção utilizada esteja sendo eficaz (falso positivo). Por esse motivo, o massagista biodinâmico deve estar atento a outros elementos que contribuem para saber se está indo no rumo certo ou não em sua interação com o paciente: a leitura corporal (expressão facial, tônus muscular, temperatura das extremidades, agitação ou quietude do paciente etc.), as comunicações do paciente (tanto mais confiáveis quanto mais ele se sentir à vontade para se expressar), a sensibilidade e a capacidade de ressonância do terapeuta, e assim por diante.

---

54 Simpaticotonia é o nome que se dá à condição fisiológica na qual está exacerbada a atividade do ramo simpático do sistema nervoso autônomo.

55 O falso positivo ocorreria no caso de pessoas ansiosas ou assustadas que, mesmo falando a verdade, apresentassem uma ativação do SNA simpático. Os falsos negativos aconteceriam principalmente nos casos de psicopatas sem culpa, capazes de mentir descaradamente sem que isso provoque uma reação emocional interna.

Em aulas sobre o tema, costumo brincar com os alunos dizendo que, se o polígrafo (que registra manifestações simpáticas) é um detector de mentiras, nosso estetoscópio pousado sobre o ventre (que registra manifestações parassimpáticas) seria um "detector de verdades". Isso ocorre na medida em que o estado subjetivo de calma e confiança é muito mais propício à introspecção e à revelação, para si mesmo e para o analista, de assuntos difíceis e informações sensíveis.

É muito comum, hoje em dia, encontrarmos pessoas que, mesmo sem serem especialmente ansiosas, apresentam um quadro de simpaticotonia crônica. No dizer de Gerda, seriam pessoas "viciadas em adrenalina". Nesses casos, a presença dos ruídos peristálticos constitui um bom guia para indicar ao terapeuta o tipo de toque de que o paciente necessita para sair de sua agitação habitual e ser levado a um estado de maior tranquilidade e contato consigo mesmo.

Outro aspecto relevante relacionado ao campo da neurobiologia é o papel da percepção da paisagem corporal na geração da consciência.[56] Segundo António Damásio (2000, p. 45), "nos tornamos conscientes quando os mecanismos de representação do organismo exibem um tipo específico de conhecimento sem palavras — o conhecimento de que o próprio estado do organismo foi alterado por um objeto" (idem). Desta forma, as informações proprioceptivas (relacionadas ao sistema locomotor) e interoceptivas (oriundas das vísceras) desempenhariam um papel determinante nos processos neurobiológicos que atuam na geração da consciência.

Esse fato abre uma perspectiva de compreensão de como funcionariam as "couraças" de que tanto falamos: elas atuariam, entre outras formas, por meio da inibição da autopercepção de informações emocionalmente relevantes. Assim,

Se a percepção da paisagem corporal é tão determinante para a geração dos estados conscientes, qualquer ação do organismo

---

56 Este tema foi tratado com mais detalhes em *A vida é dura para quem é mole* (Rego, 2008, item 8).

voltada ao embotamento, à atenuação ou à perda de nitidez destes mapas de representação do estado do organismo terá um efeito nos conteúdos da consciência. Ou seja, se eu conseguir "apagar" do meu proto-self[57] os elementos corporais cruciais relacionados aos estados afetivos, intenções e desejos que existem ou existiram (memórias), poderei retirá-los da minha consciência e evitar a angústia que seria gerada pelo conhecimento dos mesmos (Rego, 2008, p. 25).

A partir dessa visão, seria possível um entendimento de como a massagem pode influenciar a subjetividade: a alteração da paisagem corporal, se adequadamente manejada, levaria à maior percepção de si mesmo, abrindo portas para a conscientização de elementos que não eram percebidos. Desta forma, a atenção às sensações corporais constituiria um recurso facilitador de grande utilidade para um processo analítico.[58]

Sentimos e percebemos amor, medo, raiva, aversão, vergonha e outros sentimentos, em boa medida, através das manifestações físicas dessas emoções. Os desejos e intenções frequentemente seguem o mesmo padrão. Aquilo que chamamos de intuição ou pressentimento pode ser simplesmente a percepção vaga de alterações corporais que indicam caminhos e escolhas (ver Eagleman, 2012, p. 76-79). Desse modo, a massagem pode ser utilizada para a redescoberta da possibilidade de percepção do corpo e de si mesmo. Não é raro que depois de uma sessão de massagem biodinâmica um paciente diga: "Puxa, eu tinha esquecido que tinha um corpo e agora redescobri isso!"

Em outras palavras, um dos efeitos psíquicos importantes do toque e da massagem se daria por meio do redirecionamento da atenção. Os estímulos sensoriais provocados por esse tipo de trabalho podem levar o organismo a priorizar os elementos corporais em meio às inúmeras informações que disputam o estreito campo do que cabe na tela mental consciente. Nesta visão, o que faz a diferença em termos psíquicos não seria tanto um efeito direto sobre o corpo, mas sim uma

---

57 De acordo com Damásio (2000, p. 256), proto-self seria o "conjunto inconsciente de representações das numerosas dimensões do estado corrente do organismo".

58 Note-se que o raciocínio aqui exposto pode igualmente ser aplicado a exercícios e outras formas de intervenção somática.

alteração produzida sobre o campo atencional, no sentido de destacar aspectos da paisagem corporal.[59]

Quando a percepção da paisagem corporal é o elemento principal de um trabalho de massagem, é importante que o paciente esteja presente, atento ao que está ocorrendo em si como decorrência do fato de ser tocado. Uma forma comum de resistência é a pessoa não prestar atenção às suas sensações, deixar a mente divagar, se ocupando com todo tipo de material psíquico (planejamentos, preocupações etc.) que lhe permita não estar presente à interação viva, ao aqui e agora. Nesses momentos, pode ser importante uma orientação do terapeuta, algo como "procure ficar atento às sensações, imagens, sentimentos que são evocados em você a partir do toque que está recebendo; não se preocupe em tentar entender ou raciocinar, apenas registre e se deixe afetar pelo contato físico; em outro momento, iremos pensar e tentar compreender o que aconteceu, mas agora procure apenas deixar sua atenção voltada para a percepção das áreas que estão sendo tocadas. Se sua atenção se dispersar, suavemente a conduza de volta para isso, se for possível".

Obviamente, isso não se aplica a outros tipos de trabalho, nos quais pode ser até mesmo desejável que o paciente se desligue do aqui e agora e mergulhe em estados em que as noções de forma, tempo e espaço se diluem. Cabe ao terapeuta discernir qual é o foco em cada momento do tratamento.

Um outro efeito da prática da massagem é que se nota muitas vezes um fortalecimento do vínculo que une os participantes. Tanto quem dá como quem recebe sente-se mais conectado, mais ligado, mais próximo. A impressão que tenho é que se passa algo que tem semelhanças com um fenômeno que noto em mães e pais que cuidam fisicamente de seus bebês: essa atividade parece ser importante para que os laços de amor e confiança cresçam e se desenvolvam. No caso de doença ou acidente que exijam cuidados intensivos, o vínculo e o afeto se intensificam ainda mais.

Muitos estudos sobre o tema apontam para a possibilidade de

---

59 Para uma discussão mais aprofundada da importância da atenção aos estímulos corporais no campo da psicoterapia reichiana, recomendo a leitura da tese de Xavier (2004).

a geração do apego materno e de outros vínculos afetivos ser mediada por neurotransmissores ou hormônios como a ocitocina, a dopamina e a vasopressina (Strathearn, 2011; Buchheim et al., 2009; Marcher et al., 2007; Gimpl & Fahrenholz, 2001). Ou seja, o cuidar físico poderia ser um dos estímulos que ativam a liberação de tais substâncias, com consequente influência na dinâmica relacional.

Talvez logo possamos compreender melhor esse fenômeno e, com isso, aprimorar o manejo clínico das intervenções que utilizam o contato físico. Montagu (1988) traz também importantes contribuições à compreensão do papel da estimulação cutânea recíproca entre a mãe e filhotes de mamíferos como fator decisivo na ativação de mecanismos fisiológicos, psíquicos e comportamentais relevantes para o desempenho eficiente da função de maternagem.

Desta forma, parece bastante possível que o contato físico tenha em alguns casos um efeito significativo na melhoria do vínculo entre terapeuta e paciente, com aumento da disponibilidade emocional e da abertura relacional de ambos os lados.

Marcher et al. realizaram um levantamento de efeitos psíquicos diversos ocasionados por hormônios e neurotransmissores liberados em pessoas que são tocadas terapeuticamente:

> (...) fortalecimento da interação social e da capacidade de contato entre cliente e terapeuta. Isto é obtido através da ocitocina, com o apoio da dopamina (...). O toque promove a capacidade do cliente de estar mais focado e presente, principalmente por meio da liberação de dopamina e noradrenalina (...) a ocitocina ajuda o cliente a experienciar a intensidade como menos perigosa (...). Dopamina proporciona a sensação de recompensa (Marcher et al., 2007, p. 32).

Os autores concluem que "o toque é o método mais eficiente para reduzir a ansiedade e criar uma sensação de confiança, de estar à vontade. Este é o efeito combinado dos neurotransmissores ocitocina, endorfinas e serotonina, indicando que uma psicoterapia sem toque chega a ser quase antiética!"[60] (idem).

---

60 No original: "Psychotherapy without touch comes close to being unethical!"

Outro dado significativo é encontrado no campo da primatologia, e diz respeito ao comportamento de *grooming*. Segundo Corraze,

> Trata-se, na origem, de um comportamento de asseio e, nos invertebrados sociais, o *grooming* parece restringir-se a essa única função. Ao envolver dois indivíduos (*allogrooming*), esse comportamento se vê acrescido de uma função social que é a ritualização da primeira. Durante a evolução, a atividade oral vai, pouco a pouco, cedendo lugar à manipulação, que será a forma privilegiada do *grooming* entre primatas (1982, p. 116-117).

O *grooming* "apresenta uma grande importância para os primatas. Este comportamento desempenha funções de comunicação tátil entre os animais e de formação, manutenção e fortalecimento das ligações entre os membros de um grupo" (Azevedo, 1999, p. 9). O *grooming* é considerado uma forma de redução de tensão entre indivíduos e tem grande importância na vida grupal, o que é demonstrado pela "necessidade insaciável de contato que é característica da ordem dos primatas" (de Waal, 1996, p. 11). Diversos estudos mostram evidências do papel do *grooming* na diminuição de indicadores fisiológicos de estresse, como a frequência cardíaca e o cortisol (Shutt et al., 2007; Aureli et al., 1999; Boccia et al., 1989).

Pode-se imaginar que o ser humano não seja uma exceção entre os primatas. Portanto, os benefícios da redução de tensão, melhora da comunicação e fortalecimento dos vínculos interpessoais devem também ser válidos para nós, o que é amplamente comprovado pelas evidências empíricas. Foram realizadas pesquisas em que pessoas eram tocadas brevemente e isso alterou seu comportamento posterior, quando comparadas a indivíduos que não foram tocados:

> Constatou-se que um toque aumenta: a percentagem de mulheres desacompanhadas num clube noturno que aceitam um convite para dançar; o número de pessoas que aceitam assinar uma petição; as probabilidades de um aluno de faculdade se arriscar ao constran-

gimento de se oferecer para ir ao quadro-negro numa aula de estatística; a proporção de atarefados transeuntes num shopping que param dez minutos para preencher um formulário de pesquisa; a percentagem de consumidores num supermercado que compram algum alimento que tenham experimentado; as probabilidades de que um cidadão que acabou de dar informações a alguém ajude essa pessoa a recolher um monte de disquetes de computador que derrubou no chão (Mlodinow, 2013, p. 162).

Ressalte-se que esse toque foi tão breve e sutil que "menos de 1/3 dos pesquisados chegou a perceber que houve toque" (idem). Em outro estudo, com times de basquete da NBA, observou-se que a quantidade de contato físico entre os jogadores da mesma equipe (soquinhos, tapinhas, abraços, afagos na cabeça etc.) se correlacionava significativamente com o grau de cooperação entre os companheiros. Conclui-se que "os times que mais se tocavam cooperavam mais, e eram os que venciam com mais frequência" (idem, p. 164).

Desta maneira, ao utilizar o toque e a massagem em tratamentos analíticos, estamos bebendo em uma fonte ancestral de milhões de anos, desenvolvendo e sofisticando um recurso adaptativo já existente em nossos antepassados pré-humanos. E é fascinante perceber que dispomos de um recurso tão simples, e ao mesmo tempo tão eficaz, para influenciar o sistema nervoso central.

Na verdade, os nervos são fios condutores que levam impulsos às várias estruturas cerebrais. Se soubermos usar esse sistema adequadamente, o efeito que se obtém é quase como se pudéssemos introduzir eletrodos para estimular ou inibir eletricamente as diversas funções controladas pelas regiões afetadas. Aproveitando esses caminhos abertos pela seleção natural, e que passaram a fazer parte da psicofisiologia dos primatas, podemos obter resultados relevantes e significativos.

A importância do contato físico entre os primatas foi evidenciada pelas pesquisas de Harry Harlow em meados do século passado. Num de seus experimentos, ele colocou oito macacos *rhesus* recém-nascidos em gaiolas individuais, cada qual com duas "mães substitutas", uma feita de arame e outra recoberta com tecido acolchoado.[61] O leite era fornecido por uma mamadeira colocada na altura do peito — em metade das gaiolas a amamentação era feita pela mãe de arame, e na outra metade pela mãe de pano. Um dos objetivos da pesquisa era estudar se o apego do filhote era evocado pelo fator oral (mamadeira) ou pelo fator de contato cutâneo (veludo macio x arame duro). Conforme o relato do autor:

> As duas mães rapidamente se revelaram fisiologicamente equivalentes. Os macacos dos dois grupos bebiam a mesma quantidade de leite e aumentavam de peso com a mesma velocidade. Mas as duas mães mostraram que não eram, de forma alguma, psicologicamente equivalentes. Registros tomados de forma automática mostraram que os dois grupos de filhotes passavam muito mais tempo subindo na mãe aveludada e abraçando-a, do que com a mãe de arame (...). Além disso, à medida que cresciam, os filhotes passavam um tempo cada vez maior acariciando e abraçando a macia e aveludada superfície da mãe (Harlow, 1970, p. 110).

Além desse apego à "mãe" de pano, foi verificado que a introdução de objetos estranhos na gaiola provocava uma reação de susto no filhote. Quando só havia a "mãe" de arame (ou nenhuma), ele se encolhia num canto e lá permanecia com uma expressão de medo. Se a "mãe" de pano estivesse presente, ele corria para se agarrar a ela, assim ficava por alguns momentos, e, parecendo tranquilizar-se, dedicava-se em seguida a explorar o ambiente e as novidades existentes.

Esses resultados parecem representar contribuições importantes para a compreensão do desenvolvimento humano precoce. Conforme Montagu (1988, p. 55), "a observação mais importante de Harlow foi a descoberta de que os bebês macacos valorizavam mais a estimulação tátil do que a alimentação". Entre outras implicações deste fato, a noção psicanalítica de fase oral, que normalmente enfa-

---

61 Um filme com duração de seis minutos, feito pelo próprio Harlow para divulgar seus achados — e que recomendo, por ser muito ilustrativo — pode ser visto em http://www.youtube.com/watch?v=OrNBEhzjg8I.

tiza muito mais o papel da amamentação e do seio (ver, por exemplo, Klein, 1996) talvez devesse ser modificada para incluir o contato físico como determinante do vínculo, e a pele como órgão primordial para a compreensão das vicissitudes da relação objetal. Mais adiante, este tema é debatido mais amplamente no contexto das formulações de Anzieu (2000).

Mas será que o bebê humano pode ser comparado aos macaquinhos de Harlow? Se levarmos em conta o relato de Montagu (1988), sem dúvida alguma: o autor compilou grande quantidade de evidências, que reforçam a importância da pele e do toque para os humanos e muitos outros animais, especialmente no início da vida.

O sentido do tato é o primeiro a surgir, e o embrião humano de seis semanas já apresenta sensibilidade ao toque. Ao longo de toda a vida, os vários componentes da sensorialidade tátil apresentam uma extensa representação cerebral. Montagu vai mostrando como, em todos os muitos mamíferos já estudados, o contato físico da mãe com seu filhote tem grande influência em sua saúde física: "o animal recém-nascido deve ser lambido para sobreviver, pois se, por qualquer motivo, não o for, especialmente na região do períneo (área entre os genitais e o ânus), ele provavelmente morrerá de defeito funcional no sistema genito-urinário e/ ou no sistema gastrointestinal" (Montagu, 1988, p. 39).

Além disso, constatou-se, nas diversas espécies, que os filhotes acariciados e providos de contato afetuoso se mostravam mais tranquilos e mais capazes de lidar com o estresse, além de apresentar um maior aumento de peso, melhor aprendizagem e mais rápido desenvolvimento de habilidades motoras quando comparados com seus semelhantes carentes de contato. Sua conclusão é que "o estudo do comportamento dos mamíferos, macacos, símios e humanos mostra claramente que o toque é uma necessidade comportamental básica, na mesma proporção em que respirar é uma necessidade física básica" (idem, p. 59-60).

Apesar de seus comentários priorizarem os mamíferos, é ressaltado que a importância do contato físico constitui algo disseminado no reino animal: "(...) os prazeres de se ter as costas coçadas são filogeneticamente muito antigos; até mesmo os invertebrados são tranquilizados por movimentos leves que esfreguem suas costas" (ibidem, p. 189).

Outro aspecto muito interessante comentado nesse livro é a referência ao papel da cultura na relação entre pais e filhos. Um ponto relevante para a presente discussão diz respeito à doutrina que teve grande influência na segunda metade do século XIX e primeira metade do século XX: no capítulo 4 do livro de Montagu são citados trechos de livros da época, de autores influentes no campo da pediatria e enfermagem, que recomendavam nunca abraçar ou beijar as crianças e bebês, nunca pegá-los no colo. Dizia-se que as carícias iriam "estragar" a criança e prejudicar o seu caminho rumo à independência, que o contato físico excessivo era uma herança arcaica e deveria ser substituído por um comportamento mais moderno, de não satisfazer as demandas infantis com vistas ao seu bom desenvolvimento.

Uma das consequências desse estado de coisas foi que "na década de 20, a taxa de mortalidade para bebês com menos de um ano, em diversas instituições e orfanatos espalhados pelos Estados Unidos, rondava perto de 100%" (ibidem, p. 104), um quadro que só se reverteu quando os estudos e pesquisas foram aos poucos revelando que "para a criança se desenvolver bem, ela deve ser tocada, levada no colo, acariciada e aninhada nos braços; deve-se falar com ela carinhosamente, mesmo que não seja amamentada (...) são experiências essenciais de tranquilização que o bebê precisa sentir para que possa sobreviver dentro dos parâmetros da saúde" (ibidem, p. 105).

Imagino que muitos leitores estarão comentando: "É muito interessante tudo isso, mas o que tem a ver com um texto sobre a prática de massagem?" A resposta é que esses dados chamam a atenção para o fato de que vivemos num ambiente cultural determinado e que isso atravessa o momento clínico, podendo determinar como é encarado o contato físico no contexto de uma relação analítica. Muitos dos pressupostos deturpados e desinformados acima citados ainda se fazem presentes na ideologia vigente, especialmente em segmentos puritanos e negadores do prazer. Como diz Montagu (citando Croxton), "os humanos são os únicos mamíferos que criam seus filhos como se estes não fossem mamíferos" (ibidem, p. 82), e os preconceitos decorrentes disso são fatores a serem levados em consideração num tratamento que incorpore o toque entre seus recursos clínicos.

Concluindo este percurso relativo aos aspectos biológicos, vale a pena lembrar algumas características da ordem dos primatas. Esse grupo de animais, ao qual pertence o *Homo sapiens*, distingue-se, entre outros fatores: pela alta capacidade cognitiva, pelo fato de serem animais sociais, pelo longo tempo de dependência dos filhotes em relação aos cuidados maternos e pela importância atribuída ao contato físico (*grooming*) com membros da mesma espécie.[62] E é interessante notar que isso é levado em conta nas estratégias de intervenção das diversas formas de psicoterapia e análise.

A utilização da alta capacidade de processamento de informações ocorre especialmente na psicanálise e nas terapias cognitivas. As abordagens que priorizam as relações objetais destacam a dimensão de sociabilidade do ser humano, e exploram as vicissitudes das relações parentais precoces como fundantes das dinâmicas psíquicas. Na Psicologia Biodinâmica, e em certa medida no campo reichiano como um todo, além da importância atribuída aos elementos citados acima, o gosto dos primatas pelo contato físico é também incorporado às estratégias de intervenção. Desta forma, as diferentes abordagens acabam sendo formas de reconhecer e reverenciar aspectos diversos de nossa herança animal.

A massagem e o ego-pele de Didier Anzieu

Didier Anzieu, psicanalista que estudou a relação entre a pele e o aparelho psíquico, afirma que "a superfície do conjunto de seu corpo com o de sua mãe pode proporcionar ao bebê experiências tão importantes, por sua qualidade emocional, por sua estimulação da confiança, do prazer e do pensamento, quanto as experiências ligadas à sucção e à excreção (Freud) ou à presença fantasmática de objetos

---

62 Para uma discussão sobre aspectos do humano que derivam da nossa herança animal, enquanto membros da ordem dos primatas, ver Rego (2001).

internos representando os produtos do funcionamento dos orifícios (M. Klein)" (Anzieu, 2000, p. 60).

Em sua opinião, a teoria psicanalítica tradicional não tem atribuído a isso a devida importância: "Melanie Klein negligencia as qualidades próprias da experiência corporal (é em reação a essa negligência que Winnicott privilegiou o *holding* e o *handling* da mãe real) e, ao insistir sobre as relações entre certas partes do corpo e seus produtos (leite, esperma, excrementos) (...) ela negligencia o que liga estas partes entre si em um todo unificador: a pele. A superfície do corpo está ausente da teoria de Melanie Klein" (idem, p. 58), e esta seria, segundo ele, a postura habitual no campo da psicanálise, dado que "a pele tem interessado pouco os psicanalistas" (ibidem, p. 34).

Assim, a psicanálise teria se constituído de forma incompleta: seria uma "teoria dos orifícios", que necessita de novos horizontes para dar conta dos processos psíquicos de uma forma mais abrangente: "A experiência, vivida pelo bebê, dos orifícios que permitem a passagem no sentido da incorporação ou no sentido da expulsão é certamente importante, mas só há orifício perceptível quando em relação a uma sensação, seja ela vaga, de superfície e de volume. O *infans* adquire a percepção da pele como superfície quando das experiências de contato de seu corpo com o corpo da mãe e no quadro de uma relação de apego com ela tranquilizadora" (ibidem, p. 60).

Anzieu se propõe a preencher essa lacuna, ou seja, a ampliar e completar a compreensão do que seja a fase oral,[63] vendo-a como determinada não apenas pela relação entre a boca e o seio, mas também como um processo que deve levar fortemente em consideração as trocas entre o bebê e sua mãe a partir da estimulação e da comunicação mediadas pelo contato corpo a corpo, pele a pele. Em outras palavras, ele acredita que as experiências táteis do bebê em seu início de vida são tão importantes para o processo de amadurecimento psíquico quanto a dinâmica que se estabelece com o seio materno (alimentação, desmame, satisfação e frustração). Integrando influências de Bion, Bowlby, Freud, Montagu, Winnicott, e da biologia e etologia,

---

63 Que, sob esta perspectiva, talvez pudesse até ter sua denominação alterada para "fase cutânea".

Anzieu propõe uma contribuição teórica inovadora, organizada em torno do conceito de "Eu-pele".[64]

Concordando com Bowlby[65] quanto à existência de uma pulsão de apego independente da pulsão sexual oral, e apoiando-se nas formulações de Bion sobre a importância das relações entre continente e conteúdo na vida psíquica, Anzieu afirma que o ego teria uma estrutura de envelope, e as falhas em seu desenvolvimento teriam implicações na saúde mental.[66]

Ainda segundo Anzieu, esse conceito seria especialmente útil nos casos de pacientes fronteiriços (*borderline*) e personalidades narcísicas, cujo sofrimento está relacionado a questões de falha e incerteza sobre as fronteiras e limites entre as várias instâncias do aparelho psíquico e entre o indivíduo e o mundo externo. Esse quadro teria como consequência uma maior vulnerabilidade à ferida narcísica devido à fraqueza ou às falhas desse envelope psíquico, acarretando também o sentimento de não habitar sua própria vida, de ter uma psique não ancorada firmemente no corpo.

Os estímulos táteis que ocorrem na interação com a mãe permitem ao bebê progressivamente diferenciar uma superfície que tem uma face interna e uma face externa, o que lhe permite a distinção entre o que está fora (o mundo externo) e o que está dentro (desejos, apetites, sentimentos e outros). A percepção tátil tem como característica propiciar ao mesmo tempo uma sensação do estímulo externo e uma evocação do sentimento de si mesmo, ou seja, a sensação de

---

64 No original, "*moi-peau*". O termo francês "*moi*" equivale ao "*Ich*" do texto alemão de Freud, que tem sido traduzido para o português como "Ego" ou "Eu". A expressão "ego-pele" será utilizada no presente texto como sinônimo de "Eu-pele", exceto nas citações do original.

65 É importante ressaltar para o leitor biodinâmico que Anzieu dá grande valor às formulações de Winnicott, entendendo-o como um autor próximo a Bowlby: "os fenômenos transicionais que ele [Winnicott] descreveu e o espaço transicional que a mãe estabelece para a criança entre ela e o mundo poderiam perfeitamente ser entendidos como efeitos do apego" (Anzieu, 2000, p. 44).

66 A conexão entre pele e psiquismo fica também evidenciada pela grande relevância do fator psicossomático nas afecções dermatológicas (ver Dias, 2007). Anzieu assinala ainda a conexão entre as vivências táteis e distúrbios respiratórios, e também com perturbações da função de sonhar.

"eu" é muito mais presente e evidente no "eu estou sendo tocado" do que quando "eu vejo" ou "eu ouço".

Além disso, como bem assinala Anzieu, "o tocar é o único dos cinco sentidos externos que possui uma estrutura reflexiva: a criança que toca com o dedo as partes de seu corpo experimenta as duas sensações complementares de ser um pedaço de pele que toca, ao mesmo tempo de ser um pedaço de pele que é tocado" (ibidem, p. 87).

Assim, por meio da elaboração imaginativa[67] das funções corporais ligadas à pele, as experiências táteis permeadas de fantasias vão dando origem a uma estrutura psíquica percebida como um envelope.[68] "São essas fantasias cutâneas que vestem seu Eu nascente com uma representação, certamente imaginária, mas que mobiliza (...) aquilo que há de mais profundo em nós e que é nossa superfície" (ibidem, p. 85).

Ao lado dessa função de fronteira, de servir como apoio para o estabelecimento de um limite entre o indivíduo e o mundo, as vivências táteis sustentam a experiência de um continente, de uma bolsa ou vesícula dentro da qual existem os conteúdos psíquicos: "Por Eu-pele designo uma representação de que se serve o Eu da criança durante fases precoces de seu desenvolvimento para se representar a si mesma como Eu que contém os conteúdos psíquicos, a partir de sua experiência da superfície do corpo" (ibidem, p. 61).

Em sua origem, essa função continente seria exercida principalmente pelo *handling* maternal: "A sensação-imagem da pele como bolsa é despertada, no bebê, pelos cuidados do corpo (...) dispensados pela mãe" (ibidem, p. 132). O ego-pele apresenta-se então como uma casca que recobre (não completamente) um núcleo constituído pelo id pulsional.

As falhas nessa função de continente podem gerar dois tipos de angústia: uma seria decorrente da sensação de um núcleo sem casca, manifestando-se como uma excitação difusa, constante, que não se pode localizar ou identificar, incapaz de ser satisfeita; e outro tipo de angústia decorreria de um envelope interrompido por buracos —

---

67 Como diria Winnicott.

68 Conforme Anzieu (2000, p. 127), "toda função psíquica se desenvolve com o apoio de uma função corporal cujo funcionamento ela transpõe para o plano mental".

os pensamentos, os sentimentos e as memórias como que vazam, fogem, não permanecem.

Faria ainda parte do ego-pele uma função de sustentação, decorrente da função biológica "exercida pelo que Winnicott chamou de *holding*, isto é, pela maneira como a mãe segura o corpo do bebê. A função psíquica se desenvolve por interiorização do *holding* maternal. O Eu-pele é uma parte da mãe — particularmente suas mãos — que foi interiorizada" (ibidem, p. 130).

Anzieu assinala também uma outra função dos registros sensoriais táteis: pensando na relação entre figura e fundo, é a experiência cutânea que fornece ao psiquismo "a tela de fundo sobre a qual os conteúdos psíquicos se inscrevem como figuras" (ibidem, p. 113). O mau funcionamento dessa função levaria a uma angústia de fragmentação ou desmantelamento do corpo, ligada a uma atividade independente e anárquica dos órgãos dos sentidos.

Se tudo correr bem, forma-se a partir de tais vivências a instância psíquica que Freud denominou "ego" — assim, Anzieu aprofunda a concepção freudiana original segundo a qual "o ego em última análise deriva das sensações corporais, principalmente das que se originam da superfície do corpo. Ele pode ser assim encarado como uma projeção mental da superfície do corpo" (Freud, 1923, p. 40). Conforme Anzieu, "a consciência aparece na superfície do aparelho psíquico; melhor ainda, ela é esta superfície" (Anzieu, 2000, p. 114). Desta forma, a consciência tende a envelopar o aparelho psíquico, função mental que se apoia na realidade biológica de que a pele é o envelope do corpo.

Outra característica inerente ao ego-pele seria a função de "para-excitação".[69] No corpo concreto, a camada externa da pele cum-

69 "Termo utilizado por Freud no quadro de um modelo psicofisiológico para designar uma certa função e o aparelho que é seu suporte. A função consiste em proteger o organismo contra as excitações provenientes do mundo exterior que, pela sua intensidade, ameaçariam destruí-lo. O aparelho é concebido como uma camada superficial que envolve o organismo e filtra passivamente as excitações" (Laplanche & Pontalis, 1991, p. 332). O termo original alemão (*Reizschutz*) tem sido traduzido também como "escudo protetor". Em Almeida (2012) encontra-se uma discussão da relação entre este conceito e a noção reichiana de couraça.

pre também a função de proteger a camada sensível que está abaixo dela; do mesmo modo, o ego-pele funcionaria em termos psíquicos como uma proteção contra excitações excessivas, a partir da introjeção da ação da mãe que, no início da vida, cuida para que seu bebê não seja alvo de estimulações sensoriais que possam perturbar seu equilíbrio psíquico. Anzieu correlaciona essa função ao conceito freudiano de "barreira de contato" e à noção reichiana de "couraça muscular do caráter", equivalendo-a à "segunda pele muscular" proposta por Esther Bick.[70] Em outras palavras, o autor vê no ego-pele uma função de couraça, de defesa psíquica, o que traz uma ampliação desse conceito.[71]

Em sua obra, Anzieu procura mostrar, por meio de casos clínicos, como o conceito de ego-pele permite a compreensão e o manejo de diversas condições clínicas, como o masoquismo, o núcleo histérico da neurose, as personalidades narcísicas e as estruturas *borderline*, entre outros.

As formulações de Anzieu me parecem bastante relevantes para o campo das psicoterapias corporais, especialmente quando se fala em utilizar a massagem num contexto analítico. A importância atribuída às conexões entre o aparelho psíquico, por um lado, e a pele e o sentido do tato, por outro, permitem um aprofundamento da compreensão do que acontece na interação entre alguém que toca e alguém que é tocado. Ao mesmo tempo, abrem-se horizontes a partir da sua visão de que é preciso levar o paciente "a se dar conta do estatuto triplo de seu corpo, como parte do Eu, como parte do mundo exterior e como fronteira entre o Eu e o mundo" (idem, p. 126).

Além disso, há uma semelhança de referências teóricas que pode facilitar a assimilação de suas ideias no contexto da Psicologia Biodinâmica: como pode ser visto no presente texto, autores como Freud, Winnicott e Montagu também são parte da fundamentação

---

70 "Esta 'segunda pele' lembra a couraça muscular do caráter, importante a W. Reich. Quanto à 'primeira pele' de Bick, ela corresponde a meu próprio conceito de Eu-pele" (Anzieu, 2000, p. 248).

71 Note-se que Gerda Boyesen vai na mesma direção quando fala em couraça tissular e couraça visceral, no sentido de que a função de couraça não é exclusiva da musculatura.

atual de nosso modelo de compreensão da clínica. Não cabe aqui uma análise exaustiva da compatibilidade ou incompatibilidade das ideias de Anzieu com as propostas de Gerda Boyesen e Wilhelm Reich, mas apenas assinalar alguns pontos de contato que podem ser úteis; e também apontar certos cuidados e limitações que devem ser levados em conta pelo analista biodinâmico.

Por exemplo, o fato de se considerar que o ego, do mesmo modo que a pele, se organiza numa estrutura de envelope, como uma interface entre o externo e o interno, permite enriquecer a compreensão e o manejo do uso do toque, e as implicações psíquicas do agir sobre as fronteiras, os limites, ficam mais evidenciadas. A perspectiva de lidar com a função do aparelho psíquico como continente dos conteúdos mentais a partir do trabalho sobre a pele facilita uma compreensão do paciente segundo aquilo que Reich chamou de unidade funcional entre soma e psique.

Deve-se notar ainda que a teorização reichiana tradicional prioriza muito mais a musculatura do que a pele em suas elaborações sobre a relação entre ego e corpo. Deste modo:

a) os mecanismos de defesa do ego são correlacionados às alterações do tônus muscular;

b) o conceito psicanalítico de fixação está ancorado na capacidade de contração crônica do tecido muscular;

c) o ego, como agente no mundo, depende da musculatura tanto para agir e se expressar como para conter a ação; há um componente voluntário no acionamento da contração muscular;

d) a tensão entre forças antagônicas (ambivalência) encontra suporte corporal na fisiologia do movimento dos músculos agonistas e antagonistas;

e) a identificação com as figuras parentais, componente importante da formação do ego, se traduz em grande medida pela incorporação de posturas (físicas e mentais) e da gestualidade, forma de andar e de falar das figuras responsáveis pelos primeiros cuidados na infância;

f) a propriocepção é vista como um dos principais determinantes do sentimento de "eu" (ver Damásio, 2000; Rego, 2008; e Sacks, 1997).

Nessa mesma linha, "no modelo biodinâmico a musculatura se torna mais amplamente relacionada com a função de ego (...) o sistema muscular incorpora o ego-motor" (Carroll, 2001a). O termo ego-motor é bastante utilizado por Gerda Boyesen para se referir aos componentes locomotores da função egoica. A meu ver, os conceitos de ego-motor e ego-pele[72] são perfeitamente compatíveis. Na verdade, eles se complementam, e permitem uma ampliação dos horizontes de compreensão da dinâmica somatopsíquica.

Outro tema interessante é o questionamento do paradigma epistemológico segundo o qual "conhecer é ultrapassar a casca em direção ao núcleo". Sob esse ponto de vista, o raso é menos valioso do que o profundo: quando se quer criticar alguém que sabe pouco sobre um assunto, por exemplo, diz-se que ele tem um conhecimento superficial. Com Anzieu aprendemos a valorizar a profundidade da superfície, o papel central e essencial daquilo que está, como se diz popularmente, à flor da pele. Ele assinala o fato de que as vivências de contato psíquico mais intenso e profundo — que se dão tanto no aconchego do bebê no colo da mãe quanto na relação sexual do amor adulto — estão ligadas ao contato epidérmico, uma compreensão que deixa clara a importância de uma intervenção dirigida para a estimulação da sensorialidade tátil.

Outro elemento que pode ser útil é a distinção entre as características da pulsão de apego e pulsão sexual. De acordo com Anzieu:

> A união face a face do corpo da criança ao corpo da mãe é ligada à pulsão sexual que encontra satisfação ao nível oral da mamada e nesta manifestação de amor que é o abraço. Os adultos que se amam reencontram geralmente este tipo de união para dar satisfação às suas pulsões sexuais ao nível genital. Ao contrário, a identificação

---

72 Ao leitor interessado no aprofundamento deste tema, recomendamos a consulta aos artigos sobre o ego-motor (Carroll, 2001a) e sobre a comparação entre ego-motor e ego-pele (Carroll, 2001b).

primária ao objeto-suporte supõe um outro dispositivo espacial que se apresenta sob duas variantes complementares (...) dorso da criança contra ventre da pessoa objeto-suporte, ventre da criança contra dorso desta pessoa. Na primeira variante, a criança está encostada ao objeto-suporte que se molda, abarcando-a. Ela se sente protegida na sua retaguarda, o dorso sendo a única parte de seu corpo que não se pode tocar nem ver (2000, p. 131).

Desta forma, pode-se deduzir que um trabalho de toque direcionado à porção posterior do corpo do paciente tenha maior probabilidade de evocar os aspectos regressivos de cuidado materno e, correlatamente, menor chance de erotização. Inversamente, o contato com a parte anterior tornaria mais provável um efeito contrário. Vemos um exemplo disso na polaridade biodinâmica, na qual o contato abrangente com as costas do paciente traz à tona quase sempre a dimensão do aconchego tranquilizador, a sensação de estar sendo cuidado e protegido, e não elementos eróticos.

Apesar de toda a valorização da pele e do sentido do tato, Anzieu permanece fiel à técnica psicanalítica clássica, em termos da exclusão do contato físico entre analista e paciente: "(...) as palavras do analista simbolizam, substituem, recriam os contatos táteis sem que seja necessário recorrer concretamente a eles: a realidade simbólica da troca é mais operante que sua realidade física" (idem, p. 196). Ou seja: "o psicanalista se abstém de tocar seus pacientes e de se deixar tocar fisicamente por eles, com exceção do aperto de mãos tradicional. Mas ele deve encontrar palavras que sejam equivalentes simbólicos do tocar" (ibidem, p. 158).

Quanto ao uso de abordagens diretamente corporais das questões ligadas ao ego-pele, nota-se uma certa ambivalência. Anzieu enfatiza sua importância no início da vida: "o bebê recebe esses gestos maternos primeiro como uma estimulação e depois como uma comunicação. A massagem se torna uma mensagem" (ibidem, p. 60-61). Mas não vê muito valor em sua utilização como forma de tratamento: "massagens, bioenergia, grupos de encontro só têm um efeito provisório" (ibidem, p. 147). Por outro lado, mesmo contra todo o peso da tradição psicanalítica, abre espaço para exceções: "em certos casos-limite, um mínimo de tocar pode ser excepcionalmente admitido a título transitório, para reconstruir o apoio do Eu sobre a pele, o paciente apoiando, por exemplo, sua cabeça sobre o ombro do psicanalista durante um instante no momento de partir" (ibidem, p. 158).

Vale aqui o mesmo que foi dito anteriormente:[73] a discussão dos porquês da interdição do tocar no âmbito da psicanálise é interessante, mas não constitui algo essencial para quem não se considera um psicanalista ortodoxo. Como diz o próprio Anzieu, "ninguém é obrigado a praticar a psicanálise e existe espaço de procurar para cada caso o tipo de terapia que melhor lhe convém" (ibidem, p. 180-181). O que sim podemos, nós, biodinâmicos, é aguçar nosso senso crítico em relação ao uso da massagem a partir de considerações como a de Anzieu, que não deixam de ter fundamento em diversos aspectos. Em outras palavras, os questionamentos feitos em relação ao toque físico num *setting* analítico podem contribuir para que sejamos mais criteriosos no uso desse instrumento.

Nada tenho contra uma linha de pensamento que julga ser mais eficaz uma conduta clínica que canalize os acontecimentos vividos em um processo analítico exclusivamente para o campo da linguagem. Ao mesmo tempo, porém, sou totalmente a favor de um outro jeito de pensar a clínica que inclua a dimensão somática de um modo integrado aos aspectos simbólicos, que considere a realidade humana como algo que comporta uma unidade indissolúvel entre as manifestações psíquicas e corporais, que busque a criação e o desenvolvimento de dispositivos técnicos e teóricos que permitam formas de intervenção não-dissociadas ao longo de um tratamento analítico.

O inadequado está, a meu ver, em se achar que a manifestação simbólica substitui de modo definitivo e permanente a expressão física concreta, como se fosse possível a transformação de um bicho pulsional numa pura alma incorpórea que, liberta de seu casulo carnal, passa a entender a si própria e a relacionar-se exclusivamente por meio da linguagem e de imagens mentais — uma "alma" desconectada da âncora corporal em que foi inicialmente enclausurada parece ser o ideal das pessoas que valorizam esta forma de entender o fenô-

---

73 Ver acima discussão sobre as ideias de Winnicott e massagem.

meno humano. Mas a experiência concreta mostra que, na verdade, a linguagem vai junto com a experiência corporal. A capacidade de simbolização pode enriquecer a percepção, sofisticar a ação, permitir um ganho imenso na compreensão do que acontece, mas não substitui a existência viva.

Frente à falsa dicotomia entre um ser animal estritamente pulsional e uma alma que funciona desligada da realidade concreta, defendo o modelo reichiano de uma alma encarnada, da palavra enraizada nas vísceras e no sangue, de um ser de carne e osso que reflete e tem sentimentos, um ser capaz de dançar e de criar poesia e ciência.

Outros efeitos psíquicos da massagem

Além das diversas vertentes de compreensão já comentadas, que norteiam diferentes técnicas e estilos de trabalho, existem ainda outros aspectos em que um toque ou uma massagem podem influir no estado subjetivo e facilitar o processo analítico.

Um ponto importante é a questão da tolerância ao prazer. Reich enfatizou em diversos escritos a questão da angústia de prazer, ou seja, a dificuldade e mesmo aversão que muitas pessoas apresentam quando confrontadas com o prazer além de uma dada quantidade. O senso comum diz que as pessoas buscam o máximo de prazer que podem obter, mas na verdade não é bem assim: quando passa de um certo ponto, surge muitas vezes um desconforto ligado à culpa, ao medo de perder o controle, à sensação de que não merece tanto e que não vai suportar tudo aquilo. É um tema importante, e também aqui a massagem se apresenta como instrumento útil, dado que pode ser dirigida para evocar o prazer diretamente e, com isso, produzir uma situação quase experimental dentro do *setting*, onde a quantidade de prazer pode ser aumentada ou diminuída e analisadas as reações objetivas e subjetivas do paciente.

Em conexão com o tema do prazer, um aspecto interessante a ser comentado diz respeito à autoestima. Tenho a impressão de que esta é uma dimensão muito importante da vida psíquica das pessoas que não ganha o devido destaque nos textos "sérios" da psicologia. Os livros de autoajuda, por outro lado, exploram bastante o tema, o que me parece indicar que o assunto tem alguma relevância.

O que vejo em meus pacientes me leva a considerar que muitos indivíduos desperdiçam oportunidades afetivas e profissionais por não se acharem merecedores, dizem que é "muita areia para meu caminhãozinho". Quando a vida melhora, em vez de desfrutar o momento, a essas pessoas ocorre muitas vezes um sentimento persecutório de que um desastre vai ocorrer, a inveja dos outros fará com que algo de mal lhes aconteça, de algum modo o mundo vai descobrir que são uma fraude e receberão a devida punição por isso.

Um resultado curioso que a prática clínica revela é que uma massagem prazerosa tem frequentemente um efeito positivo em relação à autoestima dos pacientes. O relato que trazem é o sentimento de ser uma "pessoa bacana", acompanhado por pensamentos do tipo: *se eu fui tão bem cuidado, se me proporcionaram tanto prazer, é que eu devo ser um "bom menino". Se eu fosse mau, seria punido, e não contemplado com algo tão gostoso.* É como se fosse reativada uma vivência infantil, na qual ser bem-comportado leva a uma recompensa (prazer), e o contrário tem como resultado um castigo (desprazer). Falando assim, parece meio simplório, mas o fato é que funciona em muitos casos, o que me parece bastante significativo. Até porque, na minha experiência, na maior parte dos casos, as intervenções verbais em geral são pouco efetivas no manejo dessa questão, e costuma haver uma muralha contra elogios e reasseguramentos que se expressa como: *você diz isso só para me agradar; você diz isso porque eu pago e você não quer perder o paciente; você diz isso porque é bonzinho, mas no fundo não acredita no que está dizendo.*

A massagem pode, assim, trazer resultados semelhantes ao que Reich (1995, p. 176) descreveu em relação à sexualidade do caráter genital: "a personalidade toda está imersa na experiência de prazer, sem receio de se perder nela (...) sua autoestima extrai suas melhores energias da experiência sexual".

Existem momentos na vida, e especialmente dentro de um processo de análise ou psicoterapia, em que o psiquismo encontra-se assoberbado e inundado por conflitos, pensamentos, sentimentos, desejos e sensações de uma maneira tal que chega mesmo a se apresentar como um quadro confusional leve. Não há concentração para se manter uma conversação produtiva, nem uma coerência de atenção e de ações que permita à pessoa realmente estar presente e consciente das propostas do analista. Muitas vezes "torna-se difícil concentrar a atenção, portanto o trabalho verbal pode girar em círculos. Trabalhar com a expressão emocional pode resultar no aparecimento de energia adicional e no aumento do desbalanceamento" (Southwell, 1983, p. 54).

Nesses casos, pode ser muito importante o uso de toque e massagem para ajudar a integrar, harmonizar e pacificar o psiquismo. Muitas vezes, em poucos minutos é possível tirar o paciente de um estado que poderia durar dias sem essa intervenção. Dessa maneira, conseguimos não só um benefício direto, mas também a possibilidade de se proceder a um trabalho verbal ou corporal eficaz. Sem este recurso, vê-se, muitas vezes, uma sessão inteira transcorrer sem que nada de útil tenha ocorrido.

De modo semelhante, uma sessão pode ser dificultada ou mesmo inviabilizada em casos onde a ansiedade está muito elevada. O problema aqui não é a confusão, mas sim a aceleração do pensamento, o mal-estar e a sensação de urgência constituindo obstáculos. "Quando uma pessoa está nesse estado, todo o psicologizar do mundo será inútil até que a pressão orgânica seja reduzida" (idem, p. 55). A massagem, também nestes casos, pode contribuir enormemente para trazer o paciente a uma zona de conforto onde a análise se faz possível.

É claro que pode ser importante manter algum grau do quadro original (ansioso ou confusional), podendo mesmo ser antiterapêutica a sua eliminação completa, como discutirei nas contraindicações. Mas também é claro que, além de uma certa intensidade, tanto a ansiedade como a confusão podem constituir empecilhos poderosos ao tratamento.

Casos de despersonalização, em que a pessoa parece estar como que desencarnada e sem noção das fronteiras entre ela mesma e o mundo externo, podem se beneficiar de formas diversas de massagem, como, por exemplo, uma massagem na pele para fortalecer a percepção dos seus contornos e limites físicos.

Outra indicação da massagem ocorreria nos casos em que "o cliente pode ter se mantido, em sua terapia como em sua vida, tentando intensamente e forçando-se compulsivamente ao invés de entregar-se a profundos processos espontâneos" (Southwell, 1983, p. 50). Ou seja, a massagem pode permitir uma quebra nesse padrão de funcionamento caracterizado por um agir compulsivo incessante, e permitir o contato com uma forma diferente de existir. Nesses casos, embora o paciente "seja 'passivo' na massagem, no sentido de que não está 'fazendo' nada ativamente, muita coisa está acontecendo — energeticamente, organicamente e mentalmente" (idem).

Contraindicações

Como foi visto anteriormente, são muitas as indicações do uso do toque e da massagem em uma Análise Biodinâmica. Porém, ao lado dos efeitos benéficos, um instrumento tão poderoso não deixa de apresentar também contraindicações, ou seja, situações em que sua utilização pode prejudicar o tratamento e dificultar (ou mesmo impedir) uma boa evolução do caso: em muitos casos é recomendável evitar o toque físico, ou pelo menos que seja utilizado com bastante parcimônia.

Um ponto essencial é nunca fazer massagem só por fazer. Já ouvi comentários do tipo "eu estava meio perdido, sem saber o que fazer naquele momento, então resolvi fazer uma massagem no paciente para ver o que acontecia", o que não considero uma boa prática biodinâmica. Quando não há resistência, as intervenções do analista são desnecessárias; ele deve apenas dar espaço para que o inconsciente do paciente se manifeste através da associação livre de ideias e movimentos — o bom analista é aquele que consegue não atrapalhar as manifestações do paciente, e o uso do toque físico em casos como esse pode contaminar o *setting* e prejudicar o resultado.

Caso seja detectada uma resistência, o analista pode e deve assumir um papel mais diretivo, e uma das possibilidades de intervenção seria a massagem. Conforme a leitura da situação clínica, uma (ou mais de uma) forma de intervenção específica se apresentará como a opção com maior probabilidade de levar ao bom andamento do processo. Pode ser que a atitude mais indicada seja ficar em silêncio por algum tempo, deixando que a pressão pulsional (*Drang*) se intensifique e leve à produção de material analítico. Ou então interpretar verbalmente a resistência, de modo a eliminá-la, ou pelo menos diminuir sua força.

Nesse último caso, a intervenção por meio do toque ou massagem é só uma das possibilidades, e sua utilização deve ser criteriosamente avaliada, pesando-se os prós e contras, tendo claro em qual contexto teórico se fundamenta a proposta de tocar. Na dúvida, a opção de não tocar se mostra a mais sensata e prudente.

Uma situação muito comum que leva a preconizar o cuidado com o toque é o fato de muitas pessoas sentirem o contato físico como algo invasivo. Isso pode acontecer, dentre outros motivos, por terem sido vítimas de abuso na infância, ou de procedimentos invasivos por motivos médicos e de higiene, por terem tido uma educação repressiva, por medo da própria sexualidade, pela repulsa à intimidade, por uma sensibilidade aumentada, por estarem vivendo um momento de vulnerabilidade emocional.

A prática clínica nos mostra que, para certos pacientes, a utilização da massagem provoca embaraço, desconforto e constrangimento, criando uma situação prejudicial à confiança no analista, aumentando as resistências e dificultando a adesão e a entrega ao tratamento.

Isso não é difícil de perceber. Em geral, é suficiente uma conversa no início do tratamento, do tipo: "Como seria para você a utilização de técnicas que implicam o contato físico? Há algum desconforto nisso? Você gostaria, por qualquer motivo, que não fosse utilizado este tipo de recurso? É importante que você saiba que isso não é obrigatório, que existem muitos outros recursos técnicos dentro da minha abordagem e não há nenhum problema se você não quiser ser tocado."

Em certos casos, entretanto, mesmo não querendo ser tocada pela analista, a pessoa reluta em afirmar isso. A mente humana é cheia de truques, tem um aspecto labiríntico e paradoxal, o que faz com que muitas vezes o sujeito verbalize o contrário daquilo que realmente sente e deseja. Assim, deve-se estar atento e alerta para esta possibilidade.

Mesmo em uma situação na qual se pede que a pessoa seja fiel ao que realmente sente, e não se submeta às supostas imposições do ambiente, o padrão de procurar fazer aquilo que se supõe que o outro (no caso, o analista) deseja é forte demais em certos casos. Essa postura pode levar o paciente a concordar com propostas e atitudes sentidas como invasivas.

Um exemplo disso foi uma paciente que, cursando formação em psicoterapia corporal, veio a mim exatamente para experienciar um tratamento que incorporava técnicas de massagem. Depois de uma conversa geral para conhecer sua história e suas queixas, parecia ansiosa para ser trabalhada fisicamente, demonstrando grande curiosidade. Parecia a pessoa menos provável de ter algum problema quanto ao contato físico. Entretanto, quando se deitou no colchão para iniciarmos o trabalho, vi que não era nada disso. A leitura corporal era bastante expressiva: uma tensão muscular generalizada, punhos fechados e uma expressão de pavor na face. Ao vê-la assim, toda enrijecida e assustada, pedi-lhe que voltasse para a poltrona para conversarmos mais, antes de introduzir técnicas corporais. Por muitas sessões, trabalhamos verbalmente sobre sua aversão ao toque e seu medo do que poderia acontecer. Só muito mais tarde é que a massagem pôde vir a fazer parte do processo, assim mesmo de modo eventual e com restrições.

Em outro caso, uma analista que tratava uma paciente há vários anos, com uso frequente de massagem, certa vez a massageou em uma região do corpo que usualmente não era tocada. Isso provocou forte reação negativa, que quase levou à interrupção do tratamento. Ou seja, em certos casos a permissão para o toque não deve ser entendida como autorização para tocar qualquer parte do corpo, e todo cuidado é pouco nesse campo.

Isto tem também outra implicação: mesmo um paciente habituado ao contato físico nas sessões pode, em determinado momento, sentir-se desconfortável ou invadido com o toque. Por este motivo, ao iniciar algum trabalho em que vou utilizar esse recurso, sempre gosto de dizer algo nessa linha: "Como já vimos em outras vezes, se por qualquer razão você se sentir incomodado com o que estiver acontecendo na sessão, é importante que isto seja dito para podermos lidar bem com a situação."

Assim, mesmo com autorização para o toque, esteja sempre atento e cuidadoso! Utilize a leitura corporal, a compreensão da psicodinâmica do caso, a sua própria intuição. E não embarque ingenuamente na certeza de que o aparente consentimento do paciente atenua a sua responsabilidade no caso. A qualquer momento, deve-se evitar o toque físico (ou interrompê-lo num trabalho em andamento) caso haja razões para suspeitar de algo.

Uma outra fonte importante de contraindicações são algumas situações transferenciais. Uma delas ocorre quando existe a chamada transferência erótica, em que há um enamoramento do(a) paciente em relação ao(à) analista ou psicoterapeuta. Nesses casos, a conduta clássica pode ser resumida à proposta "podemos falar de tudo, mas sem fazer nada". Ou seja, a situação não é vista como inadequada ou vergonhosa, ela deve ser reconhecida, elaborada, discutida e interpretada. Mas sem chegar às vias de fato, sem que haja uma ação concreta no sentido de satisfação do desejo expresso pelo(a) paciente, dado que isto seria algo contrário aos propósitos do tratamento. Deste modo, solicitamos ao paciente uma atitude bastante desconfortável e angustiante, que é a de expressar sem rodeios seu desejo e ao mesmo tempo renunciar radicalmente à sua satisfação concreta. Não é fácil, e a prática mostra que a introdução da massagem exacerba essa condição.

Para uma pessoa predisposta à erotização, qualquer contato físico leva ao aumento da excitação, e isso torna mais difícil o autocontrole e a aceitação da regra de abstinência. Evoca-se assim uma situação semelhante ao padrão histérico de excitar e depois fugir, ou de um sádico que estimula o desejo para depois frustrá-lo, ou ainda a uma posição ambivalente de proibição e incentivo simultâneos, que não leva a nada de bom para o tratamento. Isso, além do perigo de uma erotização contratransferencial, dado o caráter contagiante[74]

---

74 Refiro-me aqui ao "contágio emocional", definido como "a tendência a automaticamente imitar e sincronizar expressões, vocalizações, posturas e movimentos com aqueles de outra pessoa e, consequentemente, a convergir emocionalmente" (de Waal, 2001, p. 230).

desse tipo de situação. Trata-se de um risco ao qual os analistas ou psicoterapeutas não estão imunes, o que pode complicar sobremaneira o manejo do caso.

Minha recomendação é que, em casos de transferência erótica declarada ou latente, seja evitado o uso de técnicas que incluam o contato físico.

Uma situação semelhante ocorre em relação à transferência negativa. A prática clínica mostra que a massagem e o toque em geral funcionam muito melhor num contexto de transferência positiva — quando o paciente se abre para a experiência de contato, o vínculo se aprofunda, cria-se um clima propício para falar de experiências vergonhosas, angustiantes ou dolorosas. Entretanto, quando predominam elementos de transferência negativa, como raiva, mágoa e desconfiança, é muito mais difícil haver abertura para o contato. Em geral, quando se tenta fazer uma massagem, isso provavelmente será visto como algo desagradável ou inútil, que pode dar sustentação (na imaginação do paciente) a vivências persecutórias, do tipo "você está desatento, não liga para mim; ou esse jeito de pegar é muito doloroso, acho que está com raiva de mim; ou ainda, senti que você estava se insinuando sexualmente e não gostei disso".

Além disso, mesmo que o massagista seja bem sucedido e realize um trabalho adequado, isso ainda pode ter um efeito antiterapêutico: o cuidado demonstrado por quem cuida, o prazer de ser tocado, o aumento do bem-estar, tudo isso colabora para que o analista seja visto como uma pessoa "bondosa", e o paciente pode ficar culpado por sentir e expressar sentimentos negativos em relação a uma pessoa que lhe faz tanto bem. Quem recebe o cuidado pode ficar numa situação infantilizada, enquanto o analista passa a ocupar (falsamente) o lugar daquele que é poderoso e bom, alguém a quem se deve gratidão e não deve ser alvo de ataques ou suspeitas, o que, muitas vezes, tem como consequência um abafamento das negatividades do paciente, que assim vê dificultado o acesso à vivência transferencial necessária para que seu processo se desenvolva satisfatoriamente. Isso é verdadeiro, especialmente, nos casos em que está indicada a análise do caráter, técnica que tem como um de seus pilares o trabalho com a transferência negativa oculta (ver Reich, 1995).

Outra fonte de contraindicação é constituída por aqueles pacientes que apresentam dificuldade de tolerar frustrações, que não conseguem ir à luta, para os quais a dependência e a inatividade constituem o problema que impede o crescimento e o enfrentamento dos desafios de uma vida adulta. A massagem, por sua característica inerente de passividade, de prazer, de "colinho", pode levar à criação de um paraíso artificial, um lugar em que o sujeito é acolhido, compreendido, em que alguém o ouve, cuida dele e não cobra nenhuma atitude, não o pressiona, não aponta suas deficiências e limitações, não o interpreta.

Talvez esse *setting* funcione por um tempo, afinal, muitas vezes é difícil alguém desistir de algo que nunca teve. Mas é evidente que um processo terapêutico que se preze deve ir além disso. É muitas vezes preciso trabalhar o desmame, a autonomia, a capacidade de aguentar frustrações e encontrar forças dentro de si, e não num cuidador poderoso e benevolente. Como já dito anteriormente (mas sempre é bom enfatizar), o objetivo maior de uma análise profunda deve priorizar a conscientização dos desejos, e não a sua satisfação.

Numa perspectiva winnicottiana, é importante discriminar se o trabalho visa uma necessidade básica que não foi preenchida (desenvolvimento emocional primitivo) ou se o que está em foco é uma questão de desejo (temas edípicos). No campo da necessidade, a massagem pode encaixar-se de modo bem natural. Já no desejo...

O toque e a massagem, muitas vezes, produzem um efeito ansiolítico, o que, como tudo, tem um lado bom e um lado ruim. O bom tem a ver com o fato de as medicações ansiolíticas serem campeãs de vendagem no mundo todo: ninguém (ou quase ninguém[75]) gosta de ficar sentindo ansiedade e angústia, e uma intervenção que resolva esse problema é em geral muito bem-vinda. O lado ruim é que isso pode mascarar e abafar conflitos e conteúdos mal resolvidos. Seria como o alarme tocando num prédio que se incendeia: alguém vai e desliga o alarme incômodo, e o incêndio continua sem que os bombeiros possam vir e fazer seu trabalho.

---

75 Conheço uma pessoa que, num tratamento para deixar de fumar no qual foi-lhe prescrito um ansiolítico, recusou a medicação dizendo: "Eu gosto da minha ansiedade, não quero e não posso ficar sem ela".

Do mesmo modo, uma massagem que fica só no alívio de sintomas, sem se preocupar em eliminar suas causas, pode ter um efeito como o de podar ervas daninhas sem arrancar sua raiz: aparentemente, na hora, fica tudo bom, mas depois o mato volta a crescer. Em alguns casos, por diversas razões, isso pode até ser indicado por algum tempo. Mas o que se almeja, em geral, é algo mais profundo e de efeitos mais duradouros, e, portanto, a massagem pode constituir mais um obstáculo do que uma ajuda nesse processo.

Uma outra fonte de contraindicações está relacionada ao que Anzieu denominou de "interdito do tocar", que seria uma restrição ao contato físico imposta à criança em determinado momento de seu desenvolvimento. Segundo ele "o interdito primário do tocar transpõe no plano psíquico o que o nascimento biológico operou. Ele impõe uma existência separada ao ser vivo em vias de se tornar um indivíduo" (Anzieu, 2000, p. 188). Não ficar agarrado ao "corpo de seus pais significa ter um corpo separado para explorar o mundo exterior: assim, parece ser a forma mais primitiva do interdito tátil" (idem, p. 187).

Concordo com Anzieu nesse aspecto de o interdito de tocar ser importante para o amadurecimento psíquico, e poderíamos ampliar o conceito para um interdito corporal mais amplo: ao invés de apontar para o objeto do desejo, mencioná-lo; ao invés de dar um soco ao ser tomado por uma fúria cega, poder dizer a si mesmo "estou com raiva", e agredir o outro com uma frase injuriosa. Isso permite a diferenciação do aparelho psíquico, a apropriação dos recursos simbólicos por parte da criança e "o estabelecimento de uma interface entre o Eu e o Id" (ibidem, p. 186).

Desta maneira, a massagem e outras formas de trabalho corporal poderiam ter um efeito contrário à evolução psíquica de pacientes para os quais existe a necessidade de transpor essa fase do amadurecimento. Tais formas de intervenção mais concreta pecariam por deixar de "introduzir a distância necessária para que se instaurasse uma relação de pensamento, um espaço psíquico, um desdobramento do Eu em uma parte auto-observante" (ibidem, p. 180).

As considerações acima remetem à importância do diagnóstico correto do momento do processo de amadurecimento que está sendo evidenciado em uma dada sessão: uma intervenção pode ser adequada ou inadequada conforme a vivência subjetiva que a acompanha. O importante não é a técnica em si, mas a tarefa analítica em pauta, que não permanece fixa e pode mudar ao longo do tratamento, inclusive variando dentro de uma mesma sessão.

A massagem na sessão

Uma das perguntas básicas seria: em que momento de uma sessão de análise pode a massagem ser utilizada? Cabem aqui várias possibilidades, que serão comentadas a seguir. Mas, antes, é preciso relembrar o princípio geral de que a prioridade é a não intervenção do analista, dado que as manifestações diversas que o paciente traz espontaneamente devem ser acolhidas e entendidas como a matéria-prima essencial para orientar a conduta a ser seguida. Somente quando se constata que está havendo uma resistência ao tratamento é que o analista biodinâmico optará por dirigir a sessão, propondo uma alteração do rumo indicado pelo paciente.

Uma massagem pode ser bem indicada no início da sessão, quando o paciente chega ao consultório num estado de espírito pouco compatível com o trabalho analítico, o que pode ocorrer devido a uma ansiedade exagerada, levando à aceleração de ideias e dificuldade de concentração; ou pelo fato de o sujeito estar, por qualquer motivo, pouco capaz de prestar atenção a si mesmo e aos seus sentimentos; ou, ainda, por um encouraçamento global que dificulta o acesso ao material analítico. Em casos assim pode ser útil começar a sessão por uma massagem que dure 10 a 15 minutos e permita ao paciente um contato maior com o aqui e agora, tanto em relação à sua própria subjetividade quanto às vivências relacionais e transferenciais.

É algo parecido com sintonizar um rádio na estação que se quer ouvir, e muitas vezes o próprio paciente o solicita, por perceber que essa intervenção faz com que a sessão seja mais produtiva. Em determinadas situações, um efeito semelhante poderá ser obtido por um relaxamento orientado para soltar as tensões e aprofundar a respiração. Cabe ao analista escolher qual desses caminhos é o mais indicado em cada caso específico.

No meio de uma sessão, são diversas as situações em que a massagem pode ser utilizada. Por exemplo, em casos como os descritos acima, mas nos quais se optou por não interferir inicialmente. O decorrer da sessão pode deixar claro que o estado do paciente realmente constitui uma resistência importante, e vale a pena mudar o rumo dos acontecimentos. O analista pode, a qualquer momento, sugerir algo como: "Estou com a impressão de que não estamos avançando muito desse modo que a sessão está transcorrendo. Proponho que façamos algo diferente, talvez um trabalho com toque, como é isso para você?" Muito pouco se pode obter com algo imposto pelo analista: de acordo com o princípio biodinâmico de fazer amizade com a resistência, as mudanças de rumo são muito mais eficazes quando o paciente está envolvido na decisão.

Após um trabalho corporal expressivo e intenso, a massagem pode ser útil para ajudar a harmonização do organismo, o que facilitará a assimilação e a digestão do processo vivido. Não raramente, é nesse momento que surgem *insights*, memórias ou imagens significativas que constituem material de grande valor para a compreensão e simbolização. Pode então acontecer que a sessão prossiga com o paciente relatando os conteúdos que apareceram no momento da massagem, e a análise segue elaborando esse material.

Um trabalho de massagem pode ainda ser indicado, em determinados casos, na parte final de uma sessão, como, por exemplo, em situações, como a comentada acima, nas quais se julgue mais útil que o paciente tenha um tempo maior para estar em contato consigo mesmo. Ou também quando, depois de um mergulho no material inconsciente aflorado, muitas vezes de alta intensidade emocional, o paciente fica num estado um tanto desorganizado, com algum grau de confusão mental ou dificuldade de coordenação motora. Em certos casos, talvez seja melhor não interferir, pois esse estado pode revelar sinais de um desencouraçamento.

Se o paciente tiver condições de sustentar esse estado pouco integrado, muitos *insights* e mudanças podem ocorrer, com efeitos altamente positivos para o processo analítico. Entretanto, em certas ocasiões, tal situação se apresenta como ameaçadora ou insuportável. Nesses casos, uma massagem muitas vezes ajuda o paciente a se preparar para a transição de volta ao "mundo real", por exemplo, quando ele se preocupa: "Tenho uma reunião importante logo mais e vai ser péssimo se eu estiver nesse estado". Uma massagem peristáltica harmonizadora pode contribuir muito, tanto para o alívio imediato da aflição, quanto para o aumento da disposição de entrar em processos profundos em sessões posteriores: ao perceber que pode ir e voltar, sem precisar ficar preso no "fundo do poço", o paciente provavelmente se arriscará mais.

Perto do fim de uma sessão em que foram vivenciados estados regressivos, o paciente pode estar encolhido e sem forças para encarar a batalha do dia a dia, ou muito relaxado, derretido e desatento ao aqui e agora. Pode ser útil nesses casos utilizar alguma massagem vitalizante, que o coloque em estado mais favorável para o desempenho de suas atividades cotidianas. Com a ressalva de que o melhor mesmo seria deixar fluir o estado que surgiu espontaneamente: se o organismo teve essa reação a partir do contato com os conteúdos inconscientes e com os sentimentos, não deveríamos deixá-lo seguir esse caminho de autorregulação?

Sim, claro. Mas em determinadas ocasiões existem outros imperativos, além de simplesmente dar espaço à autorregulação. Se for possível para o paciente permanecer por mais algum tempo em contato com seus processos internos, isto é preferível. Entretanto, muitas vezes não cabe, e é importante que o analista tenha recursos para ajudar seu paciente nessas ocasiões.

As possibilidades comentadas até aqui falam do uso da massagem em momentos específicos da sessão. Mas, em certos casos, o trabalho com toque pode ocupar a sessão inteira, especialmente em pacientes cuja prioridade é resolver questões relativas ao desenvolvimento emocional primitivo que os impedem de chegar a ser "pessoas totais" (conforme a visão de Winnicott — ver acima). Nesses casos pode ser indicada uma sessão inteira de massagem, ou mesmo várias sessões seguidas em que a interação é eminentemente não-verbal. O *holding* proporcionado pelo contato físico prepondera como estratégia de uma maternagem suficientemente boa, que permitirá ao paciente criar a estrutura interna de que necessita para seu amadurecimento.

Indivíduos cujo encouraçamento se faz às custas de uma forte hipertonia muscular podem se beneficiar de sessões em que a massagem consiste na intervenção única ou principal. Nesses casos, a massagem "pode ser usada para ajudar um cliente cujo corpo está de tal maneira 'encouraçado' que ele literalmente não pode sentir o que está se passando internamente. Através da dissolução progressiva da tensão muscular crônica com a qual o cliente suprimiu seus sentimentos, a Massagem Biodinâmica pode ir gradualmente abrindo caminho para que experiências mais profundas possam emergir" (Southwell, 1983, p. 49). O efeito que se visa aqui é um derretimento, um afrouxamento da couraça que permitirá o surgimento de material analítico a ser trabalhado posteriormente. A superficialidade emocional pode inviabilizar o uso de outras formas de intervenção; deve haver uma preparação para a entrega, a abertura para o contato que vai sendo obtida através do toque.

O toque e a massagem podem tanto constituir a forma central e principal de intervenção quanto desempenhar um papel coadjuvante. Cabem aqui possibilidades que já descrevi em texto anterior:

> Com pacientes para os quais o contato físico não é problema, muitas vezes utilizo uma variação da posição analítica tradicional, acrescentando a ela o apoio da cabeça do paciente com as palmas das minhas mãos, enquanto os dedos trabalham sobre a nuca e parte posterior do pescoço. O afrouxamento da resistência ancorada nas tensões em sua nuca e pescoço muitas vezes contribui para o surgimento mais fácil do material recalcado. O medo de "perder a cabeça" é comum quando nos aproximamos do contato com o desconhecido que somos para nós mesmos, e a tentativa de controle frequentemente está ancorada em tensões desse tipo. Uma vantagem adicional desta posição é que muitas pessoas referem uma sensação de conforto e apoio pelo fato de terem a cabeça repousando sobre minhas mãos, e o aspecto relacional tem efeito sinérgico com o trabalho somático, facilitando o derretimento das resistências (Rego, 2005b, p. 74).

O toque (simultâneo à conversa) pode ocorrer em outros locais, como o peito ou a barriga, com o objetivo de ajudar o paciente a não perder o contato com a percepção de seu próprio corpo enquanto fala. Como exposto anteriormente, os sinais proprioceptivos e interoceptivos compõem uma parte importante da "paisagem corporal". Facilitar o contato com esse tipo de informação ajuda na integração dos elementos emocionais ao fluxo do diálogo terapêutico.

Em intervenções que utilizam outras formas de trabalho corporal, como a associação livre de movimentos, o exercício da medusa (*jellyfish*) ou o *grounding*, o toque e a massagem podem ser úteis como forma de desencouraçamento e/ ou intensificação da consciência corporal. Por exemplo, numa associação livre de movimentos que está fluindo e de repente o movimento trava e fica bloqueado, uma pequena massagem na região em que se deu o bloqueio pode ajudar a recuperar o fluxo de atividade. Soltar o diafragma (ou o pescoço, ou a boca, ou a coluna vertebral) por meio de um toque muitas vezes leva ao descongelamento do gesto interrompido, e o movimento expressivo recupera sua intensidade.

Efeitos da massagem no analista/ massagista

Até aqui cuidamos basicamente dos efeitos de um trabalho com toque e massagem no paciente. Mas é também importante olhar um pouco para o outro lado, ou seja, comentar algo sobre o que acontece a quem faz a massagem.

Um dos aspectos relevantes diz respeito à premissa de que é importante que o analista tenha uma capacidade afetiva e amorosa desenvolvida. Existem ocasiões em que isso é decisivo para o andamento do processo, porém é algo que não pode ser ensinado. Não basta dizer ao aluno: "Seja mais amoroso!"

Na minha experiência, o cuidar de alguém fisicamente parece ativar algum circuito cerebral de amorosidade (ver item sobre neurobiologia). Com isso, a pessoa que toca (se estiver conscientemente orientada para tal) vai descobrindo em si capacidades que pode desenvolver e aprimorar.

Outro ponto importante é o desenvolvimento da capacidade de comunicação não-verbal do analista. Vivemos numa cultura que valoriza a palavra e o mental, em detrimento dos aspectos físicos e animais do humano. Dado que boa parte da comunicação humana passa por aspectos não-verbais (ver Davis, Gaiarsa, Montagu), é importante que seja aprimorada (ou mesmo recuperada) a capacidade de comunicação não verbal. Ao lado da percepção dos aspectos visuais da postura, gestualidade, comportamento e ocupação do espaço, e dos aspectos auditivos do tom de voz, é importante para o analista desenvolver a percepção e a comunicação tátil, perceber com as mãos, expressar-se com elas — como numa conversa onde boca e ouvido são substituídos pelas mãos do analista e pelas diversas estruturas corporais do paciente (pele, músculos etc.), onde as representações de palavra se diluem e ganham proeminência as representações de coisa.[76]

Trata-se de uma comunicação que incorpora aspectos concretos e psíquicos ao mesmo tempo, e a importância da intenção incorporada ao toque revela o quanto de simbólico existe na conversa tátil.

Uma recomendação importante é que o analista ou psicoterapeuta tenha claro o que o leva a tocar seus pacientes. Desde Freud, sabemos que as boas intenções e razões que aparecem na consciência muitas vezes escondem motivações ocultas menos "nobres". Nesse terreno, um trabalho analítico pessoal muitas vezes traz à tona questões mal resolvidas e elementos recalcados, que devem ser elaborados para evitar que influam negativamente no tratamento.

No presente texto, a ênfase coloca-se nos aspectos clínicos do toque, suas indicações e contraindicações. Obviamente, essas consi-

---

76 Estes termos são "expressões utilizadas por Freud nos seus textos metapsicológicos para distinguir dois tipos de 'representações', a que deriva da coisa, essencialmente visual, e a que deriva da palavra, essencialmente acústica. Esta distinção tem para ele um alcance metapsicológico, pois a ligação entre a representação de coisa e a representação de palavra correspondente caracteriza o sistema pré-consciente - consciente, ao contrário do sistema inconsciente, que apenas compreende representações de coisa" (Laplanche & Pontalis, 1991, p. 450). Note-se que, no trabalho com toque da Análise Biodinâmica, ganham destaque as representações de coisa referentes à sensorialidade tátil.

derações estão em íntima relação e subordinadas às questões éticas envolvidas, examinadas em maior amplitude no capítulo específico sobre este tema e em outras publicações (USABP, 2001; Young, 2005; Zur, 2007).

A massagem como instrumento diagnóstico

O toque físico pode ser utilizado não apenas como um dispositivo de intervenção no tratamento, mas também como um instrumento valioso para o diagnóstico de diversas condições de interesse.

Um elemento essencial das concepções reichianas é o que diz respeito à importância da musculatura nos processos psíquicos, especialmente as alterações do tônus que configuram a chamada couraça muscular do caráter. Segundo Reich (1995), "todo neurótico é muscularmente distônico". Portanto, ter acesso a uma avaliação o mais precisa possível do tônus muscular do paciente nas várias regiões do corpo é uma condição importante, para fins de diagnóstico do caso e para a definição da estratégia terapêutica.

A melhor maneira de se fazer isso é tocando o corpo, pois a palpação permite uma discriminação mais detalhada. Normalmente, há uma variação do tônus muscular nas várias regiões do corpo, criando uma espécie de mosaico (ver exemplos de miotonograma de pacientes em Rego, 2008), compondo um mapa que revela como se dá a ancoragem somática das defesas caracterológicas[77] para aquele indivíduo específico.

Avaliar a temperatura da superfície do corpo pode também contribuir com elementos importantes. Extremidades frias podem indicar uma simpaticotonia momentânea (medo, ansiedade por algum motivo atual, como questões da relação terapêutica ou conflitos recentes, como uma briga ou assalto ainda presentes) ou crônica (caracterológica, estrutural). Temperatura elevada em alguma região pode ser indicativa de mobilização emocional e energética da mesma,

---

77 De acordo com Reich (1995), defesas caracterológicas são defesas oriundas do caráter, ou seja, do modo de reação típico de uma pessoa. Para lidar com elas no âmbito da clínica, ele criou o método de análise do caráter.

muitas vezes indicando a possibilidade de um trabalho verbal (por exemplo, associações a partir do contato com a região quente), um trabalho com imagens (evocadas ou associadas à propriocepção do local em questão), ou um trabalho de expressão motora (como a associação livre de movimentos).

Diagnósticos relacionados aos aspectos energéticos do paciente frequentemente são feitos por meio de leitura corporal, que pode ser complementado e aperfeiçoado por meio do contato físico. Conforme Southwell (1983, p. 48), "ao tocar o corpo de uma pessoa, um terapeuta sensível pode sentir em seus dedos a qualidade da energia dessa pessoa". Entre os aspectos energéticos que podem ser examinados e verificados desta forma estão o excesso ou a falta de energia em cada região, perturbações na distribuição, fluxo livre ou não, pulsação, intensidade, bloqueios.

Muitos analistas e massagistas experientes e sensíveis desenvolvem a capacidade de perceber com as mãos a qualidade emocional que está circulante ou represada nas diversas regiões do corpo, algo em geral muito estranho no início — o analista frequentemente despreza essa percepção, julgando tratar-se de sua imaginação. Com o tempo, conforme os conteúdos vão emergindo a partir do trabalho corporal, conforme os *feedbacks* dos pacientes vão se acumulando, suas impressões vão se confirmando e ele passa a lhes dar maior valor, a princípio de um modo cauteloso e meio experimental, depois com mais confiança e segurança. É difícil explicar como se dá essa percepção, talvez justamente por tratar-se de uma sensação; mas apesar de este fenômeno parecer à primeira vista um tanto "mágico", existem hoje muitas evidências científicas no sentido de comprovar a capacidade de empatia em humanos e outros animais (ver Rego, 2005, item 9.3.3; Nava, 2006; Iacoboni, 2008).

Considerações finais

Imagino que o leitor que me acompanhou até aqui possa estar se perguntando: afinal de contas, como devo entender o paciente que toco? Como um indivíduo cuja verdade mais essencial está escondida, sendo a massagem um dispositivo que facilita a abertura do caminho que leva ao inconsciente? Ou haverá dentro dele um bebê que precisa ser cuidado e amado para poder crescer, sendo a massagem um recurso útil para tal? Devo ver o paciente como um ente biológico, cuja autorregulação não funciona bem, ou que apresenta lacunas em sua paisagem corporal, usando a massagem para restaurar um funcionamento adequado? Ou seria ele uma porção organizada do oceano de bioenergia cósmica, que devo ajudar a fluir e pulsar de modo intenso e livre?

O fenômeno humano é complexo demais para caber em uma só teoria. Talvez chegue um dia em que alguém consiga acomodar dentro de uma concepção única todas (ou quase todas) as vertentes da psique humana, mas não enxergo essa qualidade em nenhuma das abordagens comentadas.

Reverencio alguns gênios que vislumbraram caminhos e concepções que me ajudam a navegar pelos recônditos da alma humana, nas tentativas de cumprir minha tarefa de analista. Mas acabo sempre percebendo, ao utilizar uma dessas teorias, que o percurso é iluminado apenas até certo ponto, e daí em diante encontro uma penumbra que me faz ir tateando, com cautela, até eventualmente encontrar outra concepção que ilumine mais um trecho, e assim por diante.

Alguns pacientes me parecem mais compreensíveis quando adoto o paradigma objetal. Com outros, a visão pulsional ou "energética" faz mais sentido. Tento colocar alguma ordem, pensando que pode ser verdade a colocação de Winnicott, de que haveria um estágio inicial antes que o indivíduo se constitua como uma "pessoa total", e que depois disso ele passaria a funcionar nos moldes daquilo que Freud descreveu. Então, se ele estiver vivendo questões do desenvolvimento emocional primitivo, num vínculo diádico predominante, eu o trato seguindo os preceitos do pensamento de Winnicott; por outro lado, se ultrapassou com sucesso as vicissitudes do início da vida, será um paciente que olho de acordo com o modelo freudiano, como alguém enredado nas múltiplas facetas do triângulo edípico e dos conflitos pulsionais — é uma forma de ver a relação entre as ideias de Freud e Winnicott na qual predominam as semelhanças e compatibilidades.

Entretanto, existem muitos pontos em que as formulações dos dois autores divergem, tornando a aproximação entre ambos uma tarefa que apresenta algumas dificuldades (ver Dias, 2003, especialmente o capítulo 1; e Bleichmar & Bleichmar, 1992, capítulo 12).

Imagino que possa ser útil aos leitores trazer aqui um recurso mnemônico criado com a finalidade de ajudar a compreender as diferenças de visão relativas aos diferentes paradigmas da psicanálise:

> Quando dou aulas sobre este assunto, gosto de brincar com os alunos para ajudá-los a gravar do que se trata em cada um dos paradigmas. A proposta é: se os adeptos de cada vertente fossem fundar uma religião a partir de suas crenças, qual seria o lema de cada um? Claro que é uma simplificação excessiva, mas é interessante ver que dá para captar algo da essência de cada paradigma em frases que são ouvidas em contextos religiosos. O aspecto irônico e irreverente fica por conta da denúncia implícita de que muitos membros destes grupos incorporam tais ideias mais como dogmas do que como hipóteses científicas.
>
> O pulsional eu digo que consiste em acreditar que "a verdade vos libertará". Isso decorre do fato de que nesta vertente a essência é o trabalho de arqueólogo, conscientizar o que é inconsciente, eliminar o recalque e conhecer o que estava nos porões do inconsciente.
>
> O objetal seria melhor descrito pela crença de que "só o amor constrói". É a crença no *holding*, por exemplo, como caminho para a reparação dos danos precoces e das falhas ocorridas no desenvolvimento emocional primitivo. O analista tem aqui como modelo a mãe suficientemente boa, e o trabalho se assemelharia não ao arqueólogo de Freud, e sim ao de um engenheiro que construirá algo que não foi formado (Rego, 2010, p. 27).

Na minha síntese pessoal, os fundamentos psicanalíticos estão sempre conectados a uma visão biológica, de modo que os achados da neurobiologia podem, pelo menos em tese, ser integrados a este corpo de conhecimentos. Mas esta também é uma posição que suscita dúvidas,[78] conforme expus em trabalho anterior (ver Rego, 2005a).

Por fim, a energética reichiana poderia, no meu entender, ser considerada uma extensão e um aprofundamento do ponto de vista econômico da metapsicologia freudiana. Mais uma vez, esta conexão não é tão simples, e muitos autores enxergam mais incompatibilidades e divergências do que semelhanças entre Freud e Reich nesse aspecto (ver Rego, 2002).

Para complicar, apesar de uma aparência de unidade, somos seres múltiplos,[79] e cada paciente apresenta ao mesmo tempo vários aspectos conflitantes, oriundos de várias camadas da existência: há conflitos edípicos mesclados com temas do desenvolvimento emocional primitivo, questões de autorregulação ao lado de perturbações que podemos denominar de energéticas. Enfim, não é fácil a tarefa!

Na prática, acredito ser importante que cada analista tenha uma fundamentação teórica que o oriente, que lhe dê um eixo, e que sua compreensão apresente coerência entre os vários elementos que a compõem, mas sem fazer dela uma idealização que a torne um totem sagrado. Deve-se estar aberto a outras possibilidades de entendimento do fenômeno vivo com o qual lidamos.

Dada a limitação inerente a cada uma das várias teorias, é sempre bom não descuidar da sensibilidade, do bom senso e da leitura corporal, que trazem elementos úteis ao processo. A sensibilidade permite utilizar a capacidade de empatia para descobrir caminhos nos momentos em que a teoria se mostra opaca e pouco operante. A leitura corporal traz percepções do que se passa com o outro a partir

---

78 Os neurocientistas tendem a desconsiderar o legado freudiano, e muitos consideram que, mesmo que se "tenha agora reconhecido a importância do inconsciente, as forças internas do novo inconsciente têm pouco a ver com as motivações inatas descritas por Freud, como o desejo dos garotos de matar o pai para se casar com a mãe, ou a inveja das mulheres do órgão sexual masculino (...) a ciência lançou sérias dúvidas quanto à existência de muitos dos fatores inconscientes específicos, emocionais e motivacionais, que Freud identificou como agentes formadores do inconsciente" (Mlodinow, 2013, p. 24).

79 Como diz Fernando Pessoa, "Minha alma é uma orquestra oculta; não sei que instrumentos tangem e rangem, cordas e harpas, tímbales e tambores, dentro de mim. Só me conheço como sinfonia".

das manifestações da comunicação não-verbal. O bom senso, muitas vezes, é a salvação frente à tentação de se enquadrar à força os fatos numa determinada teoria, como no antigo mito de Procrusto, "um bandido que vivia na serra de Elêusis. Em sua casa, ele tinha uma cama de ferro, que tinha seu exato tamanho, para a qual convidava todos os viajantes a se deitarem. Se os hóspedes fossem demasiados altos, ele amputava o excesso de comprimento para ajustá-los à cama, e os que tinham pequena estatura eram esticados até atingirem o comprimento suficiente" (Wikipedia, 2011).

Frente a todas estas considerações sobre as vantagens e desvantagens da utilização do toque e da massagem para influenciar o psiquismo, caberia uma pergunta: qual é a melhor (mais justa, mais ética, mais eficiente) maneira de um profissional biodinâmico lidar com este recurso técnico? A prática tem mostrado que existem três tipos de caminho, três opções válidas que podem ser escolhidas, a depender das características individuais:

a) o modelo tradicional ainda continua sendo o mais comum: o analista que integra as intervenções corporais e verbais em um mesmo atendimento. Ele sabe das contraindicações e perigos inerentes aos métodos corporais e os utiliza criteriosamente; isso quer dizer que pode optar por evitar o contato físico, ou mesmo qualquer tipo de trabalho corporal com determinados pacientes, pelo menos em determinados momentos do processo. Está atento às dinâmicas transferenciais, mas isso não o impede de incorporar com sucesso o toque e a massagem em casos em que estes recursos sejam indicados.

b) não é raro encontrar um outro tipo de profissional formado em Biodinâmica, que prefere concentrar-se na dimensão somática. Ele se apresenta como um massagista ou terapeuta corporal, e se abstém de fazer interpretações e de lidar com as dinâmicas transferenciais de modo explícito. Conhece os fundamentos psicológicos de seu trabalho e sabe perceber a influência dos sentimentos, desejos e crenças nas manifestações do corpo. Sabe também que a dinâmica relacional é decisiva, e deve necessariamente ser levada em conta qualquer que seja a meta de seu trabalho. Porém, os aspectos simbólicos não são trabalhados diretamente e nem a dimensão verbal é priorizada. Quando estes últimos aspectos são considerados relevantes para a boa evolução de um tratamento, encaminha o paciente para um analista ou psicoterapeuta que possa cuidar dessas dimensões com competência.

c) existe ainda uma terceira forma de atender biodinamicamente: é o analista ou psicoterapeuta que opta por não trabalhar (ou, mais comum, trabalhar raramente) com intervenções que incluam o contato físico com seus pacientes. Seja por razões teóricas (valorização das contraindicações do toque), por razões práticas (por exemplo, uma sala incompatível com esse tipo de trabalho), ou ainda por motivos pessoais, é perfeitamente aceitável que exista um analista biodinâmico que não toque seus pacientes. Talvez algumas pessoas estranhem esta afirmação, pois muitos imaginam fazer parte da própria essência da Psicologia Biodinâmica essa associação com a massagem e o contato físico. Entretanto, a verdadeira essência da nossa abordagem não é algo que pode ser encontrado no âmbito da técnica, e sim na postura frente ao paciente, na valorização da singularidade de cada um e em muitos outros elementos.[80] De modo semelhante ao descrito no item anterior, esse profissional conhece o poder de intervenções que incluam a massagem ao lidar com determinadas questões psíquicas, e encaminha seus pacientes para um terapeuta especializado quando julgar adequado.

Em cada um dos casos, há vantagens e desvantagens. Partindo do princípio de que cada ser humano tem suas peculiaridades, sendo a diversidade um fato incontestável e marcante, tanto na biologia como na psicologia, sem dúvida há espaço para um profissio-

---

80 O leitor poderá ter uma ideia mais detalhada do que é importante e essencial na Psicologia Biodinâmica consultando, por exemplo, a Carta de Princípios do Instituto Brasileiro de Psicologia Biodinâmica, disponível para consulta em http://www.ibpb.com.br.

nal biodinâmico optar por um caminho compatível com aquilo que ele é, do que gosta, em que acredita e baseado no que ele conhece. Complementarmente, haverá pacientes que se adaptam melhor a um trabalho terapêutico que inclua diversas dimensões ao mesmo tempo, enquanto outros estarão mais bem atendidos quando cada dimensão for tratada separadamente.

Anexo: Comentários sobre os efeitos subjetivos de uma sessão de massagem

Uma das características definidoras da massagem biodinâmica é que ela tem efeito sobre a subjetividade do paciente, mas são poucos os relatos que ilustram isso.

Aqui segue a descrição do que aconteceu comigo ao longo de uma massagem específica, tal como ficou registrado na minha memória. É difícil colocar em palavras tudo aquilo que ocorre, pois muito do que acontece é indefinível, indescritível. Por este motivo, tive de lançar mão muitas vezes dos meus parcos recursos poéticos na tentativa de contar minhas impressões, e peço desculpas aos leitores por essas incursões em formas de comunicação pouco habituais, em que metáforas e imagens se mesclam a recursos estilísticos pouco condizentes com um discurso claro e racional.

Pode haver alguma distorção, no sentido de ter esquecido elementos importantes, e corro também o risco de florear um tanto o que aconteceu, pois já houve uma elaboração consciente. A mente não para, vai adicionando narrativas e comparações aos elementos mnêmicos brutos que surgem na consciência, num processo de assimilação que os sedimenta e solidifica, mas, com isso, faz com que perca a fluidez do indizível.

Nessa tentativa de integração do ocorrido à minha memória autobiográfica, alguns aspectos podem ser distorcidos irremediavelmente e outros apagados (ou quase), enquanto certos elementos ganham destaque indevido. Mas é melhor do que nada, e espero com este relato contribuir para uma melhor compreensão das possibilidades de utilização da massagem como uma ferramenta útil no trabalho analítico.

O relato foi feito poucas horas depois da sessão, e este registro vai assinalado em itálico. Enxertam-se ao longo do texto comentários posteriores, explicações, teorizações — isso tudo é registrado no texto sem itálico, para que o leitor possa diferenciar. O objetivo aqui é ilustrar com um atendimento concreto diversos aspectos do que foi discutido anteriormente.

A massagem

No início, está tudo bem. Estou sem dores, sem desconforto, sem problemas.

A massagem começa pela cabeça, que em geral é a melhor forma de desligar o "controlador". Esse personagem tem a ver com meu lado obsessivo: ele é duro, eficiente, pensa como máquina e tritura as informações de forma implacável; me é muito útil, mas às vezes quero me desligar um pouco dele para dar um respiro. Quando me concentro, relaxo e/ ou medito, não é difícil entrar em outro estado mental. Porém, em certas ocasiões, ele gruda em mim, e não me deixa funcionar de um jeito mais leve.

O toque começa na testa. É bom, mas continuo pensando em coisas externas: tarefas, coisas que quero escrever, reflexões sobre algum paciente. Não desligo o "pensador", a sensação é de que o trabalho fica na superfície, sem atingir o Eu.

Tal como discutido no início do texto, "se a situação permanecer assim, sem que encontremos *a alma* do paciente, de pouca valia será o trabalho de massagem". É bem difícil entender teoricamente o que é isso de atingir ou não o Eu. Para começar, o que é "Eu"? O que caracteriza esse sentimento de "eu", indissociável da experiência subjetiva? É uma conversa que se estende para a filosofia, neurociência e psicanálise, entre outros campos.

Independentemente das discussões sobre que nome dar ao sentimento de identidade de cada ser humano (eu, ego, *self*) e como definir cada um destes conceitos, na massagem biodinâmica é importante que a pessoa sinta que o trabalho está atingindo a sua pessoa.

Apesar das dificuldades teóricas para explicar, é muito fácil de sentir: o paciente ou aluno quase sempre sente claramente se está ou não sendo atingido no seu "eu". Um massagista experiente, em geral, também é capaz de dizer se seu toque está encontrando ou não o "eu" que mora naquele corpo.

O fato é que certas massagens e toques atingem o "eu" e outros não, e isso faz toda a diferença em termos de influenciar o psiquismo de quem é massageado. Em alguns casos, a massagem é percebida mais ou menos como alguém que está dentro de um carro e percebe que este está sendo lavado externamente. Vê o sabão e a água, mas não se molha. O outro jeito é mais parecido com tomar banho, e é este que buscamos.

Como foi dito, a massagem biodinâmica deve atingir a alma. Às vezes ela está lá, mas em outras ocasiões não a encontramos de início. No segundo caso, é preciso buscá-la, chamá-la, convidá-la a se fazer presente.

O que impede? Neste caso, um traço de caráter que acaba se constituindo numa resistência não declarada, que impede o contato, a abertura para o encontro terapêutico. Esse traço de caráter se manifesta psiquicamente como um modo de funcionamento que privilegia o pensar em detrimento do sentir, uma libido investida mais no prazer de raciocinar do que no contato com as pessoas, e isso se ancora somaticamente por meio da hipertonia de certos músculos da cabeça e pescoço — um exemplo típico daquilo que Reich chamou de coura-ça muscular do caráter.[81]

Logo a massagista passa a mexer na região próxima dos ouvidos. Aí a coisa muda de figura. Vai havendo uma sintonia, me sinto tocado não apenas no corpo, mas também na alma. Agora o meu Eu está sendo tocado e modificado.

A propriocepção relativa ao meu corpo (e especialmente a essa região) vai mudando de qualidade, da percepção de algo duro, vai se alterando para flexível e macio. É mais prazeroso. Os pensamentos vão

---

81 Estes temas são discutidos com maior detalhamento no texto teórico, nos tópicos sobre o recalque e a resistência.

perdendo lógica e coerência, e o poder deles sobre mim vai se esmaecendo, o prazer inerente a esse estado me convida a prestar atenção ao que acontece nos locais em que estou sendo tocado. O mundo lá fora fica distante, e o centro da minha consciência é cada vez mais tomado por sensações, sentimentos, imagens interiores, frases soltas.

Uma especulação possível aqui é que esse estado talvez apresente semelhanças com aquilo que Freud descreveu como "processo primário". Se isto for verdadeiro, é um sinal de que vou ficando mais próximo do meu inconsciente, permitindo um modo de funcionamento do aparelho psíquico mais propício à produção de material analítico que possa ser útil para elaboração posterior.

O toque passa a ter um efeito subjetivo significativo, altera a percepção de mim mesmo, dos sentimentos e do fluxo dos pensamentos. A intervenção da terapeuta tem agora um poder transformador (em termos psicológicos) muito maior.

Há uma pulsação no local. Talvez seja provocada pela terapeuta, talvez seja algo que vem de dentro de mim e ela acompanha. Não é importante decidir; e, se fosse, não daria para esclarecer, pois percebo que estou sem paciência para esse tipo de pensamento. Ele não é fluente, e minha disponibilidade neste momento é apenas para coisas que fluam.

O estado "normal" de controle e vigilância vai cedendo a uma experiência mais fluente do ser, mais propício à espontaneidade e ao improviso. Os estímulos pulsionais são menos filtrados. O afrouxamento da censura prenuncia o surgimento de material analítico valioso. No jargão reichiano, diríamos que a couraça começa a se dissolver.

O toque vai para a mandíbula, onde evoca uma eletricidade prazerosa, que faz com que minha boca, língua e lábios se mexam sem que eu comande. É como se fossem autônomos. São movimentos pequenos, mas de dentro aprecio o espetáculo de haver movimento em meu corpo sem eu precisar acionar minha capacidade de ação voluntária.

Essa sensação de "eletricidade" é muito frequente nesse tipo de trabalho, sendo um dos motivos que tornam atraente usar uma terminologia energética.

O movimento involuntário, em geral, é muito bem-vindo, significa que está sendo liberada uma forma de motricidade diversa do comportamento produzido a partir de uma deliberação voluntária,[82] o que tem a ver com espontaneidade e fluxo: deixar o corpo se expressar por si, sem controlá-lo, sem inibir nem conduzir. Vivencia-se aqui um "soltar-se" que abre perspectivas de desinibição e, eventualmente, irá servir como um disparador de trabalhos mais profundos. Podem ocorrer *insights*, e até mesmo ab-reações e expressões catárticas.

Em termos biodinâmicos, a estase começa a ser desfeita, uma couraça se afrouxa, e o impulso interior (ver Boyesen, 1986; Southwell, 1983b) se manifesta com mais vigor.

As mãos da terapeuta circulam pelo queixo e mandíbula, vão em direção aos ouvidos e depois se afastam para longe do corpo. Esse movimento se repete diversas vezes.

Isso é muito bom, parece que vai levando embora a sujeira, deixando tudo limpo, leve e luminoso. A sensação é parecida com a que se sente num banho depois de caminhar na mata, quando estamos suados, cheios de poeira e lama, e a água e o sabonete vão levando embora o incômodo. Parece que um monte de pensamentos, sentimentos, e sensações desagradáveis vão sumindo e dando lugar a um vazio confortável. Lembra também uma arrumação em casa, quando jogo fora um monte de tranqueiras — o ar circula melhor, o espaço fica mais amplo e aconchegante, menos entulhado.

O efeito de "limpeza" é muito comum nesse tipo de trabalho (ver massagem no biocampo sutil). Quem vê de fora, pode julgar que não está acontecendo nada. Mas o fato é que muitos pacientes relatam um efeito subjetivo a partir do toque não-físico. Saber ou não exatamente o que acontece nesses casos é uma discussão longa, con-

---

82 Uma discussão sobre a motricidade voluntária e involuntária em conexão com aspectos psicológicos pode ser encontrada em Rego, 2008.

forme foi exposto no texto teórico, mas não deixa de ser intrigante a descoberta de que esse tipo de manobra pode ter um efeito profundo em certas pessoas. As evidências clínicas são bastante eloquentes, e motivam a continuidade desse tipo de intervenção.

Chega a vez das laterais do pescoço. Vem uma sensação de energia, como se algo ali estivesse preso e passasse a circular. Sinto aquilo que Reich e Gerda descreveram como "correntes vegetativas". É como um frêmito, uma eletricidade que vai se movendo ao longo do corpo, se espalhando. E as partes atingidas parecem acordar, há uma qualidade de prazer e vitalidade. Se um carro tivesse sensações, deve ser algo assim que ele sentiria quando uma bateria descarregada é trocada por uma nova — tudo volta a funcionar, os comandos produzem resultados, recupera-se a potência.

Mais uma vez, a terminologia energética demonstra possuir um alto valor descritivo. A sensação de correntes circulando, a vitalização, a percepção do desbloqueio de um fluxo e a impressão de despertar aquilo que antes dormia remetem a um tipo de pensamento para o qual as analogias com fenômenos energéticos parecem apropriadas.

Há um medo de que o fluxo seja grande demais, e eu fique desgovernado. Algo em mim quer cortar o barato. Como já tenho certa experiência nesses estados, faço a opção de ir surfando a onda, deixando ela me levar, mexer comigo. Fico num estado meio líquido, borbulhante, é como se minha carne virasse um comprimido efervescente que se dissolve no sangue. E isso é muito bom! Isto é, se você conseguir não entrar no pavor.

Esse momento é bem elucidativo daquilo que denominamos de "angústia de prazer". Contrariamente ao senso comum, segundo o qual as pessoas procuram o máximo de prazer que possam obter, Reich assinalou que, a partir de uma certa intensidade, a sensação de prazer leva à angústia, e mesmo a um estado de medo ou até de terror.

Quando a pessoa pode ir pouco a pouco se acostumando a tolerar tal intensidade, ela pode se deixar levar pela onda sem se afogar.[83]

Depois de algum tempo sendo tocado nessa região, a intensidade vai diminuindo. Percebo agora que a parte de trás do pescoço clama pelo mesmo tipo de toque. É como se a região estivesse gritando: "Eu também quero!"; "Eu também preciso!"; "Vem cá!"

Comunico essa percepção à massagista. Ela vai até lá, e o efeito é muito semelhante: mais um ciclo de correntes vitalizantes que se espalham pelo organismo. Além da sensação física que é muito boa, há um conforto emocional. Eu pude pedir, ela pôde me ouvir e atender.

O ocorrido nesse momento revela a importância de deixar o paciente à vontade para falar e pedir. Deve ser sempre lembrado que a massagem é um contato humano, uma forma de diálogo. Se o paciente não está constrangido e nem receoso de desagradar o outro, a comunicação se torna mais fluente. Percebe-se claramente que isso não depende da habilidade do massagista em relação aos procedimentos e como tocar, mas sim de um manejo adequado da resistência e da transferência.

O terapeuta ganha por ter acesso a um *feedback* sobre o que está sendo bom ou não, e pode ajustar a pressão, o tipo de toque, o local trabalhado e assim por diante. O paciente em geral sente que está sendo ouvido, que alguém está prestando atenção a ele, e o efeito disso muitas vezes é mais importante do que a parte técnica da massagem em si. Mais uma vez, torna-se clara a importância das dinâmicas relacionais e transferenciais como elementos determinantes para se atingir o resultado desejado. Ou seja, a elaboração imaginativa das sensações corporais e o processamento emocional de toda a interação em andamento influem decisivamente no efeito subjetivo do toque.

Ninguém reclamou de que sou mimado, pidão, manhoso, ma-

---

83 Segundo Reich (1995, p. 459), "este é o nosso grande dever: capacitar o animal humano a aceitar a natureza que existe dentro de si, parar de fugir dela, e passar a desfrutar daquilo que agora tanto o atemoriza".

nipulador ou egoísta. Claro que tem hora em que pedir muito pode significar tudo isso, e a vida não pode ser só isso, de sempre atenderem as nossas demandas. Mas também é muito chato se for só o contrário: uma eterna contenção em que não se pede nada porque isso pode incomodar o outro e abusar da boa vontade dele. Este é o momento do recreio, e não da aula chata. Algo se revigora lá dentro. O mundo pode ser acolhedor, é possível soltar-se um pouco das amarras da frustração inerente a ser adulto. É isso! Posso (re)viver sem culpa um estado mais infantil. Está tudo certo, não há problema.

A vivência acima descrita revela material analítico de grande relevância. Relatos desse tipo são processados e elaborados verbalmente mais tarde, num trabalho de análise: o que representa para a pessoa ser adulto ou criança, as fases do desenvolvimento psicossexual[84], a dependência[85], a importância da pele nas dinâmicas da fase oral[86] — todas essas considerações vêm à tona e constituem um prato cheio para qualquer forma de análise ou psicoterapia.

Um outro tema explicitado na descrição que fiz é o papel da frustração no amadurecimento pessoal. Muitos autores definem o humano em oposição ao animal, e neste sentido, quanto mais frustração e distanciamento dos apetites e desejos, mais evoluído seria o indivíduo. Mas na tradição biodinâmica e reichiana, o enfoque é diferente: a plena realização do humano se dá quando ocorre uma integração entre os aspectos biológicos e psicológicos; um organismo se abre às diversas possibilidades existenciais e subjetivas, sem perder seu apoio na realidade somática que o constitui. Num certo sentido, retoma-se a antiga máxima *mens sana in corpore sano.*

Além disso, percebo que meu desejo não é um poço sem fundo: logo cessa a massagem na cabeça e estou satisfeito, não é necessário que se faça mais. Fico aliviado ao verificar que com um pouco mais de gratificação a curva sobe e desce. Há um momento de saciedade, que

---

84 Ver tópico sobre Freud e Reich.
85 Ver tópico sobre Winnicott.
86 Ver tópico sobre o eu-pele de Anzieu.

me faz pensar se o meu desejo não seria apenas uma expressão de autorregulação do organismo, em vez de uma voracidade infantil. Muitas vezes é preciso aprender a tolerar a frustração. Mas em outras ocasiões, pode ser útil evitá-la, seguir o desejo. Se sinto fome, posso aprender a controlá-la; só as crianças mal-educadas ficam chorando por comida nas horas impróprias. Mas para a minha saúde é bom que eu coma em algum momento.

Surge aqui uma questão interessante, que é o confronto entre a visão biológica — segundo a qual os desejos e o prazer podem ser considerados como indicadores de necessidades de autorregulação do organismo —, e um certo tipo de olhar psicanalítico, que tende a pensar em termos de fixação oral ao lidar com vivências regressivas como esta.

Valorizar o prazer e a gratificação não significa que não se aprecie também a dimensão da frustração como elemento estruturante do psiquismo. Uma compreensão equivocada da Psicologia Biodinâmica afirma que essa abordagem enfatiza a gratificação direta e é contra as frustrações, o que não é correto, pois a ênfase na vitalidade e no prazer de viver não nega o outro lado da moeda, que é a necessidade de dar conta dos limites inerentes à condição humana.

Terminada esta parte da massagem, sinto-me muito bem. Há um bem-estar calmo e vitalizado, principalmente na região da cabeça. O restante do corpo está bem, mas não tão bem. Do diafragma para baixo, a percepção não é tão clara. É como uma massa indiferenciada, sem haver nada (de bom ou de ruim) que me chame a atenção.

Trata-se aqui de um tipo de percepção que é muito comum e de grande significado em termos de autoconhecimento. No início da sessão, não havia nenhum desconforto percebido, estava tudo "normal". O que se percebe agora, porém, é que esse "normal" não era tão bom, indica talvez um certo conformar-se em conviver com um estado abaixo do que seria possível ou desejável, e este é um ponto de partida muito interessante para se conversar sobre o que impede a pessoa de viver de um modo mais vital, mais potente e significativo. A percepção de uma paisagem corporal[87] mais viva e mais prazerosa indica novos horizontes, que vão além da mera eliminação de desconfortos e angústias. Como diz a canção, "a vida podia ser bem melhor e será".[88]

O contraste entre a percepção vívida da cabeça e a sensação esmaecida que se origina da parte inferior do corpo indica automaticamente, sem necessidade de interpretação, um caminho a ser trilhado no desenvolvimento pessoal.

No peito e braços, algo está mais fraco e vulnerável. Não sei como descrever isso. Seria exagerado dizer que estou carente, longe do calor, com baixa voltagem, falta de potência e capacidade, seco e frio. Tem um pouquinho disso tudo, mas em grau muito pequeno de intensidade.

Continua um processo que surge da percepção da paisagem corporal. Como uma lente de aumento, a massagem pode ajudar a refinar a autopercepção, as sensações corporais ficam mais evidentes, mais destacadas.

No estado de consciência habitual, tais sensações não são percebidas claramente, mas compõem um pano de fundo que sustenta a percepção habitual de Eu, embora a atenção acabe priorizando outros elementos, como as preocupações com pessoas e eventos externos, a ruminação de situações passadas, o planejamento de ações futuras. Os sentimentos, desejos e intenções ficam muitas vezes, portanto, em segundo plano, e o efeito de trazer de volta o contato com esses elementos pode resultar na produção de material analítico de grande valor.

Sou tocado na região do músculo trapézio, e isso provoca uma alegria: alguém prestou atenção em mim, viu que eu precisava desse contato, e foi até lá.

---

87 Ver a exposição sobre as ideias de Damásio no tópico sobre neurobiologia.
88 Conforme a letra de "O que é", de Gonzaguinha.

Novamente, um efeito relacional que independe da técnica: a alegria de ser visto, compreendido, cuidado. Empatia. Ressonância. Interação não verbal. Ilusão de onipotência, de adaptação absoluta da mãe[89]. Essa vivência facilita o contato com um estado de confiança, entrega. Além disso, pode ser um fator facilitador da regressão à dependência[90].

O calor humano alivia a sede de toque. Não que antes eu pudesse perceber isso claramente, mas, ao ser tocado, fica evidente que o novo estado é melhor do que o anterior. Aquilo que era "normal" agora pode ser descrito como uma falta, um vazio cujo não preenchimento me esvaziava, me deixava menor, mais fraco, com menos confiança e mais retraído. Algo em minha subjetividade se alegra, ao mesmo tempo em que há um espanto positivo: "Puxa, que maravilha, era disso mesmo que eu estava precisando, e alguém percebeu e está me proporcionando".

Há uma vivência regredida, em que estou sob os cuidados de alguém que me percebe e sabe cuidar de mim. Diria que posso usufruir sem culpa dessa mãe suficientemente boa, e isso é muito reparador.

Este é um momento em que se evidencia o que se poderia chamar de um efeito "winnicottiano" da massagem. A vivência de cuidado, proteção e confiança tem um efeito de reparação e de conhecimento de si de grande significado para quem a experimenta.

Espontaneamente, faz-se em mim uma respiração profunda. O ar entra gostoso, quase diria saboroso, e tudo fica mais oxigenado: o corpo, a alma, o mundo em geral. E o melhor, não preciso "fazer" essa respiração — ela se faz espontaneamente, meu corpo descobre por si a profundidade, a duração, a intensidade. Minha consciência apenas aprecia o resultado, que me cai muito bem.

Essa descrição faz pensar na proposta de Reich que citei há

89 Ver tópico sobre Winnicott.
90 Idem.

pouco, de passar a desfrutar da natureza que existe dentro de cada um. Autorregulação: o corpo respira de modo profundo e prazeroso, sem que seja preciso pensar ou exercer o comando. A sabedoria natural do organismo cuida disso. Este é um exemplo de experiência de prazer e vitalidade que pode ser muito útil no tratamento de casos de depressão e desvitalização.

Uma dúvida teórica: esse movimento respiratório involuntário é simplesmente uma manifestação de autorregulação ou ele pode ser visto como um gesto espontâneo (no sentido winnicottiano)? Inclino-me para a segunda hipótese. Para que seja possível a submissão ao ambiente (que caracteriza o falso *self*), o organismo deve abafar a expressão de si mesmo, e isso não é fácil. Talvez a inibição respiratória seja o primeiro passo para que isso se viabilize. Se este pensamento for correto, a respiração espontânea seria o prenúncio de (e condição para) uma transição que passa de um funcionamento onde predomina o falso *self* para um modo de ser e agir mais de acordo com o *self* verdadeiro.

Seguem-se toques no ombro, peito e músculo trapézio. Vem uma sensação de energia, de potência, de vitalização. Fico contente por perceber que não estou condenado a um estado de baixa carga nessa região. Vou me embalando nessas ondas de prazer, e minha consciência fica cada vez mais em um estado semelhante ao sonho. Num dado momento, percebo que estava "viajando", entretido com meu mundo interior e desatento ao contato. Volto minha atenção ao contato corporal e noto que assim é muito melhor. Vagamente, surge a indagação: se o contato é tão reconfortante, por que me dispersei, por que me desliguei dele? Ocorre uma preocupação difusa de querer olhar para este fato, ele parece importante.

As vivências levantam questões que depois podem ser digeridas, elaboradas e assimiladas num trabalho analítico. Seria essa perda do contato uma resistência, ou simplesmente uma vivência natural de não-integração? Por que acho melhor o contato: porque é mais gostoso? Porque tem efeito maior? Culpa por abandonar a terapeuta?

Para alguns, pode ser defesa, mas para outros pode ser saudável. É o caso, por exemplo, de quem teve de controlar e cuidar do seu ambiente, não podendo viver plenamente a dependência absoluta no início da vida.

O decisivo, nesse momento, mais uma vez não é a técnica, mas sim a dimensão relacional. Ganha importância a atenção à resistência e à transferência, que passam ao primeiro plano em termos do processo.[91]

Depois da massagem, e especialmente agora que escrevo, penso que topei nessa hora com um traço de caráter, uma parte de mim que tem certa fobia de contato, que prefere se refugiar lá dentro a se arriscar aqui fora, com toda essa maldade, indiferença e desamor que há no mundo. Que bom que houve na massagem um calor humano que me trouxe de volta, que me chamou para o contato. É como se eu fosse uma criança fechada no quarto, brincando sozinha, e de repente um amigo diz: "Vem brincar com a gente, é legal quando você participa, gostamos da sua presença". O chamado lúdico e afetivo é muito mais eficaz do que um comando do tipo "é muito feio ser retraído, um adulto deve superar suas neuroses, abafar o medo e ir para a vida".

Aqui talvez se possa falar de um tipo de análise somática do caráter. Elementos do caráter fazem-se conscientes, e são elaborados a partir de uma vivência não-verbal. O que está em jogo tem pouco a ver diretamente com a dissolução de couraças, o que importa aqui é a vivência transferencial, a introjeção de uma mãe suficientemente boa que acolhe e convida a sair do recolhimento.

Mais uma vez, o que importa, o que interessa, é o efeito relacional da massagem, que pouco ou nada depende da técnica empregada no caso.

Enquanto o peito é trabalhado, em certo momento sou tocado na região do músculo diafragma. Ali é outro mundo, não tem nada a ver com a vulnerabilidade e debilidade que sinto mais acima. É duro

---

91 Ver tópico sobre transferência e resistência.

como um muro. Vem a vontade de que isso seja dissolvido, para eu poder fluir e estar mais vivo em todo o meu organismo, e não só em parte dele.

Aqui o relato evidencia a diferença entre os estados subjetivos da hipertonia e da hipotonia muscular (ver Rego, 2008). A cabeça e a porção abaixo do diafragma trazem à tona elementos mais típicos da hipertonia — resistência, rigidez, bloqueio, estase, defesa. A região do tórax, por outro lado, manifesta outro tipo de percepção, e surgem conteúdos mais ligados à invasão, falta de contato, desamparo.

Mais uma vez, revelam-se vivências em que determinadas características da paisagem corporal influenciam marcantemente a subjetividade.

Mas não quero que seja interrompido o que acontece no peito, que está sendo tão bom. Como resolver?

Vem à minha mente a ideia de que poderia haver mais mãos cuidando do diafragma, ou seja, mais uma pessoa a me massagear. Vou além: legal mesmo seria ter ainda mais outras mãos tocando os joelhos, pernas e pés. Vou me dando conta da minha voracidade, e aos poucos me recompondo, cuidando para curtir e estar grato pelo que está acontecendo, em vez de ficar frustrado e ressentido com o que não está.

A percepção e elaboração de traços de caráter (orais) de um modo sensorial, e não só intelectual, ocorre sem necessidade de interpretação ou de um processo verbal. É claro que existe nesse caso um trabalho prévio de conscientização através de um processo analítico, talvez fosse difícil chegar a isso a partir de um tratamento puramente somático.

De qualquer modo, o que se propõe aqui não é a substituição da análise verbal por métodos corporais. A postura biodinâmica é, pelo contrário, integrar essas duas possibilidades, de modo que o trabalho corporal possa trazer contribuições à elaboração verbal e, inversamente, que os elementos surgidos na interação verbal permitam uma melhor assimilação e compreensão das vivências oriundas do tratamento somático.

Quando o trabalho vai para o membro superior, há sensação de um corte, algo como uma barreira que impede a passagem daquilo que é percebido como uma forma de energia.

O que é um "corte"? Parece uma boa palavra para descrever sensações e fenômenos observáveis na leitura corporal, mas o que vem a ser exatamente? Em termos de anatomia e fisiologia não é claro o que acontece nesses casos, mas é um fato clínico comum a ocorrência de uma diferença brusca de sensibilidade, de tônus, de coloração, de temperatura e de percepção entre duas regiões adjacentes do corpo. Mais uma vez, a terminologia energética comparece como uma referência que ajuda a lidar clinicamente com isso. Fala-se de interrupção ou mudança de qualidade do fluxo energético, de estase, o que permite uma melhor compreensão e escolha de recursos terapêuticos que sejam efetivos.

Fico (mal) impressionado com esse corte, mas aos pouco ele vai desaparecendo, se dissolvendo. O fluxo de vitalidade que vai do peito para os braços aumenta, depois diminui, aumenta novamente, vai e vem em ondas.

No braço direito, enquanto são feitos toques variados, a sensação é como se ali estivesse um esqueleto de prédio cuja construção foi interrompida há muito tempo e que ficou inacabado. Agora os operários voltaram, foi retomada a obra, há um murmurinho de conversas e ruídos. As portas, as janelas, os elevadores e a fiação estão sendo instalados, há um fervilhar de atividade construtiva, e uma alegria calma nisso, um contentamento pelo fato de a construção ter sido retomada.

O efeito acima mencionado parece remeter a um quadro de referência winnicottiano. A analogia utilizada sugere mesmo que há algo em construção, e isso surge no momento em que a hipotonia muscular vai sendo trabalhada. O cuidado e a sustentação (*holding*) permitem que a elaboração imaginativa das sensações corporais leve à conquista de um psiquismo enraizado no corpo, processo que Winnicott chamou de personalização.[92] Esse braço vai sendo apropriado e passa a ser parte do "Eu", vai se tornando uma carne que é habitada por uma alma. O analista é mais como um engenheiro (alguém que ajuda a construir uma estrutura que faltou desenvolver) do que como um arqueólogo (alguém que reconstrói o passado a partir dos vestígios residuais que sobreviveram à ação do tempo, como na proposta freudiana).

Em algum momento é feita uma movimentação passiva, e sinto que posso deixar o braço, antebraço e mão serem levados sem que eu sinta medo ou desconfiança. Ao perceber que posso confiar, que posso viver um momento de confiança, isso me dá um grande conforto, um verdadeiro oásis em que me refresco do contínuo "sempre alerta", da voz interior que está sempre dizendo "cuidado que vão aprontar com você". Mais uma vez, é uma vivência regredida de maternagem, que tem um efeito construtivo e ansiolítico.

Essa vivência de um momento em que praticamente se abole a persecutoriedade possui um grande valor terapêutico: ocorre uma experiência vívida de confiança, um objeto bom e tranquilizador se apresenta e pode ser introjetado. Destaca-se aqui, como em muitas outras passagens já comentadas, a importância decisiva do efeito relacional/ transferencial para que se possa atingir o resultado almejado.

Pensando agora, imagino que alguém possa me criticar dizendo que é uma percepção idealizada e ilusória, e, portanto, sem valor. Talvez seja, mas tendo a discordar. A confiança tem base na realidade, desconfiar é que seria irreal. Vejamos: trata-se de uma terapeuta corporal ética, experiente e bem treinada, a realizar um trabalho que conhece bem. Posso confiar nela para saber perceber (por meio da leitura corporal, da ressonância e da intuição) de que necessito? Sim, não vejo

---

92 "Tão importante quanto a integração é o desenvolvimento do sentimento de que se está dentro do próprio corpo. De novo é a experiência pulsional e as repetidas e tranquilas experiências de cuidado corporal que, gradualmente, constroem o que se pode chamar uma personalização satisfatória." (Winnicott, 1982, p. 276).

por que não seria capaz de perceber. Posso confiar que ela vai saber o que fazer em relação à minha necessidade? Do mesmo modo, só posso responder afirmativamente. Assim, se ela é capaz de me perceber e de cuidar de mim, então posso confiar e me entregar, pelo menos nesse momento. Não é necessário confiar em tudo o tempo todo. Bastam alguns minutos dessa vivência para que ocorra o efeito terapêutico.

Surge aqui um momento de persecutoriedade e tentativa de desqualificação da experiência de confiança. Porém, o teste de realidade confirma a adequação e a pertinência da atitude de confiar.

Em dado momento, uma das mãos da terapeuta segura o cotovelo e a outra o punho. Manobras rápidas se sucedem, e o efeito é intenso. Sinto o antebraço intensamente vivo, e isso é muito bom. Isso me deixa de bem com a vida, fica uma sensação de que ter um corpo é muito legal, é algo vivo, prazeroso e potente. Dá vontade de mergulhar no redemoinho da vida, com seus desafios e perigos, sinto-me pronto para encarar, apto para a luta.

Um outro momento de vitalização, para o qual mais uma vez a terminologia energética parece apropriada. Esse estado de bem-estar vitalizado aponta na direção de uma maior autoconfiança e autoestima. Há um efeito antidepressivo: sinto que é bom ter um corpo, ele não é um fardo pesado a ser carregado, por mim, que estou cansado da vida. Pelo contrário, ele (o corpo) deseja ir para o mundo, e me impele para conhecer, conquistar, me aventurar. Parece que ficará mal se eu permanecer parado, ele quer movimento. Conquista-se assim um sentimento de existência encarnada em que a assertividade e a agressividade saudável ficam mais disponíveis e menos inibidas.

Me vem à mente[93] a "Canção do Tamoio", de Gonçalves Dias:

---

93 Veio aqui, na hora de escrever. Durante a massagem havia apenas uma vivência sensorial disso, que agora está sendo recheada com pensamentos, metáforas e associações. Antes estava mais crua, e aos poucos vai sendo tratada pela mente, digerida, elaborada, simbolizada, até ficar comunicável.

(...) a vida/ É luta renhida:/ Viver é lutar./ A vida é combate,/ Que os fracos abate,/ Que os fortes, os bravos,/ Só pode exaltar.

Acho que essa massagem me deixa num estado mais parecido com isso. Antes eu estava diferente, sem tanto ânimo e coragem. Mas agora, com toda essa vitalidade liberada, com a energia correndo em meu corpo e a autoconfiança resultante, tudo fica mais fácil.

Uma das mãos da terapeuta fica um bom tempo sustentando o cotovelo, enquanto a outra percorre outras partes do membro superior. Ao terminar o trabalho nessa região, ela retira a mão, e levo um pequeno susto. Percebo que me sentia amparado por aquele contato no cotovelo, e sua retirada me traz desconforto, uma certa sensação de vulnerabilidade, um desejo de ser protegido.

Percebe-se aqui mais um efeito relacional/ transferencial de grande importância psicológica para produzir percepções que constituem material analítico valioso, a ser elaborado posteriormente. A técnica específica utilizada é o que menos interessa — o determinante nesse caso é a capacidade do analista de levar adiante um diálogo não verbal, que vai trazendo à consciência conteúdos antes encobertos.

É o momento de cuidar da parte esquerda, e escolho deitar de lado, em posição fetal, enquanto o outro braço é cuidado. Nesse estado, meio "viajante", fico em contato com o desamparo, admirando o fato de um adulto como eu ainda sentir coisas assim. O momento é mais de contemplação do que de reflexão.

É possível interpretar esse acontecimento de várias maneiras. Uma delas é ver nele um efeito de suspensão do recalque, permitindo uma vivência que contem sentimentos que remetem possivelmente a memórias infantis. Ou seja, parece ter havido uma dissolução progressiva das resistências ao longo da massagem, e alguns conteúdos inconscientes puderam finalmente aflorar. Há uma certa surpresa por ver isso de forma tão clara, confirmando a vivência de um *insight* sobre mim mesmo. É uma percepção que questiona a autoimagem de independência e autossuficiência, e promete ser um bom ponto de partida para futuras elaborações analíticas.

Outro jeito de olhar seria questionando a intervenção: a sessão não deveria acabar em "final feliz"? Teria havido um erro de técnica? Terá a terapeuta mexido onde não devia, e isso resultou numa vivência desconfortável bem no finzinho do trabalho? A questão está aberta ao debate, mas minha opinião é bem clara: está tudo certo, aquilo que foi vivido realmente me pareceu um contato com conteúdos recalcados, algo até muito mais valioso em termos de autoconhecimento do que um bem-estar sem *insights*. Dentro de um processo analítico, o desejável é que esse tipo de coisas surja, e sirva como material a ser analisado. De pouco adianta proporcionar uma gratificação sem alterar o equilíbrio neurótico, sem que algo se transforme, e isso muitas vezes inclui percepções e sensações nada agradáveis. Não acredito que toda sessão deva terminar num *happy end*.

O fato de ter tido uma vivência de confiança no ambiente, e também o bem-estar e a vitalização, podem ter me ajudado a olhar para um lado mais frágil e desamparado, sem me desestruturar, sem precisar abafar ou cindir.

A massagem termina. Fico ainda um tempo deitado. Aos poucos, vou me organizando para retomar a vida lá fora. Estou satisfeito, saciado. Sinto como se tivesse deixado um monte de entulho numa dessas caçambas que se vê na rua. Estou muito mais leve. Parece também que completei uma refeição, coisas que percebi de mim e que irão alimentar meu processo de autoconhecimento.

Estou de bem com a vida, contente por morar num corpo que me proporciona tanta coisa boa. Há mais luz e menos sombra no meu espírito. A batalha da vida parece não ser algo tão difícil como julgo em outros momentos.

Há um efeito global de fortalecimento do ego, que se sente mais capaz de enfrentar os desafios da vida. Mesmo que isso às vezes não dure, existe agora um conhecimento não apenas intelectual, mas também sensorial, corporal e emocional de que a vida não é necessariamente um fardo, um peso a ser suportado, de que pode haver estados de ser com mais disposição e contentamento para lidar com a vida cotidiana.

A vida pode ser prazerosa e leve. "Leve" é uma palavra importante: uma vida leve, uma alma leve, um pensamento leve, uma sensação leve, relacionamentos leves.

Comentários finais

O que houve nessa massagem foi uma composição de diversas manobras e técnicas específicas. Praticamente todas as manobras básicas (ver texto sobre o tema) foram utilizadas, e em vários momentos o toque comportou elementos das técnicas biodinâmicas específicas. Tudo isso de modo fluente — a sequência foi se dando naturalmente, sem um planejamento prévio, sempre a partir do acontecimento vivo em processo.

Diversas camadas, ritmos e intenções fizeram parte do tratamento, mostrando assim um exemplo daquilo que se diz nas aulas: cada manobra ou técnica específica deve ser aprendida, praticada, assimilada... e depois esquecida. O repertório biodinâmico deve ficar como um pano de fundo, e a cada momento de uma sessão surgirá de modo criativo uma forma de tocar única, que utiliza elementos oriundos desse aprendizado, mas não de forma estática e rígida, e sim como letras que compõem a frase que está sendo dita, a uma determinada pessoa, em um determinado contexto.

Referências Bibliográficas

ABRAM, Jan. *A Linguagem de Winnicott*. Rio de Janeiro: Revinter, 2000.

ALMEIDA, Bruno H. P. *A noção de couraça na obra de Wilhelm Reich: origens e considerações sobre o desenvolvimento humano*.

Dissertação de Mestrado. São Paulo: Instituto de Psicologia da USP, 2012. Disponível eletronicamente em http://www.ibpb.com.br.

ANZIEU, Didier. *O Eu-pele*. São Paulo: Casa do Psicólogo, 2000.

AURELI, F.; PRESTON, S. D.; DE WAAL, F.B.M. Heart rate responses to social interactions in free-moving rhesus macaques (Macaca mulatta): A pilot study. In: *Journal Comparative Psychology*, n. 113(1). Washington: APA, March 1999.

BETTELHEIM, Bruno. *Freud e a alma humana*. São Paulo: Cultrix, 1982.

BLEICHMAR, N.M.; BLEICHMAR, C.L. *A psicanálise depois de Freud: Teoria e Clínica*. Porto Alegre: Artes Médicas, 1992.

BOADELLA, David. *Correntes da vida*. São Paulo: Summus, 1992.

BOCCIA, M. L.; REITE, M.; LAUDENSLAGER, M. On the physiology of grooming in a pigtail macaque. *Physiology & Behavior*, n. 45(3). San Antonio: IBNS/ Elsevier, March 1989.

BOYESEN, Gerda. Introdução. *Cadernos de Psicologia Biodinâmica 2*. São Paulo: Summus, 1983.

_____. *Entre psiquê e soma: introdução à Psicologia Biodinâmica*. São Paulo: Summus, 1986.

BUCHHEIM, A; HEINRICHS, M.; GEORGE, C. Oxytocin enhances the experience of attachment security. *Psychoneuroendocrinology*, n. 34(9). Montreal: ISPNE/ Elsevier, October 2009.

CARROLL, Roz. *The Motoric (Muscular) Ego*. Disponível eletronicamente em http://www.thinkbody.co.uk/papers/motoric-ego.htm. 2001a. Acesso em 16/01/2012.

_____. *The New Anatomy: Is the ego more than skin deep?* Disponível eletronicamente em http://connection.ebscohost.com/c/articles/27615364/new-anatomy-ego-more-than-skin-deep. 2001b. Acesso em 16/01/2012.

CINTRA, Glória. Remothering: An Experience of Constructive Symbiosis. *Energy and Character, n.* 30. Heiden: IIBS, 1999.

_____. Gerda Boyesen, a mãe suficientemente boa descrita por Winnicott. *Revista Reichiana*, n. 11. São Paulo: Instituto Sedes Sapientiae, 2002.

CORNELL, William. Se Reich tivesse encontrado Winnicott: O gesto interrompido. *Revista Reichiana*, n. 7. São Paulo: Instituto Sedes Sapientiae, 1998.

COTTA, José Alberto. *O Alojamento da Psiquê no Soma, segundo Winnicott.* Dissertação de Mestrado em Psicologia. São Paulo: PUC-SP, 2003.

_____. *Memórias de um desterro: corporeidade na clínica contemporânea.* Tese de Doutorado. São Paulo: Instituto de Psicologia da USP, 2010.

DIAS, Elsa. *A teoria do amadurecimento de D. W. Winnicott.* Rio de Janeiro: Imago, 2003.

DIAS, Hericka Zogbi. *Pele e Psiquismo, Psicossomática e Relações Objetais: Características relacionais de pacientes portadores de dermatoses.* Tese de Doutorado na Faculdade de Psicologia. Porto Alegre: PUC/ RS, 2007.

DAMASIO, António. *O mistério da consciência. Do corpo e das emoções ao conhecimento de si.* São Paulo: Companhia das Letras, 2000.

DAVIS, Flora. *A Comunicação Não-Verbal.* São Paulo: Summus, 1979.

DAVIS, M.; WALLBRIDGE, D. *Limite e Espaço.* Rio de Janeiro: Imago, 1982.

DE WAAL, Frans. *Good Natured: The Origins of Right and Wrong in Humans and Other Animals.* 6 ed. Cambridge: Harvard University Press, 2001.

EAGLEMAN, David. *Incógnito. As vidas secretas do cérebro.* Rio de Janeiro: Rocco, 2012.

FARIA, Cynthia C. M. M. *Wilhelm Reich e a formação das Crianças do Futuro*. Dissertação de Mestrado. São Paulo: Instituto de Psicologia da USP, 2012.

FREUD, Sigmund (1914). *A história do movimento psicanalítico*. Edição Standard Brasileira das Obras Psicológicas Completas, vol. XIV. Rio de Janeiro: Imago, 1974.

_____. (1915). *O recalque*. Escritos sobre a Psicologia do Inconsciente. Vol. 1. Rio de Janeiro: Imago, 2004.

_____. (1937). *Análise terminável e interminável*. Edição Standard Brasileira das Obras Psicológicas Completas, Vol. XXIII. Rio de Janeiro: Imago, 1975.

GAIARSA, José Ângelo. *Reich 1980*. São Paulo: Ágora, 1982.

_____. *Sexo, Reich e eu*. São Paulo: Ágora, 2005.

GIMPL, G.; FAHRENHOLZ, F. The Oxytocin Receptor System: Structure, Function, and Regulation. *Physiological Reviews*, n. 81(2). Bethesda: APS, April 2001.

HANNS, Luiz. *Dicionário Comentado do Alemão de Freud*. Rio de Janeiro: Imago, 1996.

_____. *A Teoria Pulsional na Clínica de Freud*. Rio de Janeiro: Imago, 1999.

HARLOW, Harry. O amor em filhotes de macacos. In: McGaugh, J. L. et al. *Psicobiologia: As Bases Biológicas do Comportamento*. São Paulo: Polígono/ EDUSP-Polígono, 1970.

HELLER, Michael. The jelly fish I. *Energy & Character*, n. 24. Heiden: IIBS, 1993.

_____. The jelly fish II. *Energy & Character*, n. 25. Heiden: IIBS, 1994. Tradução para o português disponível eletronicamente em: http://www.ibpb.com.br.

_____. *Body Psychotherapy. History, Concepts, Methods*. New York: Norton, 2012.

HILTON, Robert. O Toque em Psicoterapia. In: *Textos Selecionados* (mimeo). São Paulo: IABN, s.d.

JOSGRILBERG, Fabíola P. *O lugar do corpo na psicanálise de Winnicott.* Dissertação de Mestrado em Psicologia Clínica. São Paulo: PUC-SP, 2006.

IACOBONI, M. *Mirroring people. The new science of how we connect with others.* New York: Farrar, Straus and Giroux, 2008.

KLEIN, Melanie. *Amor, Culpa e Reparação e Outros Trabalhos* (1921-1945). Rio de Janeiro: Imago, 1996.

LAPLANCHE, J.; PONTALIS, J. B. *Vocabulário da Psicanálise.* 11 ed. São Paulo: Martins Fontes, 1991.

LAURENTIIS, Vera. *Aspectos somáticos da conquista do eu em D. W. Winnicott.* Dissertação de Mestrado em Psicologia. São Paulo: PUC-SP, 2008.

LOPARIC, Zeljko. O "animal humano". *Natureza Humana.* Vol. 2, n. 2. São Paulo: SBPW, dez 2000 . Disponível em: http://www.winnicottnaturezahumana.com.br/modules/mastop_publish/?tac=19. Acesso em 28 abr. 2012.

MARCHER, L.; JARLNAES, E.; MÜNSTER, K.; VAN DIJKE, R. The Somatics of Touch. *USABP Journal.* Vol. 6 (2). Silver Spring: USABP, 2007.

MCRAE, Anastasia D. The Continuing Evolution of Touch in Psychotherapy. *USABP Journal.* Vol. 8 (2). Silver Spring: USABP, 2009.

MEZAN, Renato. Paradigmas e modelos na Psicanálise atual. In: PELLANDA, N. M. C.; PELLANDA, L E. C. (Org.) *Psicanálise hoje: uma revolução do olhar.* Petrópolis: Vozes, 1996.

_____. Paradigmas em psicanálise: uma proposta. *Textos da Sociedade Brasileira de Psicanálise Winnicottiana,* out 2007. Disponível em: http://www.centrowinnicott.com.br/saopaulo/uploads/c93f7194-d1ad-7f36.pdf. Acesso em 13 de agosto de 2014.

MLODINOW, Leonard. *Subliminar: como o inconsciente influencia nossas vidas*. Rio de Janeiro: Zahar, 2013.

MONTAGU, Ashley. *Tocar. O significado humano da pele*. São Paulo: Summus, 1988.

NAVA, Ana Sofia. *Na sala dos espelhos. Empatia, psicoterapia e grupanálise*. Lisboa: Climepsi, 2006.

NUNNELEY, Peg. *The Biodynamic Philosophy and Treatment of Psychosomatic Conditions*. Vol. 1 & 2. Bern: Peter Lang, 2000.

REALE, Giovanni; ANTISERI, Dario. *História da Filosofia. Filosofia pagã antiga*. São Paulo: Paulus, 2003.

REGO, Ricardo Amaral. Conceitos de Bioenergia. *Revista de Homeopatia*. n. 57. São Paulo: APH, 1992. Versão ampliada disponível eletronicamente em: http://www.ibpb.com.br.

_____. Um alto monte. *Revista Reichiana 5*. São Paulo: Instituto Sedes Sapientiae, 1996. Disponível eletronicamente em: http://www.ibpb.com.br.

_____. *Sexualidade e cognição em primatas*. Trabalho de conclusão de Disciplina do Doutorado. São Paulo: IPUSP, 2001. Disponível eletronicamente em: http://www.ibpb.com.br.

_____. Reich e Freud: compatibilidade e incompatibilidades. *Revista da Sociedade Wilhelm Reich RS*. n. 5. Porto Alegre: Sociedade Wilhelm Reich/ RS, 2002. Disponível eletronicamente em: http://www.ibpb.com.br.

_____. A Clínica Pulsional de Wilhelm Reich: Uma tentativa de atualização. *Psicologia USP*. n. 14. São Paulo: IPUSP, 2003a. Disponível eletronicamente em: http://www.ibpb.com.br.

_____. *Psicobiodinâmica do recalque*. Trabalho de conclusão de Disciplina do Doutorado. São Paulo: IPUSP, 2003b. Disponível eletronicamente em: http://www.ibpb.com.br.

_____. *Psicanálise e Biologia: uma discussão da pulsão de*

morte em Freud e Reich. Tese de Doutorado. São Paulo: IPUSP, 2005a. Disponível eletronicamente em: http://www.ibpb.com.br.

_____. Reich e o paradigma pulsional freudiano. In: AL-BERTINI, P. (Org.) *Reich em diálogo com Freud*. São Paulo: Casa do Psicólogo, 2005b.

_____. *A vida é dura para quem é mole. Considerações sobre aspectos psicológicos da hipotonia muscular*. Monografia apresentada ao Instituto de Análise Bioenergética de São Paulo como parte dos requisitos para conclusão do Curso de Formação em Análise Bioenergética. São Paulo: IABSP, 2008. Disponível eletronicamente em: http://www.ibpb.com.br.

_____. A palavra é um caminho. In: SALTINI, C.; FLO-RES, H. G. *Lacaneando. Ideias, sensações e sentidos nos seminários de Lacan*. Rio de Janeiro: Wak Editora, 2010.

_____. *Deixa vir... Elementos clínicos de Psicologia Biodinâmica*. São Paulo: Axis Mundi, 2014.

REICH, W. *A função do orgasmo*. São Paulo: Brasiliense, 1984a.

_____. *Children of the Future*. New York: Farrar, Straus and Giroux, 1984b.

_____. *Análise do Caráter*. 2. ed. São Paulo: Martins Fontes, 1995.

_____. *A Biopatia do Câncer*. São Paulo: Martins Fontes, 2009.

SACKS, O. *O homem que confundiu sua mulher com um chapéu*. São Paulo: Companhia das Letras, 1997.

SAMSON, André. A Couraça Secundária. In: *Revista Reichiana 3*. São Paulo: *Instituto Sedes Sapientiae*, 1994.

SHUTT, K.; MACLARNON, A; HEISTERMANN, M.; SEMPLE, S. Grooming in Barbary macaques: better to give than to receive? *Biology Letters*, n. 3. London: Royal Society Publishing, 2007.

SOUTHWELL, Clover. Massagem biodinâmica como ferramenta terapêutica. *Cadernos de Psicologia Biodinâmica 3*. São Paulo: Summus, 1983a.

_____. Pressão organísmica interna. *Cadernos de Psicologia Biodinâmica 1*. São Paulo: Summus, 1983b.

SPINOZA, B. *Ética*. Belo Horizonte: Autêntica, 2010.

STRATHEARN, L. Maternal Neglect: Oxytocin, Dopamine and the Neurobiology of Attachment. *Journal of Neuroendocrinology*, n. 23. Hoboken: John Wiley & Sons, Inc., 2011.

USABP (United States Association for Body Psychotherapy). *Ethics Guidelines*. 2001. Disponível eletronicamente em: http://usabp.org/wp-content/uploads/2013/12/USABPethics2.pdf. Acesso em 21 de abril de 2014.

WATT, Douglas F. Consciousness, Emotional Self-Regulation and the Brain. *Journal of Consciousness Studies*, n. 11(9). Exeter: Imprint, 2004.

WINNICOTT, D. A experiência mãe-bebê de mutualidade. In: WINNICOTT, C.; SHEPHERD, R.; DAVIS, M. *Explorações psicanalíticas*. Porto Alegre: Artes Médicas, 1994.

_____. A capacidade para estar só (1958). In: *O Ambiente e os Processos de Maturação*. 3 ed. Porto Alegre: Artes Médicas, 1990a.

_____. Distorção do ego em termos de falso e verdadeiro self (1960). In: *O Ambiente e os Processos de Maturação*. 3. ed. Porto Alegre: Artes Médicas, 1990b.

_____. *Natureza humana*. Rio de Janeiro: Imago, 1990c.

_____. Desenvolvimento emocional primitivo. In: *Da Pediatria à Psicanálise*. Rio de Janeiro: Francisco Alves, 1982.

XAVIER, José Ignácio. *Atenção a Si e Psicoterapia Corporal: Efeitos da auto-estimulação somatossensorial sobre a atenção e suas implicações para o corpo, as emoções e a cognição*. Tese de Doutorado Rio de Janeiro: Instituto de Psicologia da UFRJ, 2004.

YOUNG, Courtenay. *About the ethics of professional touch*, 2005. Disponível em: http://www.eabp.org/pdf/TheEthicsofTouch.pdf. Acesso em 21 de abril de 2014.

ZUR, Ofer. Touch In Therapy and The Standard of Care in Psychotherapy and Counseling: Bringing Clarity to Illusive Relationships. *USABP Journal*. Vol. 6 (2). Silver Spring: USABP, 2007.

Esta obra foi composta em Minion Pro 11/14.
Impressa com miolo em off-set 90g e capa em cartão 250g,
por Createspace/ Amazon

www.ingramcontent.com/pod-product-compliance
Lightning Source LLC
Chambersburg PA
CBHW060322200326
41519CB00011BA/1809